3D Digital Orthodontic Clinic

3D 디지털 교정 클리닉

▎3차원 디지털교정연구회

국윤아 | 김경아 | 김민지 | 박서정 | 박기호 | 박영국 | 박재우 | 박지만 | Hayashi Kazuo
백승학 | 성상진 | 성장원 | 성재현 | 양일형 | 임성훈 | 장희성 | 조진형 | 차정열 | 최정호

CHARMYUN

서 문

현재 자율주행 자동차와 다빈치 수술로봇 등과 같은 디지털 기술 혁명이 모든 분야에서 활발히 진행되고 있습니다. 치과교정학의 영역에서도 CBCT, 3D 스캐너, 3D 프린터와 같은 3차원 디지털 장비의 보급에 따라 진단과 치료계획 수립뿐만이 아니라 진료실 내에서 장치를 제작하는 데에도 적극적으로 활용할 수 있는 단계에 이르렀다고 생각됩니다.

3D 디지털 기술에 대해 많은 관심에도 불구하고 다음과 같은 이유 때문에 실제로 3차원 디지털 기술을 진료실에 도입하는 것을 많은 분들이 주저하고 있는 실정입니다. 첫째, 디지털 기술이나 장비에 대한 이해가 먼저 이루어져야 하고, 둘째, 3D 디지털 장비를 구입하는 데에도 만만치 않은 비용이 필요하며, 셋째, 디지털 교정치료를 통해 임상적으로 얻을 수 있는 효과에 대해 확신이나 경험이 부족한 편입니다.

제 개인적으로는 SureSmile의 개발자인 Dr. Rohit Sachdeva와의 교류를 통해 지난 15년 동안 OraMetrix사의 연구개발과 발전과정을 지켜볼 수 있었습니다. 이때 3D 디지털 기술이 치료과정을 편리하게 하면서 치료의 질도 향상시킬 수 있다는 확신을 얻게 되었습니다. 물론 이러한 효과를 얻기 위해서는 다소 번거로운 과정을 거쳐야 하고 시간과 비용을 추가로 투자해야 합니다. 그러나 3D 디지털 기술의 발전이 실제 임상 진료에 있어 엄청난 변화를 가져올 것이므로 이에 대한 준비가 필요하다고 생각합니다. 따라서 3D 디지털 교정진단과 치료 분야에 관심을 가지고 연구와 실제 진료에 이용해오던 분들과 함께 3차원 디지털교정연구회를 구성하였습니다. 그 동안 회원들이 발표하고 공부한 것들을 정리하여 관심 있는 분들과 공유하고자 합니다.

이 책의 목적은 치과교정학 분야에서 지금까지 우리가 활용하고 있는 3D 디지털 기술을 개괄적으로 소개하는데 있습니다. 서론에서는 3D 디지털 교정의 과거, 현재와 가능성 등을 소개하였고, 3D 데이터의 획득과 처리를 소개한 2장부터 5장에서는 구강내 스캐너의 활용과 연구 결과, 백색광 안면 스캐너의 활용과 경향, 3차원 CBCT 영상의 중첩과 활용, 3D 프린터의 원리와 활용에 대해 서술하였습니다. 진단과 장치 제작을 소개한 6장부터 9장에서는 디지털 모형을 이용한 가상 셋업을 진단과 치료에 활용하는 법, 진료실 내 맞춤형 브라켓의 제작, plate 식립을 위한 디지털 기술의 적용, 디지털 모형을 활용한 surgical wafer 제작에 대해 기술하였습니다. 대표적인 디지털 교정장치와 증례를 소개한 10장부터 13장에서는 Incognito, Insignia, SureSmile, 디지털 투명교정장치의 제작과 사용에 대해 설명하였습니다. 결론에서는 양질의 디지털 교정치료를 위해 다양한 기술에 대한 이해와 그것을 활용하는 지혜가 필요함을 당부하였습니다. 일정이 촉박하여 다소 미흡한 점이 있을 것으로 생각됩니다만 첫 출간이란 점을 양해하시어 너그러운 마음으로 보아 주시기를 부탁합니다.

Microimplant의 개발로 인하여 대한민국의 치과교정학이 2000년 이후 세계 교정학계를 선도하였듯이, 3D 디지털 교정이 우리 나라의 IT기반을 이용하여 다시 한번 세계 교정학계를 선도하기를 바랍니다. 아울러 이 책이 3D 디지털 교정 분야에서 선도적인 역할을 수행할 수 있는 작은 밑거름이 되기를 기대합니다.

마지막으로 바쁜 일정에도 불구하고 귀중한 정보를 잘 정리해주신 저자 여러분의 노고에 충심으로 감사를 드리며, 어려운 여건 하에서도 선뜻 출판해주신 참윤퍼블리싱의 윤미용 사장님에게도 감사의 말씀 올립니다.

2016년 10월

대표 저자 성 재 현

목 차

01 CHAPTER 왜 디지털 교정인가?

Why digital orthodontics?

경북대학교 명예교수 **성재현**, 범어성치과의원 원장 **성장원**

인간은 누구나 변화를 두려워하며 현재의 익숙한 주변 환경에 안주하기를 원한다. 이러한 본성은 기술발전에 대한 적응과정에서도 크게 다르지 않게 관찰할 수 있다. 새로운 기술이 처음 소개되면 뻔한 시행착오와 비용을 충분히 감수할 각오가 되어있는 극소수의 선구자들만이 재빨리 변화에 뛰어든다. 하지만 대부분의 사람들은 새로운 기술의 불확실성이 해소된 것을 확인하고서야 변화의 흐름에 적응하기 마련이고, 이후 시장에서 도태되지 않고 더 많은 사람들이 사용하게 되어 보편적인 주류가 되면 나머지 극히 보수적인 사람들도 늦었지만 할 수 없이 거스를 수 없는 상태에 순응하게 된다.

20세기까지 짧게는 수년에서 길게는 수 십년이 걸리던 기술적응 과정이 지금은 기술개발과 일반화의 시간차가 점차 짧아지고 있으며 어떤 경우에는 거의 동시화되어 나타나기도 한다. 지금은 일상에서 남녀노소 누구나 필수적으로 사용하고 있는 스마트폰의 도입과정이 좋은 예일 것이다. 이미 80년대 중반 우리나라에서 이동통신 서비스가 시작되었지만 90년대 중반이 되어서야 일반화되기 시작하였다. 90년대 중반 시작된 이동통신의 보급은 이후 기하급수적으로 증가되었고 3년, 2년, 1년의 점차 짧은 주기로 새로운 기술을 소개하며 그만큼 빠른 통신기기 교체를 강제하고 있다. 이전에 경험한 바 없는 이동통신 서비스에 처음 가입할 때, 그리고 필수적이지 않은 부가적 기능을 위해 고가의 스마트폰으로 교체해야 할 때 누구나 어느 정도의 거부감이나 망설임이 있었겠지만, 일단 그 흐름에 동참하게 되면 이후 변화에 큰 거부감 없이 순응하게 되고 그 익숙함으로 인해 오히려 이전으로 되돌리기가 더 어려움을 느끼게 될 것이다.

디지털 기술이 주도하는 21세기, 치과교정학 또한 큰 흐름으로부터 자유롭지는 못할 것으로 생각된다. 이미 대부분의 교정의사들은 진단을 위한 자료 수집과 분석, 치료계획 수립에는 큰 거부감 없이 디지털 기술을 도입하여 사용하고 있다. 반면 적지않은 임상가들이 디지털 기술로 제작한 교정장치의 효용성에 대해서는 아직도 회의적인 시각을 가지고 있는 것으로 보인다. 물론 지금까지 디지털 교정장치의 도움 없이도 기존의 장치와 기법으로 충분히 만족할 만한 치료결과를 얻고 있을 것이다. 그럼에도 불구하고 우리의 의지와 관계없이 갈수록 시장의 상업적인 영향력이 커져가는 교정치료 분야에서 디지털 교정장치의 보급이 빠른 속도로 진행될 것은 명확하다. 따라서 우리는 디지털 기술의 발전과 변화과정에 관심을 가지고 이를 활용함에 있어 교정의사가 주체적으로 개입하여 더욱 효율적인 치료과정을 개발하고 더욱 좋은 치료결과를 이끌어 낼 수 있도록 해야 할 것이다.

이 장에서는 교정학에서 디지털 기술의 활용 현황과 앞으로의 전망에 대하여 개괄적으로 기술하고자 한다.

디지털 교정의 정의

디지털의 의미를 사전에서 찾아보면 '자료와 정보를 수치화하는 것'이라는 본래의 뜻과 함께 '컴퓨터 기술의 도움을 받아'라는 용례가 제시되어 있다. 하기에 '디지털 교정'이라 하면 우리가 사용하는 여러가지 임상기록 자료들을 디지털 형태로 사용하는 것부터 자료를 분석하고 평가하거나 교정장치를 설계하고 제작할 때 컴퓨터 기술을 활용하는 것까지 임상의 전과정에 걸쳐 디지털 기술을 활용하는 것을 일컫는 것으로 생각할 수 있다.

슬라이드 사진, 석고모형, 종이문서 등의 복잡하고 다양한 물리적 형태를 지닌 임상자료들이 디지털 파일로 바뀌면서 자료의 생산과 처리, 보관과정이 매우 간소화되었다. 또한 자료의 측정과 분석에 컴퓨터를 사용하면서 수기에 의존하던 때에 비해 효율성과 정확성이 현저히 향상되었고, 기공과정에 컴퓨터를 활용한 설계와 제작을 도입하면서 작업자의 경험이나 요령에 의존해야 했기에 불가피하게 발생하던 오차를 없애거나 제어할 수 있게 되었다.

교정분야에서 디지털 기술의 활용이 성숙되면 효율적인 자료 축적과 축적된 자료의 정확한 분석을 통해 더욱 일관된 진단과 치료 계획을 이끌어낼 수 있을 것으로 기대되며, 결과적으로 재현가능하고 예측가능한 치료결과를 달성하는데 큰 도움이 될 것이라 생각된다.

디지털 교정진단과 임상자료

저자의 디지털 교정에 대한 관심은 1980년에 시작되었다. 그해 방학기간을 이용해 한 달 동안 일본 오사카 치과대학을 방문하였다. 이 시기에 이미 오사카 치과대학 교정과에서는 컴퓨터를 활용해 진단분석을 하고 있었다. Cephalometric 트레이싱을 디지타이저로 입력하여 분석하고 이 결과를 엑스와이플로터를 이용해서 profilogram으로 출력하여 환자에게 설명하였다. 또한 어느 대학원생은 슬라이딩 캘리퍼스의 계측 결과를 라디오의 다이얼 형태의 볼륨 조절장치를 활용하여 디지털 신호로 변환하여 모형계측에 이용하고 있었다.

이후 우리 교실에서도 컴퓨터를 활용한 교정진단 분석 도입을 준비하였고, 1988년에 비로소 경북대학교 교정학교실에 16비트 데스크탑 컴퓨터와 디지타이저, 엑스와이플로터, 도트

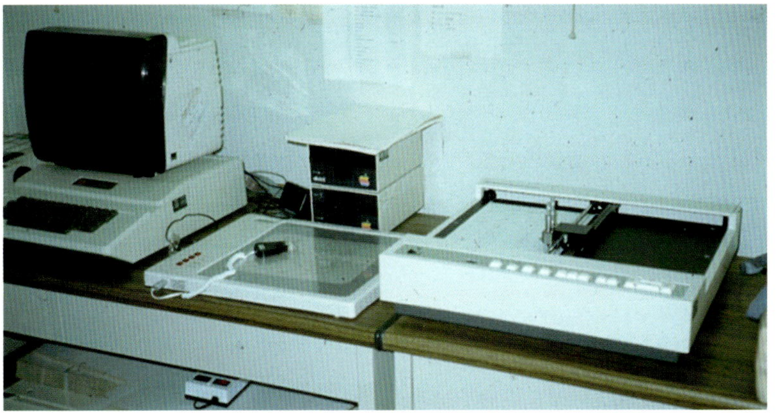

Figure 1. 1980년 오사카 치과대학 방문당시 교정과의 전산장비

프린터 등을 갖추게 되었다. 주로 진단분석 특히 cephalometric 분석에 활용할 목적이었지만 당시에는 상용화된 진단분석 소프트웨어를 구입할 수 없어 간단한 초보적인 프로그램으로 대학원생들에게 연구하도록 하였다. 배세복 선생이 교정진단을 위한 cephalometric 분석 소프트웨어를 개발하였고, 박경덕 선생이 10년에 걸친 30명의 정상교합자의 누년적 성장 cephalometric 자료를 분석하기 위한 소프트웨어를 개발하였다. 이후 수차례의 업그레이드를 거쳐 지금까지 자체 진단분석 소프트웨어를 사용하고 있다.

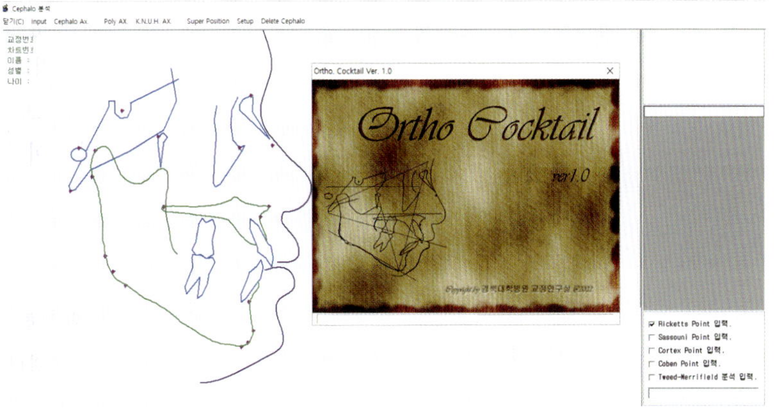

Figure 2. 경북대학교 치과교정학교실에서 자체 개발하여 사용하고 있는 진단분석 소프트웨어

하지만 상업적이지 않은 연구 목적의 소프트웨어가 가지는 한계를 극복하지 못하여 안타까운 상황을 맞기도 하였다. 빠듯한 연구비에도 꾸준히 하드웨어와 소프트웨어의 업그레이드를 진행하였지만 어느 정도 시간이 지난 다음에는 자료에 대한 지속적인 투자와 관리가 이루어지지 못해 저장매체의 파손이나 파일 형식의 문제 등으로 오랜 기간의 노력과 투자가 들어간 개

발 초기의 자료들은 활용하지 못하게 되었다. 이를 통해 우리는 디지털 자료의 특성을 더 잘 이해하고 적절한 관리와 보존이 필요함도 깨닫게 되었다.

교정진단을 위한 분석 소프트웨어

치의학의 여러 분야 가운데서도 디지털 기술의 도입이 가장 절실히 요구되었던 것은 교정학이었다. 교정진단을 위한 cephalometric 분석을 하려면 우선 cephalogram을 트레이싱하고 막대자와 각도기를 들고 길이와 각도를 측정해야 했다. 분석을 위해선 평균값 차트를 활용하여 도표를 그리거나 숫자 테이블을 작성해야 한다. 혹 복잡한 연산이 필요한 분석값이라도 있으면 여러 번 검산을 거쳐야 했다. 이러한 복잡하고 반복적인 작업에 컴퓨터를 활용하면 단시간에 해결할 수 있어 정확성과 효율성을 크게 향상시킬 수 있었다. 이미 1970년대 초반 미국에서는 Rocky Mountain Data System(RMO, USA)이 컴퓨터를 이용한 cephalometric 분석과 성장예측, VTO를 제공하기 시작하였다.

디지털 진단분석 소프트웨어는 이미 오랜 기간동안 개발되었고 상업적으로도 성공하여 다양한 제품들이 널리 사용되고 있다. 또한 실제에 가까운 영상을 구현해내는 디지털 영상 기술의 발전과 그동안 축적된 자료들에 힘입어 더욱 빠르고 정교한 분석과 예측이 가능해지고 있다. 향후 계속적인 개발이 진행되면 더 많은 기능이 자동화되어 사용자의 편의성이 향상될 수 있을 것이고, 더 많은 데이터를 기반으로 진단의 일관성 또한 향상될 수 있을 것으로 기대된다.

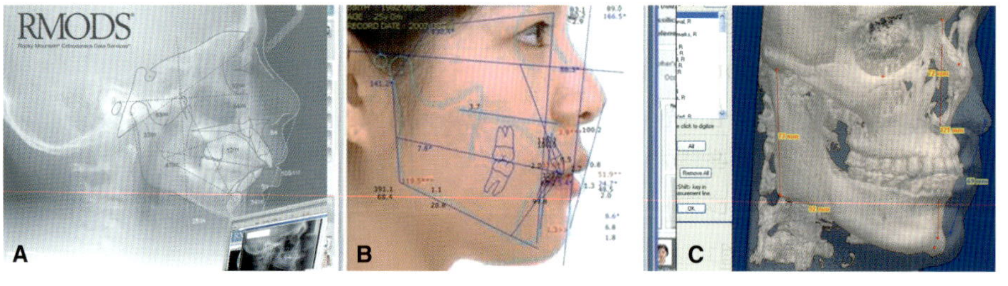

Figure 3. A. 1969년 컴퓨터 분석 서비스를 시작한 Rocky Mountain Data System, B.Cepaholgram과 얼굴 사진을 활용한 분석진단 소프트웨어(Vceph: 오스템, 한국), C. CBCT로부터 얻은 삼차원 영상을 분석하고 진단에 활용(Dolphin imaging:Dolphin Imaging & Management Solutions, USA)

디지털 영상 (방사선사진, 임상사진)

우리의 일상에서 디지털 기술의 편리함을 가장 쉽게 느낄 수 있는 부분이 바로 디지털 영상이라 생각된다. 1990년대 시작된 디지털 카메라의 보급으로 불과 10년 남짓 만에 35mm 슬라이드 사진은 디지털 파일 형태의 사진으로 대체되었고, 최근에는 심지어 동영상 형식의 임상기록도 큰 어려움없이 사용하고 있다. 1970년대 초반에 수련을 시작한 저자는 환자의 증례사진이나 강의용 슬라이드 제작에 모두 35mm 슬라이드 필름을 이용해야 했다. 임상 중

례사진은 컬러 슬라이드 필름을 이용하였는데, 필름의 가격이나 현상 비용 등을 생각하면 좋은 사진을 얻겠다고 여러 번 반복 촬영하기에도 어려움이 있었다. 한번 촬영한 영상은 현상될 때까지 결과를 확인하지 못하기 때문에 잘못 촬영한 사진이 있어도 수정할 수 없어 증례자료로 사용하기 어려운 경우도 종종 있었다. 하지만 지금은 디지털 카메라를 사용하여 부담없이 여러 장 촬영할 수 있으며 그 가운데 좋은 사진을 골라 사용할 수 있고, 혹 자세가 잘못되었다면 차후에 수정도 가능하다. 또한 디지털 파일은 슬라이드 필름에 비해 보관하고 관리하기에도 매우 편리하다.

디지털 사진은 강의나 환자에게 설명하기 위한 슬라이드 제작에도 큰 변화를 가져왔다. 컴퓨터를 사용하기 이전에는 슬라이드에 글자를 새겨 넣으려면 레터링 페이퍼를 사용해 글자를 한 자 한 자 종이에 붙여 제목을 작성했다. 엄청난 시간이 소비되는 작업이었다. 뿐만 아니라 청색 혹은 흑색 슬라이드에 부분적으로 컬러 글자가 들어간 국외 연자들의 최신 슬라이드를 보고, 그것을 만들어 보겠다고 많은 시간을 보낸 기억도 있다. 하지만 지금은 모든 것이 컴퓨터에서 클릭 몇 번으로 간단히 해결할 수 있게 되었다.

방사선 영상에서도 빠른 속도로 디지털 전환이 진행되었다. 그 결과 지금은 감광식 방사선 필름이나 현상을 위한 용액과 장비마저 구하기 어려운 상황이 되었다. 디지털 방사선 영상은 어느 정도 화질의 조정이 가능하기에 촬영이나 현상과정의 오류로 인한 추가적인 방사선 노출의 위험을 줄일 수 있고, 일정한 품질의 좋은 영상을 얻을 수 있다.

우리는 통상적으로 이차원의 cephalogram을 사용하여 진단하고 분석한다. 물론 cephalogram은 아주 유용한 진단 자료임에 틀림없지만 삼차원의 환자를 평면에 투사시켜 얻은 영상이 가진 근원적인 오류나 한계는 극복할 수 없었다. 하지만 cone beam computed tomography(CBCT) 영상은 기존의 컴퓨터 단층촬영의 막대한 방사선 노출량을 피하면서도 삼차원적으로 완벽에 가깝도록 환자의 해부학적 구조를 재현해주었다. CBCT의 사용으로 더욱 실제에 가까운 진단이 가능해졌고, 치아 이동에 필요한 해부학적 이해 또한 향상되게 되었다. 삼차원 영상은 특히 악교정수술 계획에 유용하게 사용되고 있으며 덕분에 정교한 수술 결과도 얻을 수 있게 되었다. 향후 더 적은 방사선 노출로 더 좋은 품질의 영상을 얻을 수 있는 기술 개발이 기대된다.

디지털 가상모형

예전이나 지금이나 대부분 교정치과의 큰 고민거리 가운데 빠지지 않는것이 바로 석고모형의 보관과 처리 문제일 것이다. 오래된 교정치과들은 그 전통과 세월을 자랑이라도 하듯 실내의 수납가능한 모든 공간들을 석고모형으로 가득 채우고 있으며, 한정된 공간안에서 어떻게 해서든지 모형을 넣을 수 있는 틈을 찾아 쑤셔넣어야 했다. 혹 진료실을 이전이라도 하게 되면 보관된 모형의 어마어마한 부피와 엄청난 무게도 큰 문제였지만 이동과정에서 발생할 수 있는 파손이나 분실도 걱정이었다. 이렇게 애물단지가 될 석고모형들은 만드는 과정 또한 여간 귀찮은 것이 아니다. 물과 가루를 사용하기에 작업공간이 언제나 지저분해 질 수 있으며 진동기, 절삭기, 분진흡입기 등의 적지 않은 종류의 장비들과 짧지 않은 작업시간이 필요하기도 하다. 하기에 석고모형 제작을 위해선 별도의 공간과 추가적인 노력이나 그를 대체할 비용이 필수적이다.

1990년대 후반 광학스캔 방식을 적용한 디지털 모형 서비스가 시작되었고, 이후 더 빠르게 대상 모형을 보존할 수 있는 비접촉식 표면 광학스캔 방식의 디지털 모형 서비스도 시작되었다. 이후 광학스캔 기술의 발전에 따라 속도와 정밀도가 지속적으로 향상되고 있으며, 장비나 소프트웨어의 발전과 함께 비용이나 사용의 편리성도 함께 개선되고 있다.

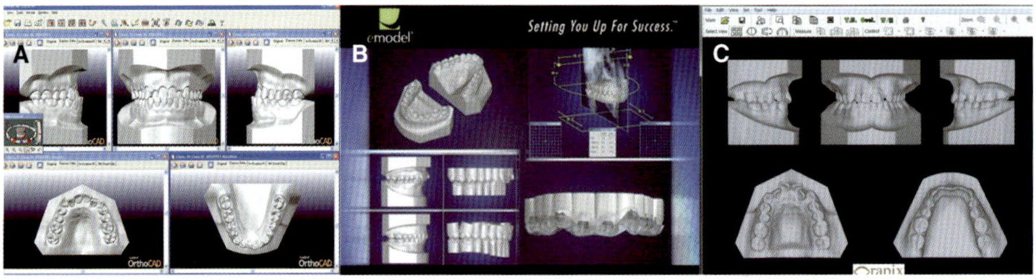

Figure 4. A. 1999년 서비스를 시작한 Orthocad (Cadent, USA), B. 2001년 서비스를 시작한 emodels (GeoDigm, USA), C. 국내에서 2003년 서비스를 시작한 Orapix(오라픽스, 한국)

지금까지의 연구에 따르면 디지털 모형은 모형계측에서 석고모형을 충분히 대체할 수 있을 정도로 정확하였고, 디지털 교정장치 제작에도 사용할 수 있을 정도로 정밀한 것으로 알려져 있다. 커다란 부피와 무게를 가지는 석고모형을 디지털 모형으로 변환하게 되면 부피나 무게를 전혀 차지하지 않는 디지털 파일로 저장되기 때문에 그 보관이나 운반 방식이 완전히 달라지게 된다. 작고 가벼운 디지털 파일 저장장치를 사용하여 사실상 무제한에 가까운 보관공간을 확보하게 되었으며, 즉각적인 의사소통이 가능한 인터넷 네트워크상에서 제한없이 이동, 전달이 가능하게 되었다.

하지만 여전히 디지털 모형을 완벽히 사용하기 위해서는 디지털 인터페이스에 대한 적응과 이해가 필요하다. 석고모형을 직접 손에 들고 손가락의 촉각으로 느끼고 삼차원적 형상을 눈으로 보면서 직관적으로 인지할 수 있었던 요소들을 아직까지는 평면의 디스플레이를 통해 구현해 낼 수는 없는 실정이다. 이처럼 굳이 설명이 필요없거나 문자화나 수치화해서 표현하기도 힘든 특성들을 디지털로 재현해내고 시각화 할 수 있을 것인지, 그리고 어떻게 하면 더 편리하게 사용할 수 있도록 작업과정들을 자동화 할 수 있을지에 대한 연구와 고민은 계속 되어야할 것이다.

전망

앞에 소개한 다양한 영상자료뿐만 아니라 문서 형식의 기록 자료 또한 대부분 디지털 파일로 전환되어왔다. 이미 20년이 넘는 꾸준한 기술 적응 과정을 거친 디지털 교정자료 구축분야는 이제는 어느 정도 기술의 완숙기에 접어들었다 할 수 있을 것이다.

앞으로의 발전은 단순히 기존 자료들의 디지털 변환을 넘어서 CBCT나 구강내 스캐너와 같은 삼차원 영상장비의 적용을 통해 이루어질 것으로 예상된다. 삼차원 영상기술을 적용하여 평면적인 이차원적 디지털 영상자료들을 보다 현실에 가까운 삼차원적 영상기록 형태로의 진화를 꾀하고 있으며, 궁극적으로 가까운 미래에는 환자의 상태를 삼차원적으로 완벽히 재현한 가상 환자를 삼차원 입체 디스플레이를 통해 마주하게 될 날이 도래할 것으로 기대해 본다.

디지털 교정장치의 현황

1990년대말 디지털 모형과 컴퓨터를 활용한 가상 set-up을 이용한 가철식 aligner 장치인 Invisalign(Align technology, USA)이 처음 소개되었다. 그리고 Invisalign은 성공적으로 시장에 안착한 첫번째 디지털 교정장치 제작 서비스가 되었다. 기존의 aligner는 많은 시간이 걸리고 분진이 날리는 번거로운 수작업으로 치아를 분리해야 하며 치아의 이동량을 정확히 측정할 수 없어 작업자의 경험에 의존해야만 했다. 반면 디지털 aligner는 디지털 모형의 가상 set-up 기술을 사용하여 치아분리 작업이 단순화되었고 치아 이동량을 수치화하여 정교하게 조절할 수 있게 되었다. 디지털 aligner는 치아를 분리하고 이동할 수 있는 소프트웨어와 디지털 가상모형을 제작하고 출력할 수 있는 하드웨어가 있으면 서비스를 시작할 수 있다. 따라서 비교적 짧은 기간 동안 가철식 aligner 시장은 비약적으로 성장하였고 전 세계에서 다양한 형태의 디지털 aligner 서비스 업체들이 경쟁하고 있다. 최근에는 디지털 모형을 제작할 수 있는 광학 스캐너와 set-up한 모형을 출력할 수 있는 3D프린터의 신뢰성이 향상되고 도입비용 또한 현실화되면서 진료실 내에서 간단한 디지털 aligner를 직접 제작할 수 있는 단계에까지 이르렀다.

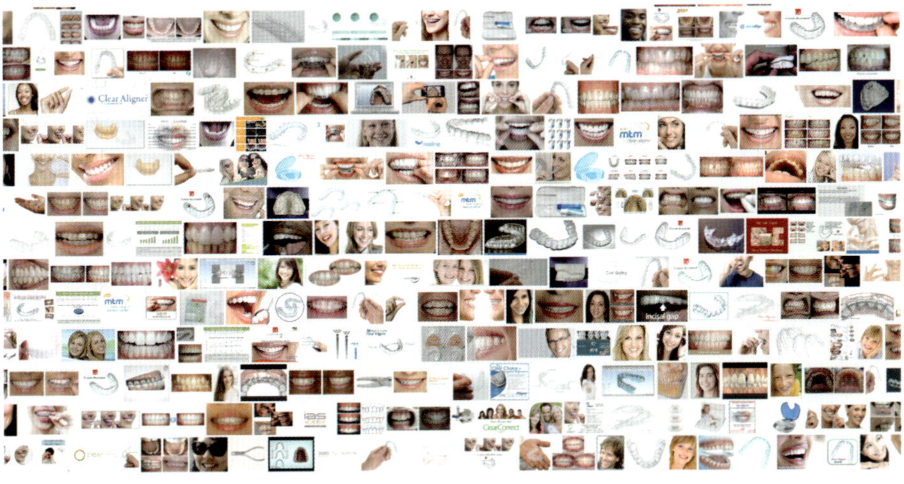

Figure 5. 구글에서 clear aligner로 검색한 결과. 전 세계적으로 수많은 업체에서 서비스되고 있다.

1990년대말, 2000년대 초반부터 디지털 기술을 활용한 고정식 교정장치도 상용화되었다. 고정식 교정장치의 두 가지 핵심 요소인 bracket과 archwire를 개별 증례에 맞도록 설계하는데 디지털 기술이 적용되었다. 그러나 고정식 교정장치를 디지털로 설계하기 위해서는 상대적으로 정밀한 영상이 필요하고 다소 복잡한 설계과정을 거쳐야 하기에 안정적인 서비스가 가능해지기까지 가철식 aligner에 비해 오랜 기간과 많은 시행착오를 겪어야 했다.

Insignia(Ormco, USA)는 제조사의 기존 bracket 상부구조를 활용하여 개개 치아의 prescription에 맞도록 베이스를 변형시켜 맞춤 bracket을 제작하고 구강내에서 그 위치를 재현할 수 있는 간접 접착용 jig와 각 환자의 치열궁 형태에 따른 개별적 archform을 가지는 archwire를 함께 제공하고 있다.

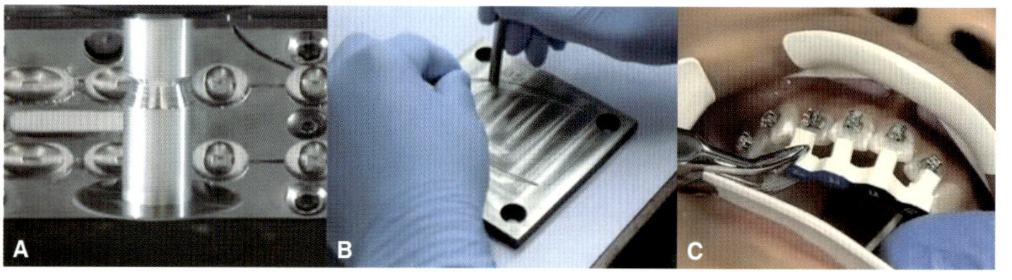

Figure 6. Insignia,A. 맞춤 bracket 제작과정, B. 맞춤 archwire 제작과정, C. 간접접착용 jig

Incognito(TOP Service, Germany)는 맞춤형 설측 bracket과 archwire를 제공한다. 컴퓨터로 설계한 개별 bracket은 왁스 3D프린터로 출력한 후 금합금으로 주조하여 제작한다. 치아마다 다른 bracket slot에 맞도록 설계된 복잡한 archwire를 로봇으로 제작하여 함께 제공한다.

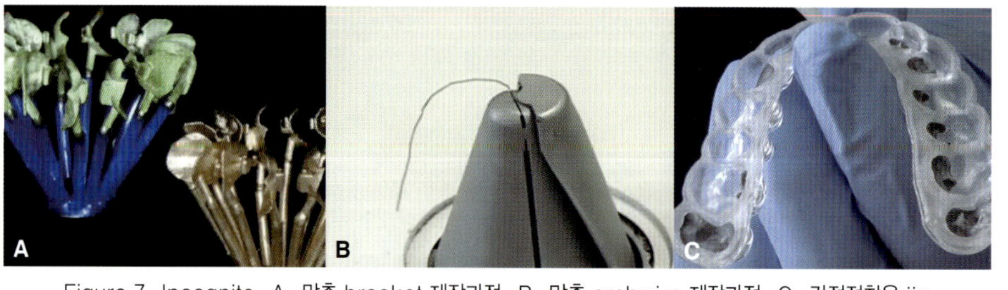

Figure 7. Incognito, A. 맞춤 bracket 제작과정, B. 맞춤 archwire 제작과정, C. 간접접착용 jig

Suresmile(Orametrix, USA)에서는 치아에 bracket이 부착된 상태로 함께 스캔하여 bracket이 부착된 상태의 디지털 모형을 제작한다. 이 모형을 가상 set-up하여 bracket slot에 맞추어 맞춤형 archwire를 로봇으로 제작하여 제공한다. 최근 협설측 bracket 간접접착을 위한 jig 제작과 aligner 제작을 위한 set-up 서비스도 시작하였다.

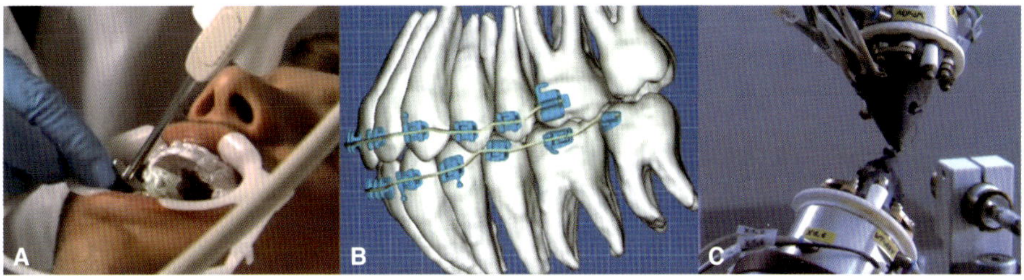

Figure 8. Suresmile, A. 치아에 bracket이 부착된 상태에서 구강내 스캔, B. Set-up에 따른 맞춤 archwire 설계, C. 맞춤 archwire 제작

Orapix는 국내에서 시작되어 광학스캔을 기반으로 디지털 모형 서비스를 제공해왔으며, 현재 가상 set-up과 이에 맞는 협설측 bracket 위치를 구강내에 재현할 수 있는 간접부착용 jig를 제공하고 있다.

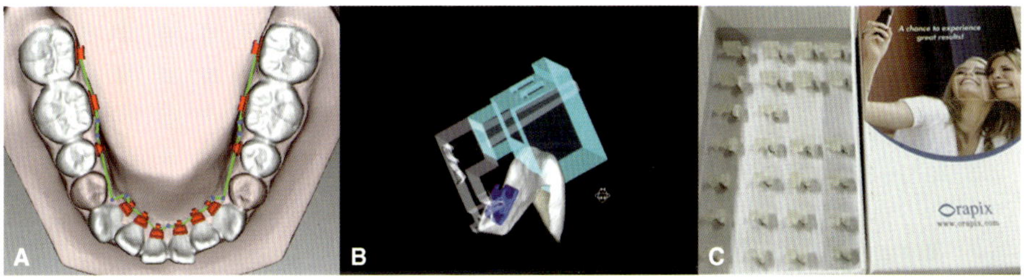

Figure 9. Orapix, A. Set-up에 다른 bracket 위치 결정, B. 간접접착용 jig 설계, C. 제작된 jig

요약하자면 디지털 교정장치는 구강내 상태를 디지털 영상으로 스캔하는 입력단계와 디지털 모형을 활용하여 치아를 이동하거나 장치를 설계하는 처리단계, 그 결과물을 출력해내는 출력단계를 거쳐 제작된다. 각 회사에서는 이 해당 단계별로 하나 혹은 복수의 방식을 택하고 있으며 그 방식들의 조합으로 고유의 서비스 과정을 구축하고 있다.

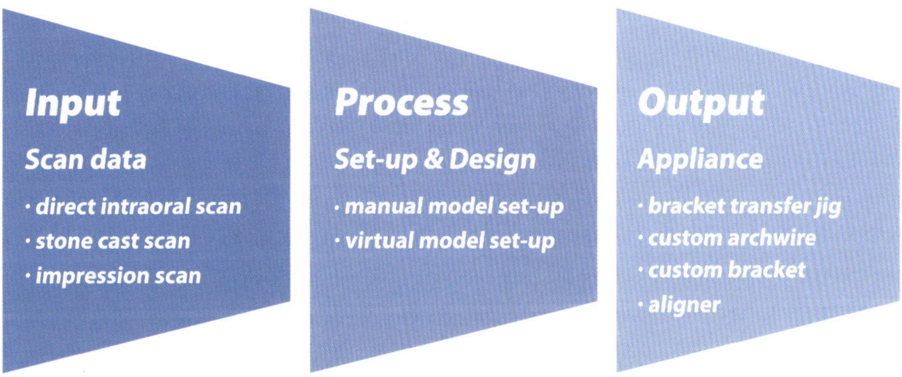

Figure 10. 디지털 교정장치 제작의 작업흐름 요약

Table I. 디지털 교정장치 제작을 위한 상용서비스들의 비교

		Incognito	Insignia	Invisalign	Orapix	Suresmile
Appliance	Labial brace	X	O	X	O	O
	Lingual brace	O	X	X	O	O
	Aligner	X	O	O	X	O
	Surgical wafer	X	X	X	O	X
Output	IDB jig	O	O	X	O	O
	Bracket	O	O	X	X	X
	Archwire	O	O	X	X	O
Input	Impression	O	O	O	O	X
	Optical scan	O	O	O	O	O
	CT scan	X	X	X	X	O
Set-up	Manual	O	X	X	X	X
	Virtual	O	O	O	O	O

컴퓨터를 활용한 교정장치 제작과정에 대한 이해

디지털 가상모형 만들기

컴퓨터 소프트웨어를 이용하여 교정장치를 제작하기 위해선 가장 먼저 디지털 가상모형을 제작해야 한다. 디지털 가상모형을 제작하려면 치아와 주위조직의 삼차원적 형태를 디지털데이터로 변환하는 과정이 필요한데, 지금까지는 크게 세 가지 방법으로 이루어지고 있다. 먼저 가장 오래되고 많이 사용되고 있는 방식은 구강내 형태를 복제한 인상체에 석고를 부어 제작한 석고모형을 광학(또는 CT) 스캔하여 디지털로 복제하는 방법이다. 그리고 음형의 인상체를 직접 광학(또는 CT) 스캔하여 빈 공간을 역산하여 재현하는 방법 또는 구강내를 광학 스캐너로 직접 스캔하여 디지털 복제하는 방법도 사용되고 있다.

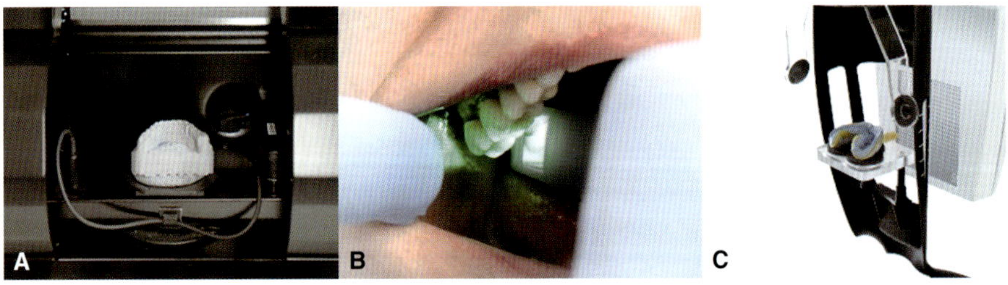

Figure 11. 디지털 모형 제작을 위한 스캔 방법 A. 데스크탑 모형 스캐너, B. 구강내 스캐너, C. 인상체 CT 스캔

치아 나누기

디지털 모형이 완성되면 개개의 치아단위로 각각 필요한 이동을 할 수 있도록 모형 베이스로부터 분리해야 한다. 각 치아의 해부학적 경계를 참고하여 인접면과 치관-치은 경계를 따라 치관을 잘라낸다. 이 작업은 사용자 소프트웨어나 서비스 업체의 작업방식에 따라 수작업이나 컴퓨터의 연산을 통하여 이루어진다. 어느 정도 자동화가 이루어지기는 했으나 여전히 다양하고 복잡한 해부학적 형태에 따라 치아 구분의 오류가 나타날 수 있으므로 항상 작업자가 확인하고 수작업으로 수정해야 한다. 분절된 치아들은 위치이동과 배열의 정확성과 효율성을 향상시키기 위해 개개 치아의 기준축을 설정해주는 것이 좋다. 이때 치관의 삼차원 스캔영상과 CT데이터의 치근 영상을 조합한 가상모형을 사용하면 더욱 해부학적 형태에 가까운 치축을 설정할 수 있다.

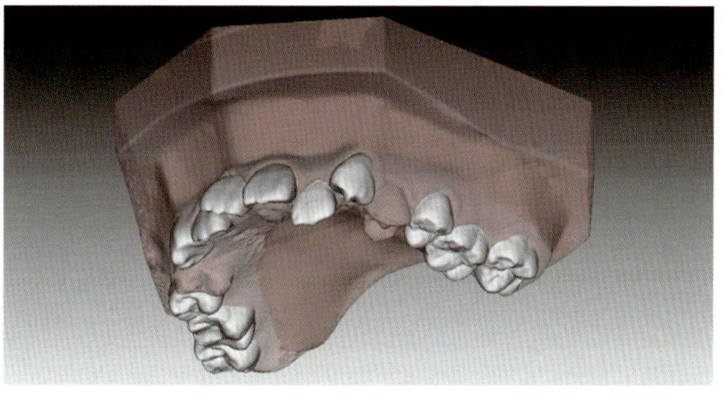

Figure 12. 치아를 이동할 수 있도록 디지털 모형의 베이스로부터 개개 치아 단위로 분리한다.

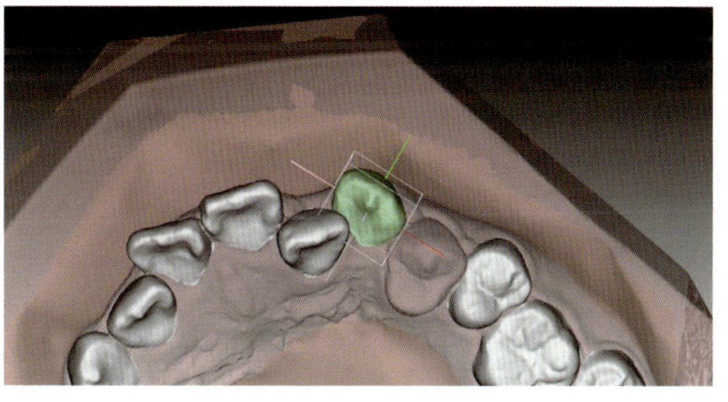

Figure 13. 가상 set-up의 정확성과 효율성을 향상시키기 위해 이동의 기준이 될 각 치아의 치축을 설정한다.

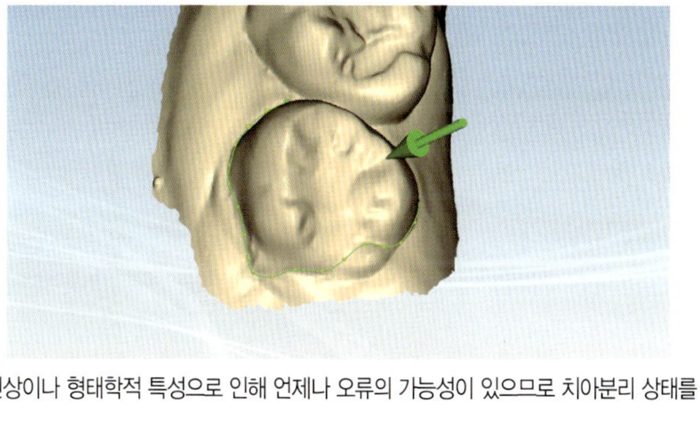

Figure 14. 잘못된 인상이나 형태학적 특성으로 인해 언제나 오류의 가능성이 있으므로 치아분리 상태를 항상 확인해야한다.

디지털 모형의 가상 set-up

디지털 가상모형을 개개의 치아단위로 분리하고, 각 치아의 기준 축이 확정되고 치아 이동을 위한 준비가 마무리되면 본격적으로 가상모형의 set-up을 시작할 수 있다. 각 증례에 대한 진단을 통해 설정한 치료 목표에 따라 개개의 치아를 바람직한 위치로 이동하고 적합한 치열궁 형태에 따라 배열할 수 있다. 술자의 치료철학이나 선호하는 치료역학에 따라 개개 치아의 경사와 기울기를 조절할 수 있고, 최종적으로 상하악의 교합관계를 미세 조정하여 set-up을 마무리하게 된다. set-up의 전과정을 직접 수행할 수도 있고, 서비스 형태에 따라 완성된 set-up을 제공받아 직접 변경하거나 혹은 수정을 지시할 수 있다.

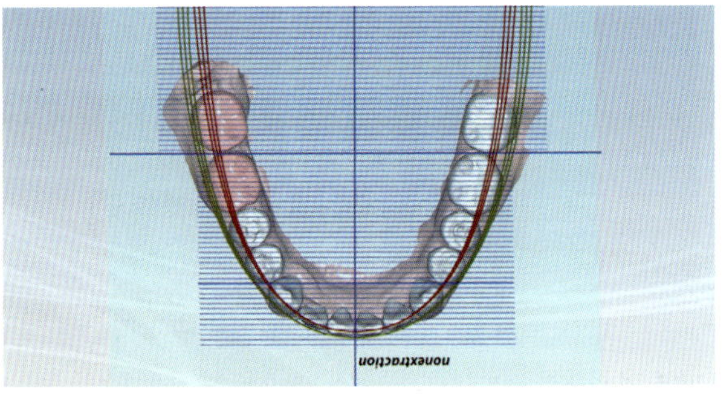

Figure 15. 선택한 archform에 따라 치아를 배열한다.

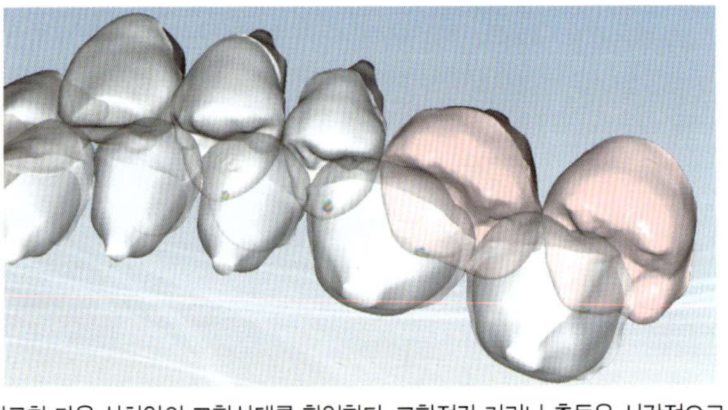

Figure 16. 배열을 완료한 다음 상하악의 교합상태를 확인한다. 교합점간 거리나 충돌은 시각적으로 확인할 수 밖에 없다.

장치의 선택과 설계

디지털 가상 set-up을 통해 치료교합이 완성되면 선호하는 장치를 선택하여 설계할 수 있다. Aligner를 사용할 경우 각 치아가 한번에 얼마나 이동할 것인지에 따라 필요한 단계의 수를 결정할 수 있다. 고정식 장치를 사용하려 한다면 선호하는 기성 bracket을 선택하거나 업체에서 제공하는 장치를 치면에 배치하고 위치를 확인할 수 있다. 협측 bracket이나 설측 bracket을 선택할 수도 있고, 기성의 bracket을 활용하여 베이스의 접착제 두께를 조절하거나 각 치아의 치면형태를 반영한 맞춤 베이스를 가진 bracket을 설계할 수도 있다. 기성의 archform을 선택하거나 증례에 맞는 archform을 개별 작성할 수도 있다.

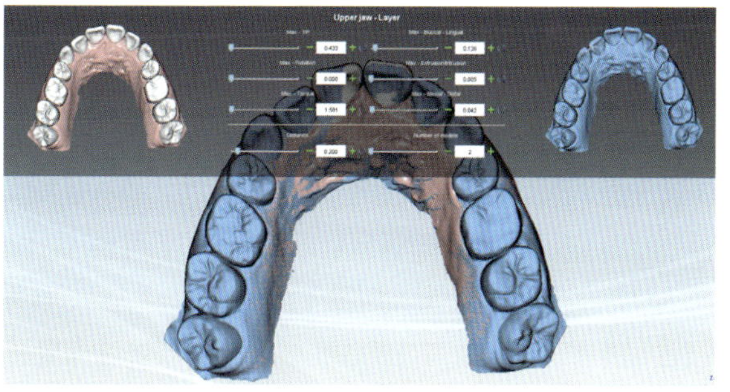

Figure 17. 치료 전 상태로부터 set-up까지 각 치아의 이동량을 기준으로 필요한 aligner의 단계를 결정할 수 있다.

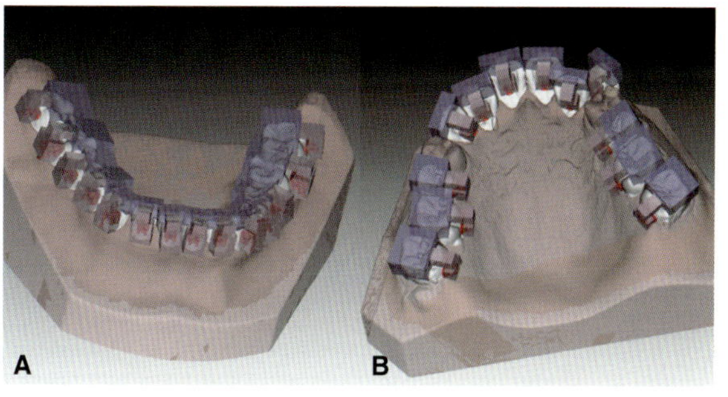

Figure 18. 결정된 bracket의 위치에 맞추어 간접접착용 jig를 설계한다. 치료 전 상태에서 간섭을 확인할 수 있다.
A. 순측 bracket 증례, B. 설측 bracket 증례.

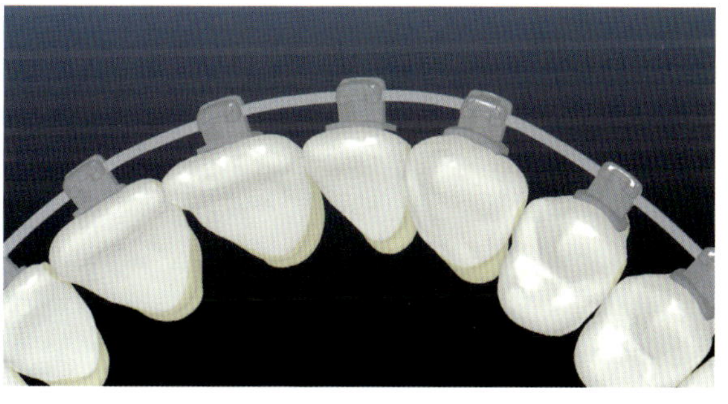

Figure 19. 가상 set-up된 치아들의 치면에 맞추어 bracket base의 각도와 두께를 변화시켜 설계하고,
slot에 맞는 archform에 따라 archwire를 설계할 수 있다.

장치 제작 및 출력

Bracket의 종류를 선택하고 원하는 archform에 따라 자리잡았다면 구강내에서 기성 bracket을 prescription에 따라 베이스를 형성할 수 있도록 간접접 착용 jig를 제작하거나 맞춤 bracket을 만들 수 있다. 맞춤 bracket은 3D프린터로 왁스조형하여 주조하거나, 절삭기계로 prescription에 따라 slot을 깎아내거나, 각 치면에 적합한 각도로 베이스와 bracket 몸체를 용접하여 제작되고 있다. 향후에 적합한 재료가 개발된다면 금속이나 레진을 사용하여 3D프린터로 직접 bracket이나 aligner를 출력할 수도 있게 될 것으로 기대한다.

과제

지금까지의 경험에 따르면 디지털 교정장치의 성패나 치료결과의 품질은 서비스를 제공한 업체나 사용하는 장치의 특성보다는 가상 set-up의 품질에 따라 결정되는 것으로 판단된다.

초기에는 치아나 장치의 형태를 디지털 정보로 변환하고 저장하기 위한 스캐너 그리고 bracket이나 jig를 제작하기 위한 프린터나 절삭기계의 정확성이나 도입비용 등 하드웨어가 기술 도입의 일차적 걸림돌이 되었다. 하지만 지금은 각 업체들의 장치 설계와 제조과정이 많은 부분 안정화되고 자동화되었으며, 이미 제조업이나 공학분야에서 검증된 바와 같이 제조 공정에서 기술적으로 오차가 발생할 가능성은 거의 없거나 관리가 가능한 것으로 알려져 있다.

하드웨어나 소프트웨어의 기술적 발전이 어느 정도 수준에 도달한 지금의 상태에서는 오히려 사용자들이 낯선 디지털 인터페이스에 아직 적응하지 못했거나, 아직까지 표준화되지 않은 디지털 작업과정에 대한 이해가 미흡하여 여러 가지 오류를 일으킬 가능성이 더 많은 상황이다.

하기에 디지털 교정장치의 품질을 향상시키기 위해서는 가상 set-up의 품질이 향상되어야 하며, 이를 위해서는 디지털 set-up 작업과정을 표준화하고 이와 함께 품질을 평가할 수 있는 가상 set-up의 기준을 마련하기 위한 연구와 노력이 꼭 필요할 것으로 생각된다.

마무리

여러 분야에서 디지털 기술이 사용되면서 우리의 생활은 더욱 편해졌다. 순간순간 발생하는 무수히 많은 정보들을 효율적으로 유통하고 저장할 수 있으며 보다 정확하고 효과적으로 처리할 수 있게 되었다. 하지만 그와 동시에 새롭게 개발되는 장비들의 사용법과 기술적 작동 원리를 익히기 위해 어쩌면 더 많은 시간을 투자하게 되기도 한다.

치과교정 분야에서도 마찬가지라 할 수 있다. 디지털 임상자료들을 사용하면서 그 보관과 유통에 있어 효율과 편의를 누리고 있지만 동시에 좋은 질의 자료를 얻고 관리하기 위해 때로는 더 많은 투자와 노력이 필요하게 된 것도 사실이다. 디지털 장비의 특성으로 인해 그 설정과 사용 방법에 따라 출력되는 결과물의 편차가 매우 커지게 되었고 이를 극복하기 위해 품질관리를 위한 표준화도 고민되어야 할 것이다.

다른 분야에서 디지털 기술이 이루어 낸 성과와 그 진화 속도를 고려한다면, 그리 오래 지나지 않아 실제와 다름없는 가상 환자로 진단하고, 축적된 데이터를 기반으로 치료 결과를 예측하며, 자동화된 소프트웨어로 장치를 설계하여 치료 과정의 오차를 제어할 수 있는 "디지털 교정진료 시스템"을 경험해 볼 수 있을 것으로 기대해 본다.

지금도 끊임없이 쏟아져 나오는 새로운 기술을 습득하는데 게을리하지 않고, 꾸준히 관심을 가지고 연구한다면 우리 모두 디지털 교정으로의 성공적인 전환을 이룰 수 있을 것이라 믿는다. 하지만 아무리 정확한 하드웨어나 유능한 소프트웨어의 도움을 받는다고 하더라도 궁극적으로 치료 결과는 치료를 이끌어가는 임상의의 역량에 달려있다는 점을 우리는 잊지말아야 한다.

CHAPTER 02

구강 내 스캐너로 디지털 인상 채득하기

Taking digital impressions with Intraoral scanner

이화여자대학교부속목동병원 **김민지**, 관악서울대학교치과병원 **박지만**

1980년대 초반에 CAD/CAM(Computer-Aided Design/ Computer-Aided Manufacturing Technology)이 소개된 이후, 치과 임상에서는 다양한 방식과 영역에서 디지털 데이터를 활용하게 되었다. 디지털 데이터는 자료의 보관 및 공유가 용이하고, 컴퓨터 소프트웨어를 이용한 다양한 변화가 가능하다는 장점이 있어 기존의 아날로그 자료들을 점차 대체하고 있는 추세이다.

교정진단 자료 중에서 석고 치열 모형의 경우에도 디지털 치열 모형이 소개된 이후로 그 정확성이 확인됨에 따라, 점차 임상에서 가상 모형이 석고 모형을 대체하기 시작하였다. 과거에는 대부분 기존의 알지네이트 인상채득 후 제작된 석고 모형을 구외에서 탁상형(desktop scanner) 스캐너로 영상을 획득하는 간접법이 주로 소개되었고, 많은 비교연구 결과 이러한 디지털 모형이 기존의 석고 모형을 대체할 만큼 임상적인 정확성을 갖는다고 하였다. 이때 사용되는 탁상용 스캐너는 라이트 소스와 디텍터가 고정되어 있고 스캔 대상을 일정한 각도 및 위치로 회전시키면서, 강한 광원을 조사 및 반사시켜 여러 개의 카메라로 이미지 정보를 획득한 후 삼각측량법 (triangulation)을 이용하여 영상을 완성한다.

최근에는 기존의 알지네이트 인상채득 과정을 생략하고 디지털 구강내 스캐너로 직접 디지털 모형을 획득하는 방식이 다양하게 소개되고 있다. 인상재를 사용하여 인상을 채득하는 과정이 생략되어 연조직 자극 시 생기는 환자의 구토반사를 줄여주며, 인상채득과 정시호흡이 자유로워 환자의 편의성 또한 매우 높아졌다는 장점이 있기 때문에 향후에 대중화될 가능성이 높은 방식이라 할 수 있겠다. 구강 내 스캐너는 석고 모형을 스캔하는 탁상형 모형스캐너와는 달리, 고정되어 있는 환자의 치열악궁을 라이트 소스와 디텍터가 움직여서 영상을 획득하며, 이러한 이유로 언더컷이 많은 부정교합 환자의 악궁을 구석 구석 스캔할 수 있다는 장점이 있다. 그러나, 구강 내에서 촬영을 해야 하기 때문에 라이트 소스와 디텍터의 크기는 제한되어 있어 한번에 획득할 수 있는 영상의 범위가 좁기 때문에 이를 이어붙이는 스티칭 과정이 더 많이 필요하게 되며, 스티칭이 정확하게 되지 않으면 오차가 누적되어 전체 치열 악궁의 뒤틀림이 발생될 가능성이 상대적으로 더 높아지게 된다.

현재 시중에는 여러 종류의 구강스캐너들이 소개되어 있는데, 사용하는 라이트 소스에 따라 레이저를 사용하는 구강스캐너와 가시광선을 사용하는 구강스캐너로 분류할 수 있으며, 촬영 방식에 따라 사진 촬영방식과 동영상 촬영방식으로 나눌 수도 있다. 기종에 따라 빛 반사를 줄이기 위한 산화타이타늄(titanium oxide)와 같은 파우더의 도포가 필요한 구강스캐너와 특별한 파우더가 필요하지 않는 스캐너가 있으며, 또한 데이터의 호환성에 따라 개방형 시스템과 폐쇄형 시스템으로 구분 지을 수 있다. 이에 따라 사용자가 사용 용도와 선호도에 따라 구강스캐너의 종류를 선택할 수 있다.

본 장에서는 현재 상용화되고 있는 다양한 구강스캐너를 소개하고, 촬영 방식과 특징에 따른 장단점을 비교하고 설명하고자 하며, 교정진단용으로 촬영되는 전체 악궁 및 교합관계 채득 시의 정확성에 대하여 논하고자 한다.

Introduction

구강스캐너(intraoral scanner)는 스위스 취리히 대학의 치과의사인 Mörmann 교수와 공학박사인 Brandestini에 의해 최초로 소개되었다. CEREC이라는 구강용으로 제작된 스캔장비를 이용하여 1985년 최초로 환자를 보았고, 2년 후 정식 출시되었다. 그러나 1급 인레이 변연부의 간격이 373μm에 달하는 정도로 스캔 정밀도가 떨어져서 초기에는 큰 관심을 끌지 못하였다. 특히 변연이 치은 하방에 있거나 지대치가 길어 인접면쪽 마진을 읽기가 쉽지 않은 경우에는 스캔을 하기가 어려워서, 초기 구강스캐너는 단순한 인레이 제작에만 제한되었다. 2000년도 초에 CEREC 3가 소개되면서 단일관 디자인이 가능하게 되고, 정밀도 또한 53~67μm으로 향상됨으로써 비로소 각광을 받기 시작하였다. 치과계에서 구강스캐너가 인기를 얻기 시작한 것은 Cadent사의 iTero라는 구강스캐너가 소개된 이후이다. iTero는 얻어진 영상의 해상도도 높을 뿐만 아니라 구강 내 영상을 STL 표준 포맷의 데이터로 받아서 다양한 캐드 소프트웨어에서 활용이 가능한 열린 시스템이라는 점 때문에 인기를 끌게 되었다.

Intraoral scanner의 원리

1. 탁상형 스캐너 (Desktop scanner)

탁상형 스캐너는 라이트 소스와 디텍터가 고정되어 있고 스캔 대상을 일정한 각도 및 위치로 회전시키면서, 강한 광원을 조사 및 반사시켜 여러 개의 카메라로 이미지 정보를 획득한 후 삼각측량법 (triangulation)을 이용하여 영상을 완성한다. 지대치아의 인접면부 및 변연부(margin)하방 등의 언더컷이 생기는 부분은 상단에 고정된 디텍터가 완벽히 읽어 들이기 어려우므로, 석고 모형의 지대치 부분을 분리시키는 다이작업이 필요하며, 다이스캔이라는 과

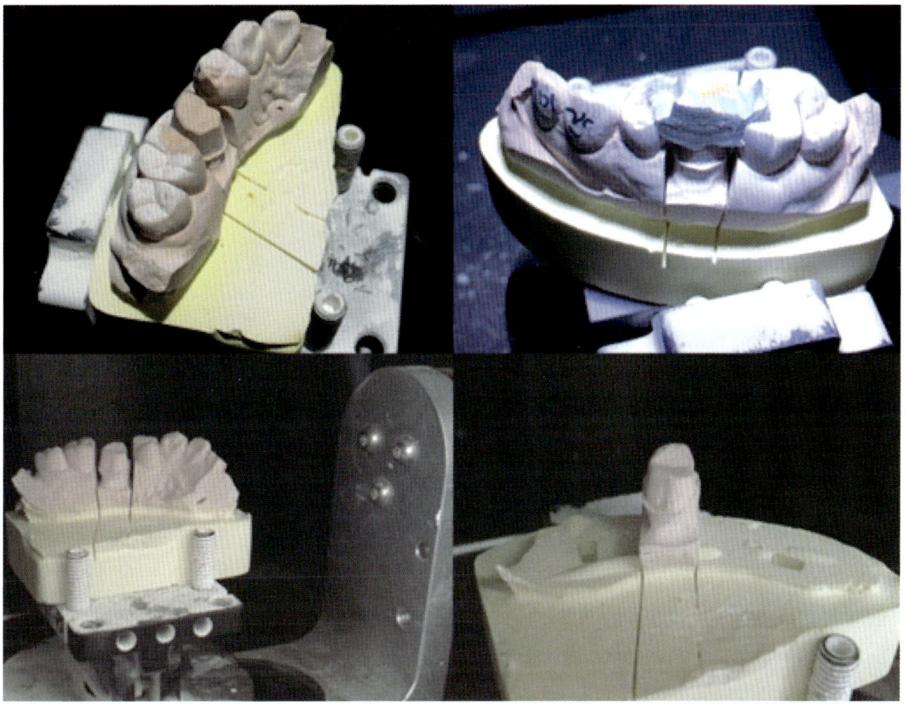

Figure 1. Process of die scan. Die scan is needed in order to obtain accurate scan images by eliminating undercuts especially in the proximal contact area in scanning with desktop scanners.

정이 따로 필요하다(Figure 1).

탁상형 스캐너의 정확도는 가장 정확하다고 알려진 GOM사의 Capture 3D 산업용 스캐너를 예로 들면 10 μm의 정확성, 5 μm의 재현성을 가지는 것으로 알려져 있다. 일반적으로 손으로 들고 촬영하는 Intraoral scanner보다는 흔들림이 적어서 더욱 정밀하다고 알려져 있다.[1] 그리고 구강스캐너와 비교하여 전체악궁을 스캔할 때 치열악궁의 뒤틀림(distortion)을 최소화 할 수 있다.

그러나, 탁상형 스캐너는 언더컷 촬영이 제한되어 있어, 치주질환으로 인한 치간유두 소실 부위나, 총생이 있는 치열의 언더컷 부위는 스캔이 어렵다. 이러한 부위는 오히려 구강 스캐너가 언더컷 하방 형태를 구석구석 촬영하는 데에 유리할 수 있다.

탁상형 스캐너들의 개발 추이는 시간을 줄이는 방향으로 가고 있으며, 교합기 채로 스캔을 하거나 인상체를 바로 스캔하는 장비들이 많이 소개되었다. 또한 스캔 도중에 문을 열고 닫는 수고를 줄이기 위해 파장이 짧은 광원으로 변화시키는 등 편의성과 효율성을 높이려는 시도가 이루어지고 있다(Figure 2).

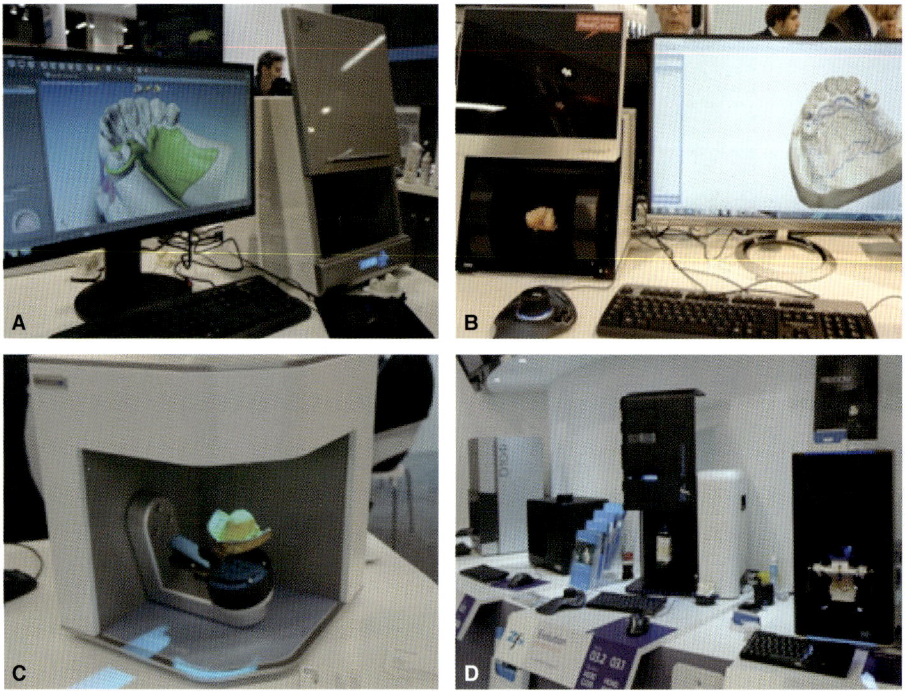

Figure 2. Desktop scanners introduced to the market. A: Series 3/5/7 scanner (Denal Wings), B: D900 scanner (3 shape), C: Open-type Identica Hybrid scanner (Medit), D: Large scanners that can scan models with dental articulators.

2. 구강 스캐너 (Intraoral scanner)

구강 스캐너는 구강이라는 제한된 공간에서 언더컷이 많은 구강 구조물의 영상을 촬영하면서 데이터를 얻어야 하기 때문에 영상획득장치가 상부에 고정된 모형 스캐너와는 원리가 다르다. 고정되어 있는 환자의 치열 악궁을 라이트 소스와 디텍터가 움직여서 영상을 획득하며, 이러한 이유로 언더컷이 많은 부정교합 환자의 악궁을 구석구석 스캔할 수 있다는 장점이 있다. 그러나, 구강내에서 촬영을 해야 하기 때문에 라이트 소스와 디텍터의 크기는 제한되어 있어 한 번에 획득할 수 있는 영상의 범위가 좁기 때문에 이를 이어붙이는 스티칭 과성이 너 많이 필요하게 되며, 스티칭이 정확하게 되지 않으면 오차가 누적되어 전체 치열 악궁의 뒤틀림이 발생될 가능성이 상대적으로 더 높아지게 된다. 긴 무치악 부위에서 오류가 나는 경우가 종종 있는데, 이는 평편한 연조직에서는 그 표면 형태를 구별하는 능력이 떨어져 스티칭의 실패가 일어날 수 있기 때문이다(Figure 3).

반면에, 구강 스캐너는 환자의 악궁으로부터 바로 디지털 영상을 획득할 수 있기 때문에, 인상재를 사용하여 인상을 채득하는 과정을 완전히 생략할 수 있다. 기존의 인상재를 이용하여 인상채득할 때 발생할 수 있는 환자의 구토반사나 호흡의 불편함을 없애줄 수 있어 환자의 편의성을 높일 수 있다. 또한 치아의 동요도가 증가되어 있는 교정환자의 경우 기존의 인상

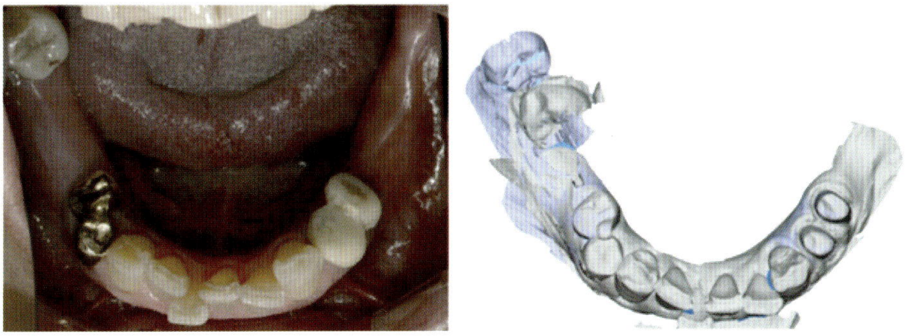

Figure 3. Error in scanning large edentulous area.

재를 이용한 인상채득 과정에서 오는 환자의 불편함을 없앨 수 있다.

Intraoral scanner의 종류

1. 사용하는 빛의 종류에 따라 (laser/ light)

구강 스캐너의 광원은 레이저(Laser)와 빛 (light)의 두 가지로 나뉜다. 전자에는 Zfx Intrascan, iTero, E4d Dentist, PlanScan 등이 소개되어 있고, 후자에는 CEREC Omnicam 및 Bluecam, APOLLO DI, True definition, Trios, CS 3600 (CS 3500 후속) 등의 구강스캐너가 판매되고 있다(Figure 4). 최근 소개되는 구강되는 구강스캐너들은 광원을 빛으로 하는 경향이 있다. 레이저 광원을 이용하는 구강 스캐너의 경우 치아 면에 부딪친 레이저광에서 특징적인 미세한 반점 모양의 간섭무늬가 생기고, 이것이 정확도에 영향을 미칠 수 있다. 그러나, 실제 임상에 미치는 영향은 크지 않고 정확도에 영향을 미치는 다른 요소들이 많아서 이것만으로 판단하기에는 무리가 있다.

2. 촬영 방식에 따라(사진촬영/ 동영상 방식)

구강 스캐너는 촬영 방식에 따라 세 가지로 나눌 수 있다. 첫 번째로 스캔할 부위에 사진(still cut)을 찍어 이를 컴퓨터 계산을 통해 이어붙이는 'Still-image capture' 방법에는 CEREC bluecam (Sirona, Salzburg, Austria), iTero (Aligntech, CA, USA), E4D dentist (D4D technologies, TX, USA), CS 3500 (Carestream Health, NY, USA) 등의 구강 스캐너가 있다. 다음으로 동영상을 촬영하듯이 스캔하는 방식 두 가지가 있는데, 하나는 사진을 촬영하며 이를 매우 빠른 속도로 이어붙이는 'Real-time image capture' 방법으로, Zfx IntraScan (Zfx GmbH, Dachau, Germany), Trios (3shape, Copenhagen, Denmark), CS 3600 (Carestream Health, NY, USA)가 여기에 속한다. 다른 하나는 완전히 동영상 촬영 방식으로 구강을 촬영하는 'Video capture' 방법으로 LAVA COS (3M ESPE, MN, USA), True Definition (3M ESPE)이

있다. 'Still-image capure' 방식은 사진을 이어 붙이는 과정에서 시간이 더 걸리는 단점이 있다. 반면 동영상 촬영 방식은 실시간으로 구강내 사진을 연속적으로 이어붙이거나 동영상을 처리하기 때문에 속도가 빠르다. 동영상 촬영 방식은 스캔 과정 중에 데이터가 완성되며 이외의 영상은 다시 불러올 수 없기 때문에, 환자 귀가후에는 영상 편집이 불가능한 단점이 있다.

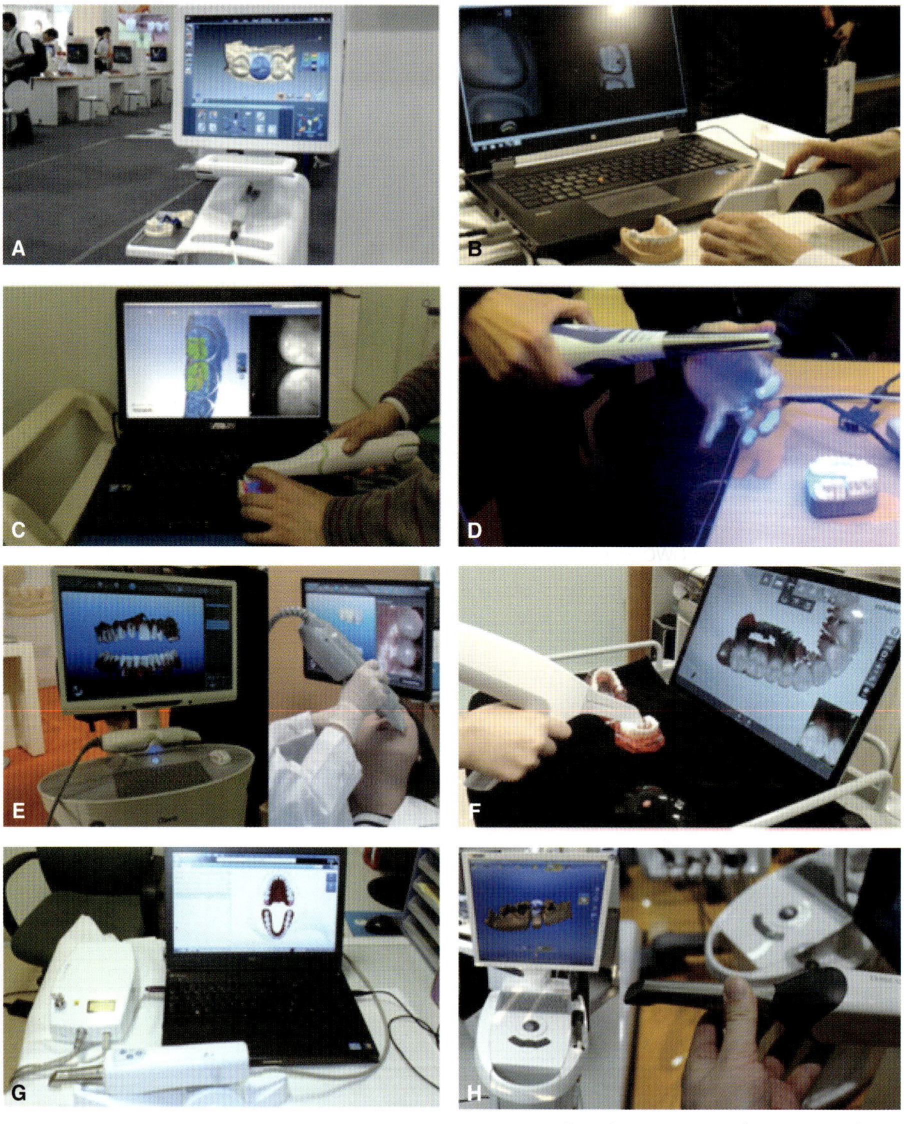

Figure 4. Various intraoral scanners in use. A: E4D Dentist (D4D), B: CS 3500 (Carestream), C: PlanScan (Planmeca), D: LAVA COS (3M), E : iTero (Alighntech), F: Trios(3shape), G : Zfx (Zfx GmbH), H : CEREC Omnicam (Sirona)

3. 스캐너의 작동 원리에 따라

구강스캐너의 작동 원리는 탁상형 스캐너에서 주로 쓰이는 삼각 측광 (triangulation) 방식을 그대로 사용하는 시스템과 동시에 여러 층의 영상을 채득하는 평행 공초점 현미경 (parallel confocal microscopy)의 원리를 이용하는 시스템, 그리고 회전하는 비대칭형 조리개로 인해 초점에서 멀어진 흐려진 상의 거리를 재는 능동형 파면 샘플링 (active wavefront sampling) 원리 및 기타 다른 원리를 사용하는 시스템으로 다양하다.[2] 삼각 측광 원리가 정밀도에서는 우수하다고 평가되고 있으나, 스캔 심도가 낮으며 치아와의 거리가 일정하게 유지되어야 하는 한계점이 있다. 능동형 파면 샘플링 원리를 사용한 구강스캐너 또한 원활한 스캔에 치아와의 거리가 유지되어야 하는 특성을 갖고 있다. 반면에 평행 공초점 현미경 원리는 치아와 렌즈 사이의 광축이 직선이라서 단차나 경사가 있는 대상을 원근감으로 인한 왜곡 없이 촬영할 수 있는 telecentricity 성질과 초점 이외의 물체나 배경을 필터링하며, 움직임에 영향을 줄이기 위한 빠른 영상획득 속도 등의 특성으로 치아와의 거리에 제한이 적은 편이다.

구강스캐너는 환자의 개구량이 충분치 않아 치아에 스캐너팁을 붙인 채로 스캔을 해야 할 경우가 많고, 환자 구강과 스캐너의 모니터 를 번갈아 가며 확인해야 하기 때문에 치아에서 스캐너팁이 멀어질 수 있다. 이때 스캔이 멈추면 재개되는 데에 시간이 소요되고 스캔이 어려워지며, 전반적 효율성이 떨어지게 된다. 따라서 스캔 심도 측면에 유리한 평행 공초점 방식의 구강스캐너가 선호되고 있다.

4. Powder / no powder

스캔시 파우더를 치아표면에 도포하도록 권장하는 것과 그렇지 않은 시스템이 있는데, 파우더를 사용하는 시스템은 CEREC Blucam/Omnicam, 3M LAVA COS, E4D Dentist 구강 스캐너가 있고, 파우더가 필요없는 시스템은 iTero, Trios, CS 3600, PlanScan, Zfx IntraScan 등이 있다. 파우더는 법랑질, 도재, 금속 등의 표면 반사율이 다른 피사체를 동일한 반사조건으로 만들어 스캐너의 인식율을 높이기 위해 사용된다. 하지만 구강내에서 파우더의 유해성에 대한 논란과 치은열구와 같이 좁고 깊은 곳에 균일하게 뿌려지지 않는 문제, 타액과 혀 및 볼 근육에 의해 씻겨나가는 문제 등이 있다. 최근에는 대부분의 구강 스캐너들이 난반사 문제를 기술적으로 개선하면서 스프레이를 뿌리지 않고 스캔할 수 있도록 개발되고 있다(Figure 5).

5. Digital data transmission

이 외에 스캔 데이터 처리 방식에 따라 구분할 수 있는데, STL 파일로 활용할 수 있는 열린 시스템 (open architecture)은 CS 3600, PlanScan, Zfx IntraScan, 부분적으로 활용가능한 시스템 (semi-open architecture)은 Trios, iTero, True Definition 등이 있고 STL 파일 변환에 비용 (Click fee)이 청구된다. 마지막으로 데이터를 외부에서는 활용할 수 없는 닫힌 시스템 (closed architecture)으로는 CEREC AC Omnicam, E4D Dentist 구강 스캐너 등이 있다.

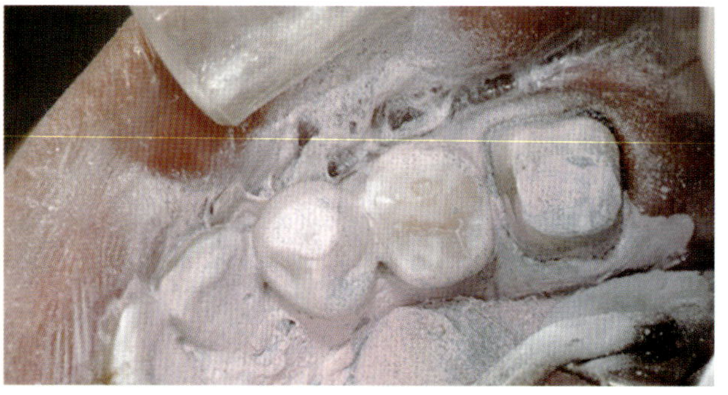

Figure 5. Powder application for scanning

시중에 소개된 구강 스캐너의 종류

CEREC Omnicam
(Sirona, Salzburg, Austria)
- In-office, closed system
- Image Capture
- True color
- Powder (no/yes)

iTero (Align Technology, CA, USA)
- In-lab, image acquisition only
- Image Capture
- Monochrome
- Powder free

True Definition (3M ESPE, MN, USA)
- In-office, closed system
- Video Capture
- Monochrome
- Powder (yes)

Trios (3shape, Copenhagen, Denmark)
- In-lab, image acquisition only
- Partial open architecture
- Real Time Image Capture
- True color / Monochrome
- Powder free

CS 3600 (Carestream Health, NY, USA)
- In-lab, or In-office system
- Open architecture
- Video Capture
- True color
- Powder free

구강 스캔 속도에 영향을 주는 요소들

1. 스캐너 팁의 김서림 현상

구강스캐너가 광학장비이기 때문에 렌즈에 김서림이 생기면 획득되는 영상에도 영향을 미친다. 실온에 장기간 있던 스캐너 팁을 습기가 많고 온도가 높은 구강 내로 넣으면 김서림이 발생한다. 스캔 소프트웨어에 필요없는 부분을 필터링하는 알고리즘이 있기는 하지만 영상전체에 변화가 심한 흐려짐이 생길 경우 데이터 스티칭이 원활하지 않고, 스캔창 전체에 김이 서리면 초점이 안 맞아서 스캔이 정지되는 현상도 함께 발생할 수 있다. 이를 방지하기 위해서 각종 스캐너 제조사들은 스캐너 팁에 가열장치를 거치용 스탠드나 스캐너 완드 자체에 장착하여 구강 내의 온도와 가깝게 유지하는 대책을 마련하고 있다(Figure 6).

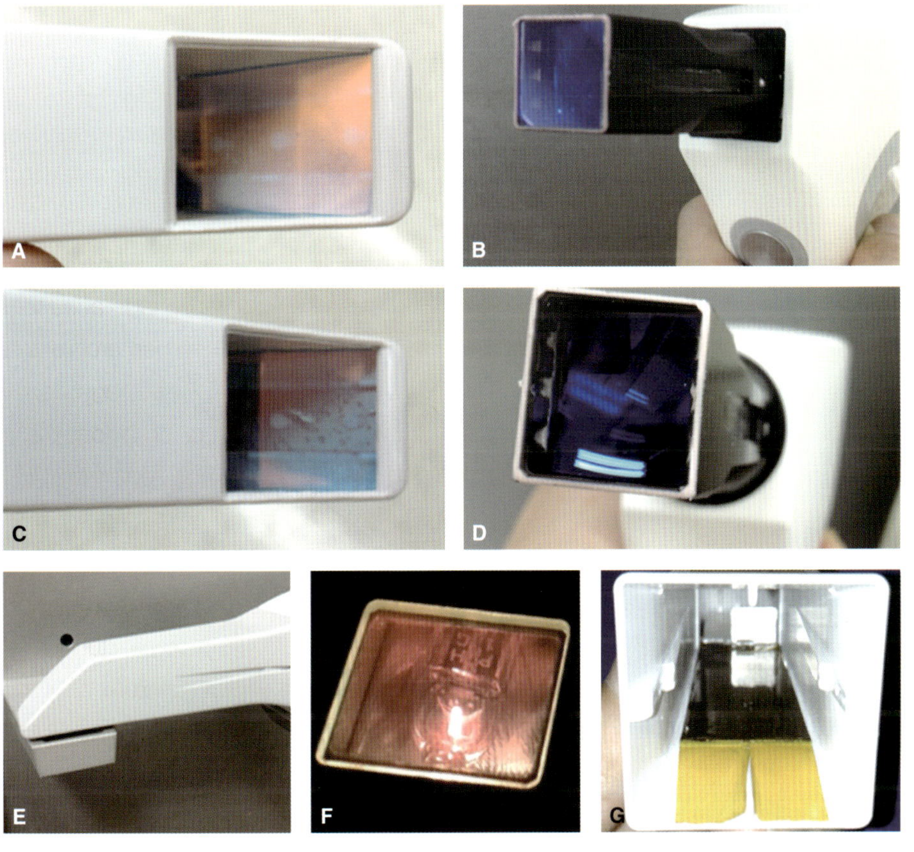

Figure 6. Fog phenomenon at the scanner wand. A: Fog at the replaceable scanner tip, B: Fog at the optical lens of scanner wand, C: Scanner tip without fog, D: Optical lens without fog, E :Anti-fog device at the scanner station , F: Magnified view of anti-fog heater, G : Thermal conductor inside of the scanner tip

2. 교체 가능 스캐너 팁의 소독에 따른 손상

구강스캐너 완드의 구강 내 삽입 부분은 교체용 플라스틱 비닐을 사용하는 비교체형 완드와 소독이 가능한 스캐너 팁을 바꿔 낄 수 있는 교체형 완드로 나눠진다. 이 중에서 후자가 스캔 도중 팁이 빠지지 않아서 편리하지만, 교체용 팁의 소독 (Autoclave나 E.O 가스 소독)을 반복하다 보면 스캐너 팁의 유리창에 손상이 생기게 된다. 손상이 생긴 스캐너 팁을 낀 채로 스캔하면 얻어지는 영상에 균일한 얼룩이 생기게 되어 영상 중첩 알고리즘에 영향을 끼쳐 스캔 속도가 늦어지는 결과를 초래할 수 있다. 따라서 스캐너 팁의 상태를 주기적으로 확인하여 수명이 다 된 스캐너 팁은 폐기 처분하는 것이 추천된다(Figure 7).

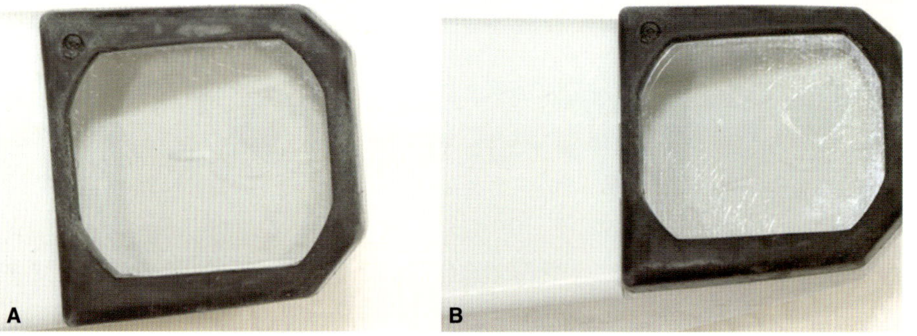

Figure 7. Condition of replaceable scanner tip. A: Window is intact, B: Numerous cracks were spread out throughout the glass

Intraoral scanner의 전체 악궁 및 교합관계 채득 시의 정확성

1. 정확성에 대한 정의

국제표준기구 (International Standardization Organization, ISO)의 정의에 따르면, 정확성(accuracy)은 정확도(trueness)와 정밀도(precision)로 나누어진다 (ISO 5725-1, DIN 55350-13).[3] 정확도는 실제로 3차원적인 변형이나 뒤틀림없이 원래의 악궁을 실제와 가깝게 재현하는 능력을 의미하며, trueness, absolute accuracy, validity등의 용어로 표현된다. 정밀성은 같은 조건에서 스캔을 반복하여 획득한 데이터가 서로 일치하는 정도를 뜻하며, precision, 재현성(reproducibility), 반복성(repeatablility), Repeatability accuracy, reliability등의 용어로 표현된다(Figure 8).

최근의 연구에서는 trueness를 accuracy와 혼용하여 사용하고, precision 대신에 repeatability, reproducibility라는 용어를 사용하는 경향을 보이고 있다.

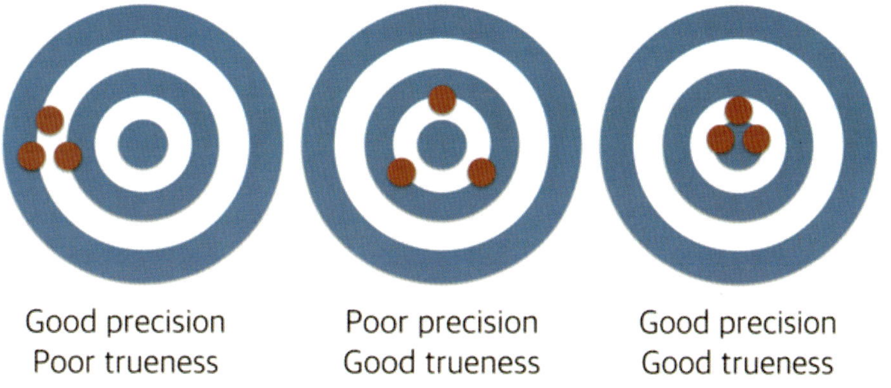

Figure 8. Definition of precision and trueness.

2. 정확성에 대한 기준이 모호함

Intraoral scanner의 trueness를 평가하기 위한 기존의 연구들을 보면, 소프트웨어상에서 디지털 모형을 계측한 것과 실제 모형에서 캘리퍼로 측정한 값을 비교하여 평가한 실험들이 있었다.[4-6] 그러나 이렇게 캘리퍼로 측정할 경우에 생길 수 있는 오차의 범위가 상당히 크기 때문에 이를 기준으로 디지털 모형의 정확성을 평가하기에는 무리가 있다고 할 수 있겠다.

최근의 연구에서는 Intraoral scanner의 trueness를 평가하기 위해 고해상도 lab용 스캐너로 virtual CAD-Reference-Model을 만들어 이를 기준으로 삼고 있다.[7-10] 정확성의 평가를 위해서는 기준 영상과 중첩하여 두 영상 간의 편차를 측정하는 방법과 특정 계측점의 직선거리를 측정하여 비교하는 방법이 있다.

3. 치열의 총생에 따른 정확성 차이

교정 진료실에서 사용하는 스캐너는 crowding이나 spacing이 있는 치열 악궁을 스캔해야 할 경우가 많다. Crowding에 따른 구강내 스캐너의 정확성에 대한 연구[10]에서 crowding의 정도는 스캔 데이터의 정확성에 영향을 미치지 않았다. 그러나 치아가 겹쳐져 있는 부분의 언더컷에 빛의 그림자가 생겨 영상획득을 부분적으로 방해한다. 따라서 극도로 심한 총생의 경우 스캔 데이터의 정확성에 미치는 영향을 완전히 배재할 수는 없다.

4. 구강스캐너 촬영 방향에 따른 정확성

촬영 순서에 따른 스캔 영상의 정확성에 차이가 있다는 보고가 있다.[10-13] 탁상형 스캐너와는 달리 구강스캐너는 구강 내에서 촬영해야 하기 때문에 라이트 소스와 디텍터의 크기는 제한되어 있어 한번에 획득할 수 있는 영상의 범위가 좁아서 이를 이어붙이는 스티칭 과정이 더 많이 필요하게 되며, 스티칭이 정확하게 되지 않으면 오차가 누적되어 전체 치열 악궁의 뒤틀림이 발생될 가능성이 상대적으로 더 높아지게 된다. 이러한 오차는 주로 처음 스캔을 시작한 부위에서 발생되지 않고 나중에 스캔을 획득한 부분에서 누적되어 나타나는 경향이 있다.[11](Figure 9).

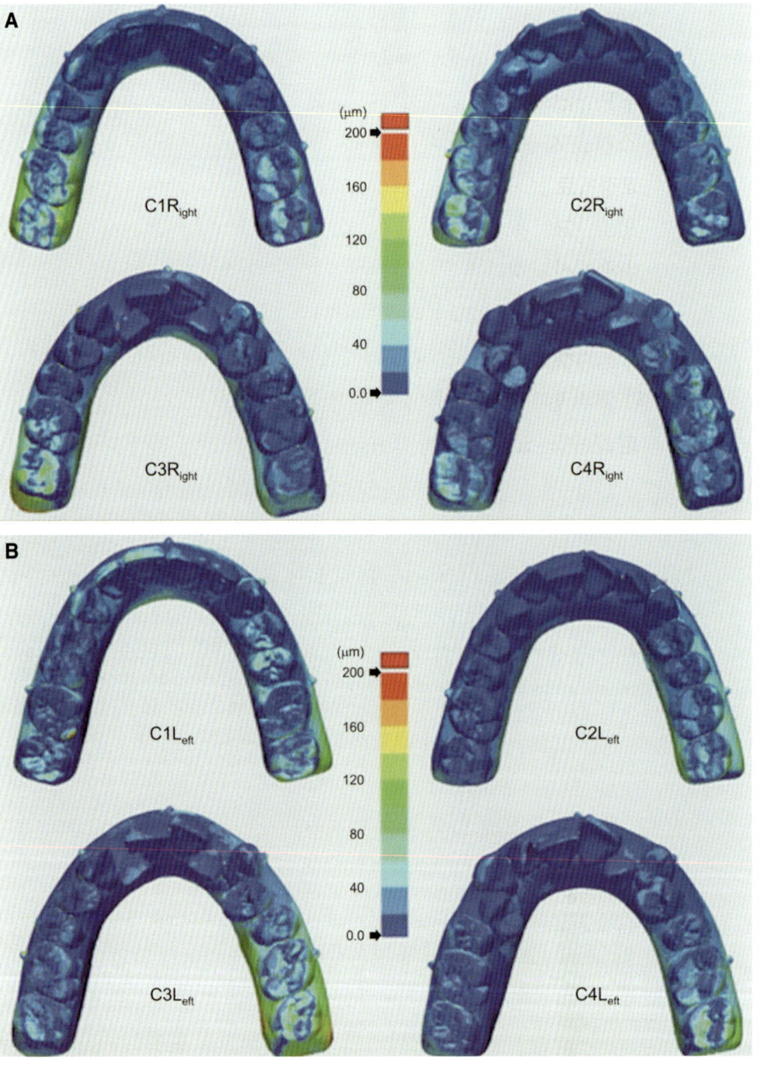

Figure 9. A color presentation of the deviations between surfaces from the Trios® scanner. The color map was set to range from 0 μm to +200 μm. For the models in upper box A ($C1R_{ight}$, $C2R_{ight}$, $C3R_{ight}$, and $C4R_{ight}$), scanning started on the occlusal side of the right molar and continued toward the left side; in lower box B ($C1L_{eft}$, $C2L_{eft}$, $C3L_{eft}$, and $C4L_{eft}$), scanning started on the occlusal side of the left molar and continued toward the right side.
C1, Ideal arch dentition; C2, mildly crowded dentition; C3, moderately crowded dentition; C4, severely crowded dentition. (A comparison of the precision of three-dimensional images acquired by 2 digital intraoral scanners: effects of tooth irregularity and scanning direction. Korean J Orthod 2016;46:3-12.)

5. 빛 반사(메탈브라켓, 수복물)에 따른 정확성 차이

구강스캐너는 레이저나 빛을 이용하기 때문에 촬영 대상의 표면 재질에 영향을 받을 수 있다. Nedelcu와 Persson[14]의 연구에서 powder 도포가 필요한 스캐너 (Lava Cos와 Bluecam)에서는 표면 재질에 따른 스캐너의 영향은 없었으나, powder 도포를 하지 않는 구강스캐너(iTero와 E4D)에서는 표면 재질에 따른 스캔 정확도의 영향이 있다고 하였다. 그러나 Park[14]은 Trios를 이용한 실험에서 스캔 영상은 표면 재질을 금속 및 레진으로 제작하여 스캔을 시행한 결과 차이가 없었다고 발표하였다.

교정치료 중 구내 인상채득이 필요한 경우가 종종 있다. 치료 중에 치아의 동요도는 증가되어 있고, 교정용 브라켓으로 인해 언더컷이 많은 상태에서 전통적인 알지네이트 인상채득은 환자에게 상당히 힘든 작업이 될 것이다. 구강 스캐너를 이용한 디지털 인상채득은 이러한 상황에서 전통적인 알지네이트 인상채득에 비해 더욱 편안한 환경을 제공할 수 있을 것이다. 교정용 브라켓은 스캐너로 비교적 스캔이 잘 된다(Figure 10). 그러나 교정용 브라켓의 재질에 따라 빛의 반사율이 다를 것이며, 이로 인해 레이저나 빛을 이용한 구강스캐너의 촬영이 영향을 받을 수도 있을 것임을 고려해야 할 것이다(Figure 11).

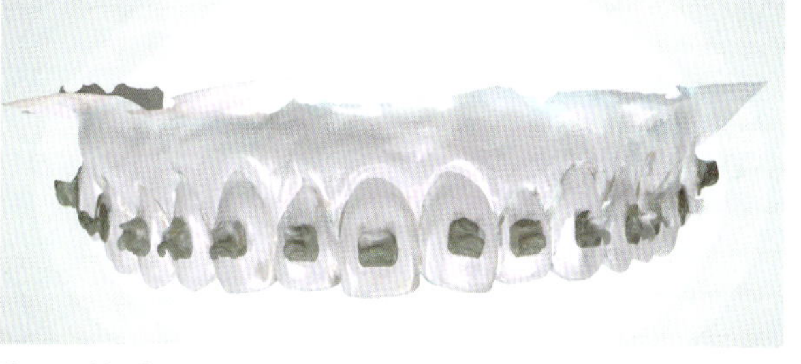

Figure 10. Scanned maxillary dental arch with metal brackets.

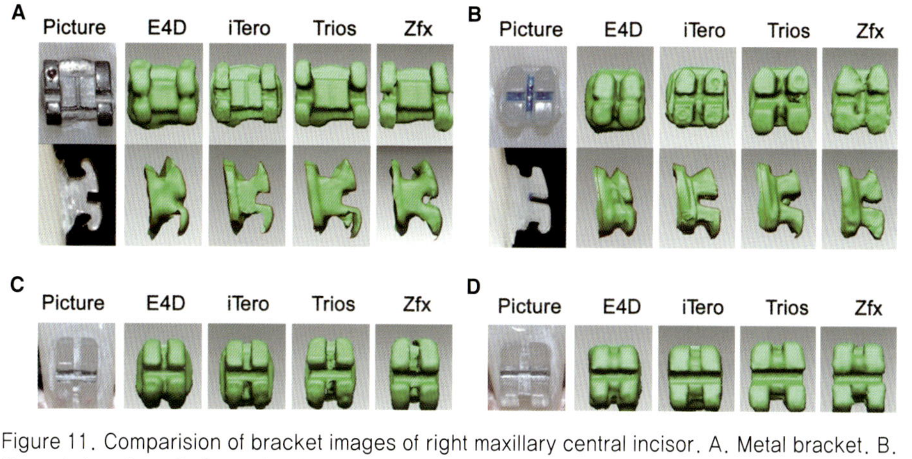

Figure 11. Comparision of bracket images of right maxillary central incisor. A. Metal bracket. B. Ceramic bracket. C. Ceramic with metal slot bracket. D. Resin with metal slot bracket.

실제로 Jung 등[16] 은 브라켓을 부착한 모형과 교정용 와이어가 삽입된 모형의 스캔에서 수평적인 오차(약 0.2-0.3mm)를 보고하였다. 임상적으로 무시할 수 있을 정도의 오차이기는 하나, 경우에 따라서는 고려해야 할 수도 있겠다(Figure 12).

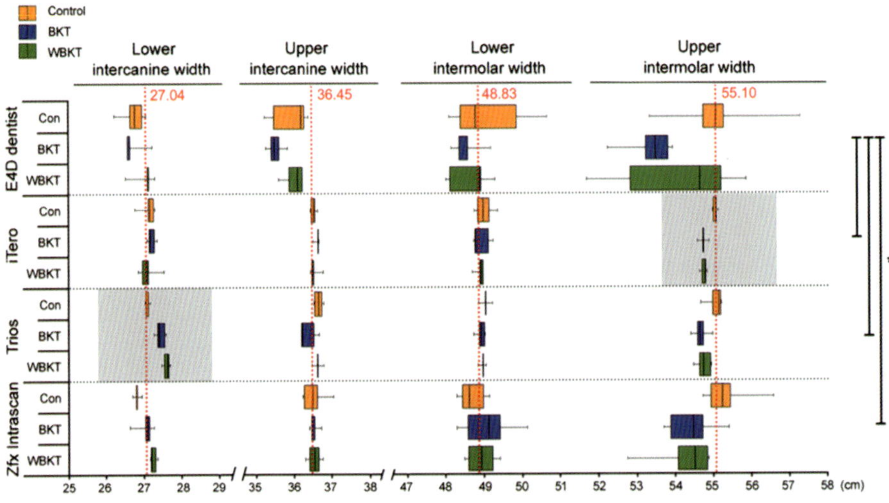

Figure 12. Horizontal distortion. n=5, The box plot shows the median, 25% quartile, 75% quartile and the maximum-minimum range, The dot vertical line represents the manual value, Gray colored box represents the statistical differences among three models (control, BKT, and WBKT), *; significant differences between scanners ($p < 0.05$, Tukey test) BKT: group with bonded bracket, and WBKT: group with wire ligated onto the bracket

Intraoral scanner에 대한 앞으로의 전망

1. Intraoral scanner의 학습에 따른 스캔 시간 변화

디지털 인상채득 과정이 실제 임상에서 적극적으로 활용되기 위해서는 구강내 스캐너로 전체 악궁과 교합관계를 채득하는 데 소요되는 시간이 길어서는 안 된다.

교정용 진단모형을 제작하기 위해 알지네이트 인상을 채득하고, 교합 관계를 채득하는 과정을 기준으로 준비시간을 포함하여 인상채득에 대략 15-20분 정도가 소요된다.

이에 비해 저자들이 진행한 환자를 대상으로 한 실험[17]에서, iTero®를 이용한 전악 디지털 인상채득 과정은 18-30분 정도 소요되었고, Trios®를 사용하였을 때는 10-18분 정도 소요되었다(Figure 13).

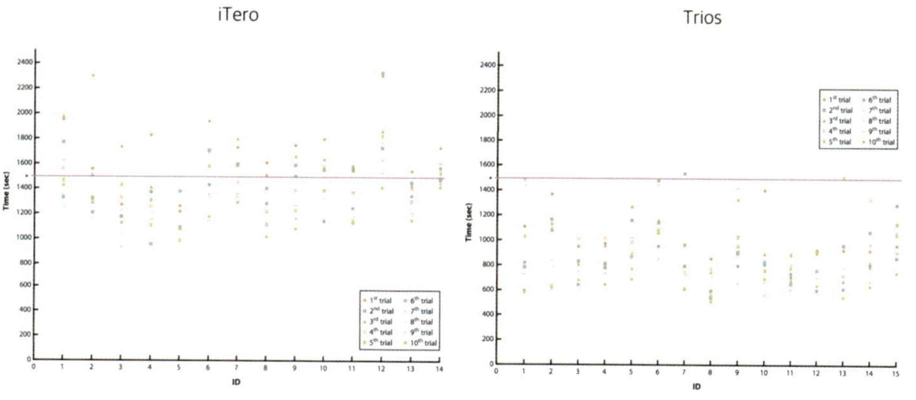

Figure 13. Intraoral scan time with iTero and Trios.
*Horizontal line indicates standard time for conventional impression-making procedures (1482 seconds). Comparison of experience curves between two 3-dimensional intraoral scanners. J Prosthet Dent 2016;Apr 6 (Epub ahead of print)

실제 환자에게는 아니지만, 모형에서 임플란트 보철을 위한 인상채득 과정과 디지털 인상채득시의 시간을 비교한 연구[18]에서, 알지네이트와 실리콘 인상재를 사용하여 인상채득한 경우 평균 24분 정도가 소요된 것에 비해, iTero®를 이용한 디지털 인상채득과정은 평균 12분 정도 소요되어 효율성 면에서 더 월등했다고 보고하고 있다.

구강스캐너를 사용하는데 일정한 learning curve가 있다. 구강스캐너로 환자의 구강을 스캔하는 시간이 학습에 따라 얼마나 단축되는지 실험한 한 연구[16]에서, 더 조작이 어려웠던 스캐너에서 확실한 학습효과가 나타났다(Figure 14).

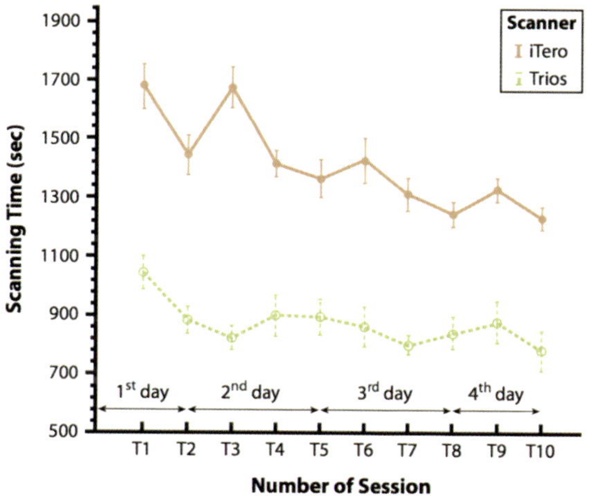

Figure 14. Comparison of scan time between iTero and Trios according to training sessions. (Comparison of experience curves between two 3-dimensional intraoral scanners. J Prosthet Dent 2016;Apr 6 (Epub ahead of print)

2. Scanning시 환자의 불편함 정도

구강내 스캔을 경험한 환자를 대상으로 설문조사를 시행한 연구[18]에서 전반적으로 디지털 인상이 더 편하였다고 답변하였다(Figure 15). 또한 같은 연구에서 처음으로 구강스캐너로 촬영을 경험해 본 위생사들을 대상으로 한 설문에서 디지털로 인상채득하는 것에 대한 긍정적인 답변이 많았다.

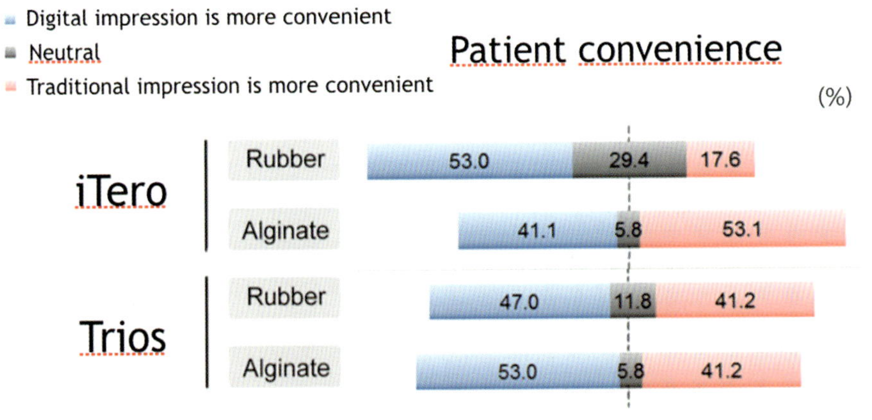

Figure 15. Patient convenience between intraoral scanners and rubber and alginate materials after experiencing scanning procedure.

따라서 향후 구강스캐너의 가격장벽이 낮아진다면, 곧 우리 진료실에서 일상적으로 사용될 날이 올 것이라 기대한다.

[참고문헌]

1. http://www.capture3d.com/3d-metrology-solutions/3d-scanners/atos-triple-scan.
2. Logozzo S, Franceschini G, Kilpelä A.n, Caponi M, Governi L, Blois L. A comparative analysis of intraoral 3D digital scanners for restorative dentistry. Int J Medical Tech 2008;5:1-18.
3. Normung DDIf. Accuracy (trueness and precision) of measurement methods and results – Part 1: General principles and definitions (ISO 5725-1:1994). Berlin: Beuth Verlang GmbH 1997.
4. Naidu D, Freer TJ. Validity, reliability, and reproducibility of the iOC intraoral scanner: a comparison of tooth widths and Bolton ratios. Am J Orthod Dentofacial Orthop 2013;144:304-310.
5. Bootvong K, Liu Z, McGrath C, Hagg U, Wong RW, Bendeus M et al. Virtual model analysis as an alternative approach to plaster model analysis: reliability and validity. Eur J Orthod 2010;32:589-595.
6. Sousa MV, Vasconcelos EC, Janson G, Garib D, Pinzan A. Accuracy and reproducibility of 3-dimensional digital model measurements. Am J Orthod Dentofacial Orthop 2012;142:269-273.
7. Persson AS, Oden A, Andersson M, Sandborgh-Englund G. Digitization of simulated clinical dental impressions: virtual three-dimensional analysis of exactness. Dent Mater 2009;25:929-936.
8. Ender A, Mehl A. Full arch scans: conventional versus digital impressions--an in-vitro study. Int J Comput Dent 2011;14:11-21.
9. Grunheid T, McCarthy SD, Larson BE. Clinical use of a direct chairside oral scanner: an assessment of accuracy, time, and patient acceptance. Am J Orthod Dentofacial Orthop 2014;146:673-682.
10. Ender A, Mehl A. Influence of scanning strategies on the accuracy of digital intraoral scanning systems. Int J Comput Dent 2013;16:11-21.
11. Anh JW, Park JM, Chun YS, Kim M, Kim M. A comparison of the precision of three-dimensional images acquired by 2 digital intraoral scanners: effects of tooth irregularity and scanning direction. Korean J Orthod 2016;46:3-12.
12. Muller P, Ender A, Joda T, Katsoulis J. Impact of digital intraoral scan strategies on the impression accuracy using the TRIOS Pod scanner. Quintessence Int 2016;47:343-349.
13. Zimmermann M, Mehl A, Mormann WH, Reich S. Intraoral scanning systems - a current overview. Int J Comput Dent 2015;18:101-129.

14. Nedelcu RG, Persson AS. Scanning accuracy and precision in 4 intraoral scanners: an in vitro comparison based on 3-dimensional analysis. J Prosthet Dent 2014;112:1461-1471.
15. Park TH. A comparison of digital impression with conventional impression. Korea: [Thesis], Seoul National University; 2014.
16. Jung YR, Park JM, Chun YS, Lee KN, Kim M. Accuracy of four different digital intraoral scanners: Effects of the presence of orthodontic brackets and wire. Int J Comput Dent 2016;In Press.
17. Kim JS, Park JM, Kim M, Heo SJ, Shin IH, Kim M. Comparison of experience curves between two 3-dimensional intraoral scanners. J Prosthet Dent 2016;In Press.
18. Lee SJ, Gallucci GO. Digital vs. conventional implant impressions: efficiency outcomes. Clin Oral Implants Res 2013;24:111-115.
19. Park HR, Park JM, Chun YS, Lee KN, Kim M. Changes in views on digital intraoral scanners among dental hygienists after training in digital impression taking. BMC Oral Health 2015;15:151.
20. Flugge TV, Schlager S, Nelson K, Nahles S, Metzger MC. Precision of intraoral digital dental impressions with iTero and extraoral digitization with the iTero and a model scanner. Am J Orthod Dentofacial Orthop 2013;144:471-478.
21. Normung DDIf. Accuracy (trueness and precision) of measurement methods and results – Part 1: General principles and definitions (ISO 5725-1:1994). Berlin: Beuth Verlag GmbH 1997.
22. Ender A, Mehl A. Accuracy of complete-arch dental impressions: a new method of measuring trueness and precision. J Prosthet Dent 2013;109:121-128.
23. Wiranto MG, Engelbrecht WP, Tutein Nolthenius HE, van der Meer WJ, Ren Y. Validity, reliability, and reproducibility of linear measurements on digital models obtained from intraoral and cone-beam computed tomography scans of alginate impressions. Am J Orthod Dentofacial Orthop 2013;143:140-147.
24. Patzelt SB, Emmanouilidi A, Stampf S, Strub JR, Att W. Accuracy of full-arch scans using intraoral scanners. Clin Oral Investig 2013.
25. Mehl A, Ender A, Mormann W, Attin T. Accuracy testing of a new intraoral 3D camera. Int J Comput Dent 2009;12:11-28.

03
CHAPTER

백색광 스캐너를 이용한 3차원 안면 연조직 영상의 새로운 트랜드

New trend of 3D facial soft tissue imaging using white structured light scanner

경희대학교 치과병원 교정과 **박기호**

1.렌더링

과거에는 교정 진단시 일반적으로 측모두부 방사선사진과 분석 프로그램을 이용하여 안면 연조직의 2차원 치료 시뮬레이션과 평가를 시행하였다. 그러나, 2차원 진단의 경우 정중선 이외의 변화는 거의 알 수 없었고 환자는 측모 뿐 아니라 정모의 변화에 관심이 많기 때문에 3차원 진단과 시뮬레이션이 필요하게 되었다.

3차원 데이터를 생성하는 방법을 이해하기 위해서는 렌더링이란 개념을 이해해야 한다. 렌더링은 카메라 위치점 정보 및 광원 정보 등으로부터 3차원 모델에 대해 3차원 시각화 과정을 거친 2차원 이미지를 만들어내는 과정이며 볼륨 렌더링과 표면 렌더링으로 나뉜다.

볼륨 렌더링은 CT, MRI 등 이산(離散)적으로 샘플링된 3차원 정보를 가시화하는 기술이며 현재 치과 영역에서는 이를 이용한 다양한 CBCT 뷰어 프로그램이 사용되고 있다(Figure 1). 3차원 물체의 내부 정보까지 표현하기 때문에 표면의 형태 변형이 어렵다는 특징을 가지고 있다. 안면 연조직을 분석하고자 할 때 연조직의 해상도가 높지 못하고 부가적으로 방사선에 노출되어야 하고 촬영에 시간이 오래 걸리며 컬러 이미지를 제공하지 못한다는

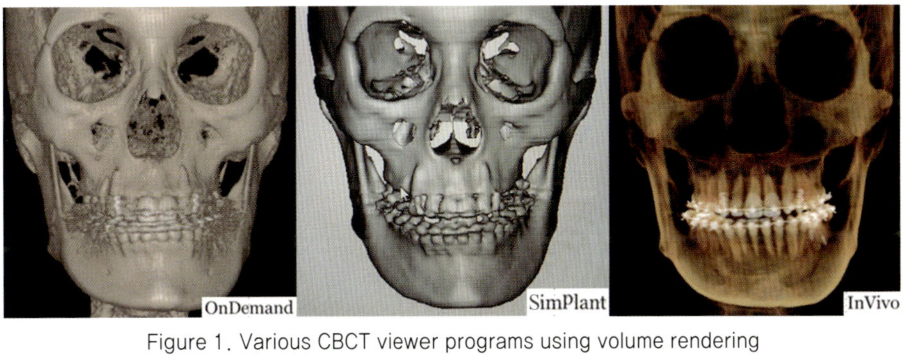

Figure 1. Various CBCT viewer programs using volume rendering

단점이 있다.[1] 표면 렌더링은 다각형(삼각형)의 집합으로 구성된 3차원 표면 형상 데이터에 재질 및 텍스처 정보를 추가해 구성한 3차원 데이터를 2차원 모니터에 시각화하여 표시하는 기술이며 3차원 물체의 표면만 표현하기 때문에 물체의 형태 변형이 쉽다(Figure 2). CBCT에 비해 높은 연조직 해상도를 보이며 방사선에 노출될 위험이 없고 컬러 이미지를 제공한다.[1]

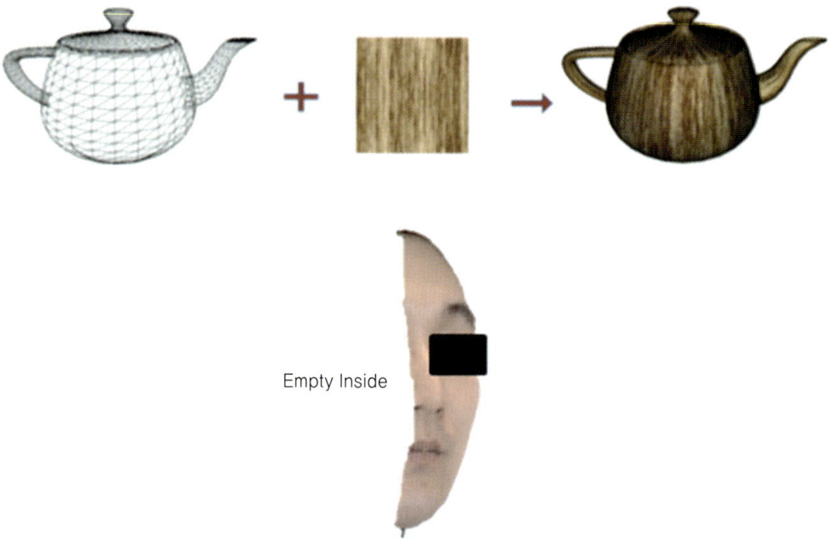

Figure 2. Surface Rendering

2. 3차원 스캐너[1]

표면 렌더링을 이용한 3차원 스캐너는 접촉식 스캐너와 비접촉식 스캐너로 나뉜다. 접촉식 스캐너는 높은 정밀도를 나타내지만 장비가 고가이고 시간이 많이 걸리며 연성 물질은 측정이 불가하고 측정 대상 크기 제한이 있다는 단점 때문에 치과 영역에서는 사용되지 않고 있다. 비접촉식 스캐너는 레이저 방식과 백색광 방식이 있으며 기본적으로 두 방식이 3차원 영상을 구성하는 방법은 동일하다. 레이저 방식은 피사체를 스캔하기 위해 레이저를 사용하고, 백색광 방식은 구조화된 백색광을 이용해 피사체를 촬영한다. 접촉식에 비해 빠른 측정이 가능하고 소형화가 가능하여 넓은 산업 분야에 활용되지만 접촉식에 비해 낮은 정밀도를 나타낸다.

포인트 레이저 방식의 스캔 시 넓은 면적의 물체를 스캔해야 할 경우, 촘촘하게 레이저를 투사하고 그때마다 카메라 영상을 취득하여 3차원 좌표 값을 계산하는데 너무 많은 스캔 시간이 소요되는 문제점이 발생하여 이 결점을 보완하기 위해 슬릿광을 이용한 레이저 스캐너를 사용하게 되었다.

예를 들어 대상물체를 256개의 슬릿평면으로 균등 분할하여 측정할 경우, 레이저 스캐너는 256장의 영상획득이 필요하며 초당 10프레임 카메라를 사용한다면 스캐닝 시간이 25.6초가 소요된다. 이처럼 긴 스캐닝 시간을 단축하기 위한 3차원 스캐너로서 백색광 스캐너가 생겨났으며, 공간부호화 기법을 통하여 8장의 영상획득으로 256개의 슬릿 평면을 만든다. 폭을 ½씩 줄여가면서 8가지의 패턴을 영사하고 영사된 8장의 취득영상에서 각각의 화소가 빛을 맞았는지(ON), 차단되었는지(OFF)를 순차적으로 따져서 몇 번째 슬릿 광인지 파악하여 해당하는 평면 방정식과 이미지 센서의 직선 방정식의 교점으로부터 좌표 값을 구한다. 이후 필터링과 배경 제거, 3차원 좌표 계산, 3각 메쉬화, 텍스쳐 좌표 생성, 3차원 자료구조 저장 과정을 거쳐 3차원 이미지 데이터가 최종적으로 얻어진다(Figure 3).

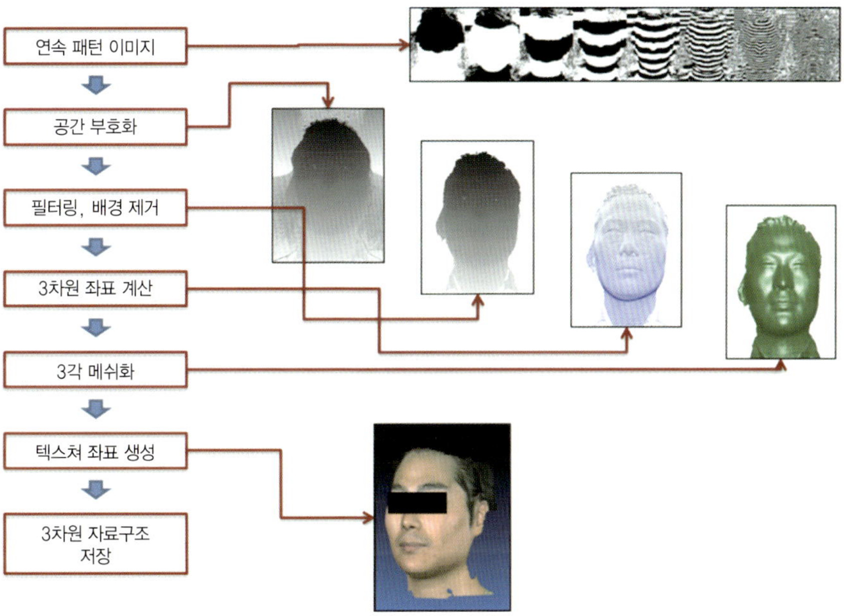

Figure 3. 3D image formation process

3. Morpheus 3D® 3D 스캔

현재 국내 기술로 만들어진 치과용 백색광 안면 스캐너로는 Morpheus 3D®가 있다. 촬영거리는 약 60~70cm로 환자의 정면, 좌측면, 우측면을 스캔한다(Figure 4). 이 때 피촬영자는 이마, 귀, 목이 보여야 하며 기기와 환자가 움직이지 않는 상태에서 촬영한다. 정면 촬영 시 피촬영자는 렌즈를 보도록 하며 측면 촬영 시 귀와 목이 촬영되어야 정상적인 데이터를 얻을 수 있다. 0.8초 동안 여러 개의 패턴을 순차적으로 투사하며, 256개의 슬릿평면에서 공간부호화 방식을 사용하여 획득한다.

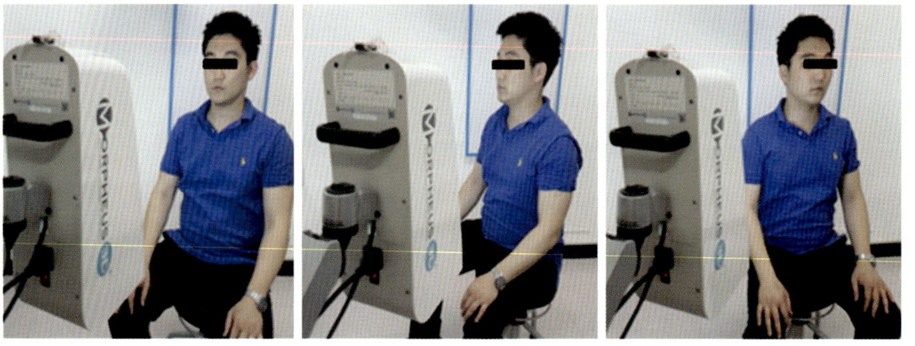

Figure 4. Morpheus 3D® 3D Scan - frontal/left side/right side scanning

촬영 시에는 Face maker를 실행시킨 후 Ready 버튼을 클릭하고, 디스플레이 화면에서 안면 위치를 확인한 후 Control 메뉴에서 얼굴 버튼을 클릭하여 촬영을 실행한다(Figure 5).

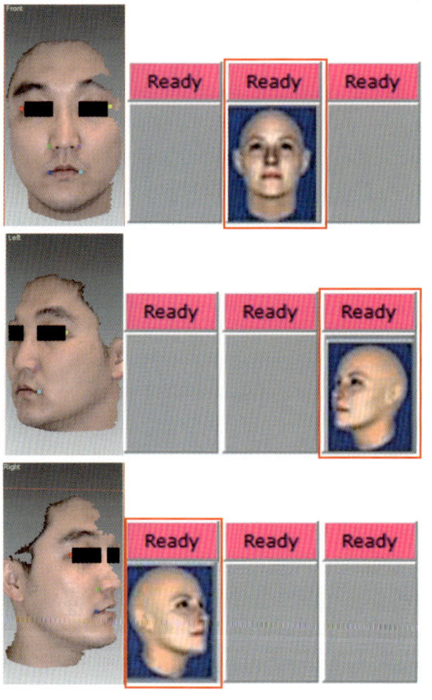

Figure 5. Morpheus 3D® 3DScan - frontal/left side/right side scanning

4.정합하기

세 방면에서 촬영한 영상은 정합 과정을 거치며 정합은 메뉴 표시줄의 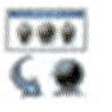 을 클릭하여 실행한다. 6개의 포인트를 지정하며(Figure 6), 포인트 주변의 geometry를 분석하여 프로그램 내에서 자동 정합된다(Figure 7). 정합의 원리는 Figure 8과 같다.

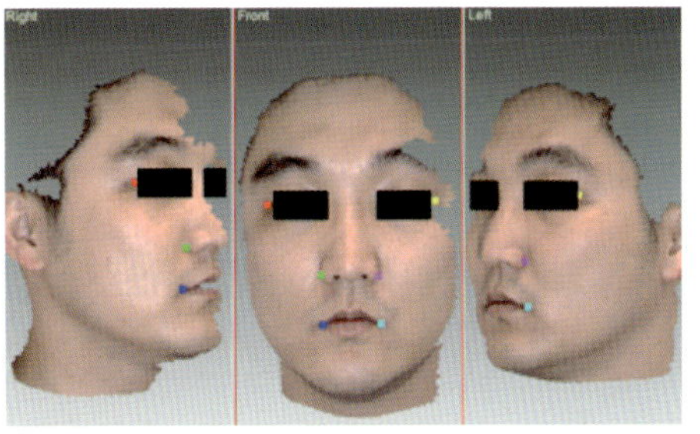

Figure 6. Morpheus 3D® 3DScan - Merging

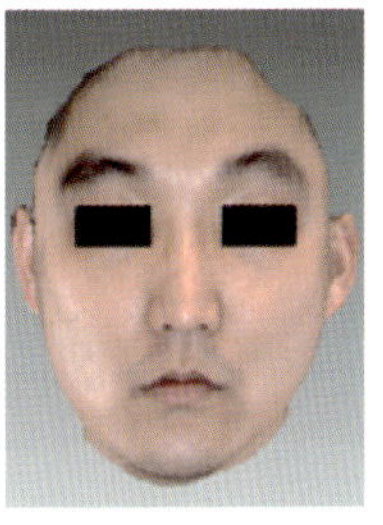

Figure 7. Morpheus 3D® 3DScan - Image result

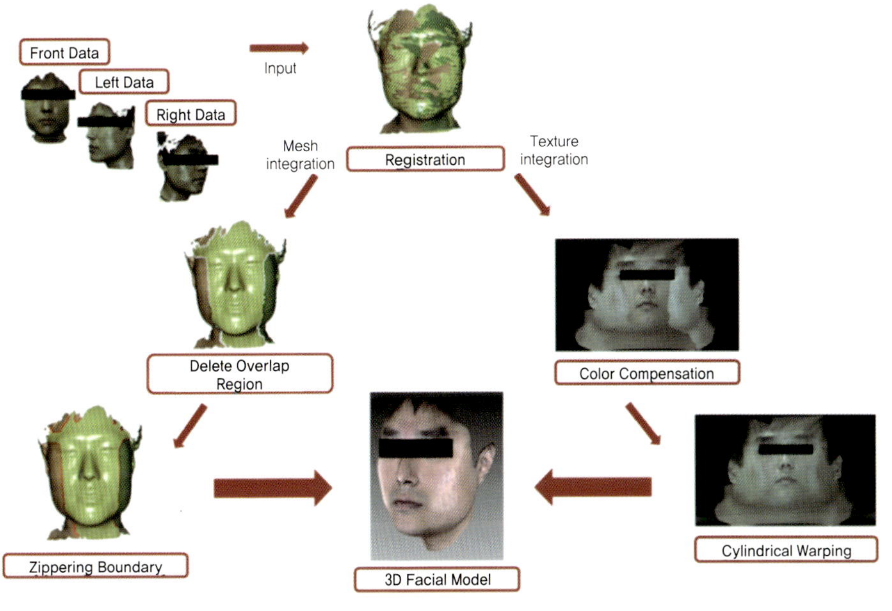

Figure 8. Registration process

5. 환자 정보 관리

Morpheus 3D Dental Solution(MDS)은 측모두부방사선사진, 정모두부방사선사진, 구내사진, 안면사진, 석고 모형 사진과 3D스캐너를 통해 획득한 환자의 3차원 안면 데이터 등을 저장 관리하고, 교정 치료 및 악교정 수술을 시뮬레이션 해볼 수 있는 프로그램이다(Figure 9).

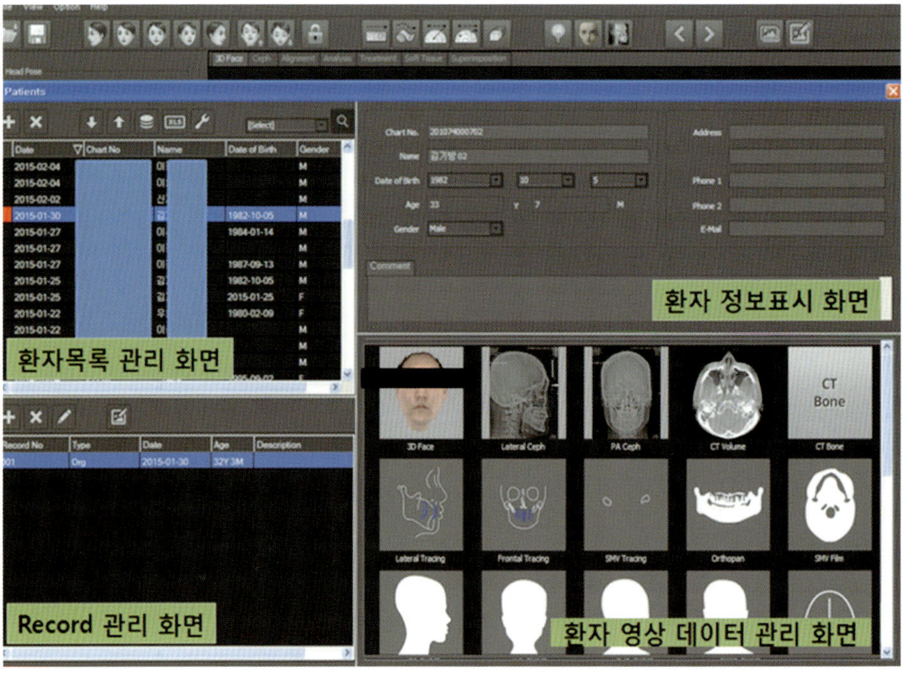

Figure 9. Patient data management

6. 환자의 3D 이미지 구현

1) 3D Landmark Auto-detection

MDS에는 3차원 기준점 auto-detection 기능이 있으며 interpupillary line 수직이등분선을 기준으로 profile line과 3차원 연조직 기준점을 auto-detection 해 준다(Figure 10).

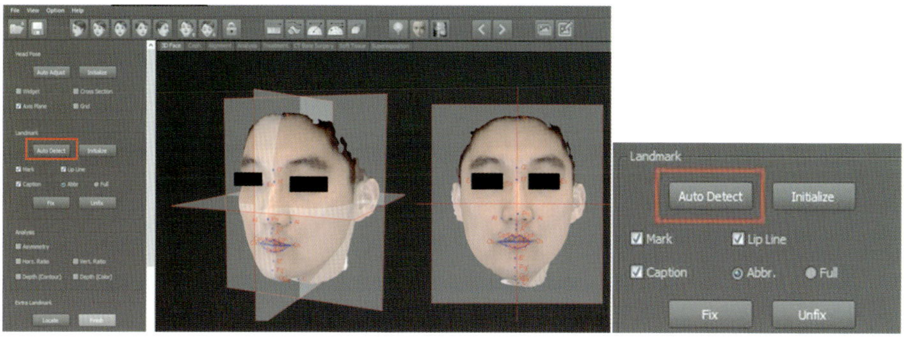

Figure 10. Auto detection of 3D reference point

2) Extra 3D Landmark

술자가 부가적인 기준점을 원하는 경우 이를 지정할 수 있으며 각 기준점에서 치료 전후의 3차원적인 변화를 정량적으로 평가할 수 있다(Figure 11).

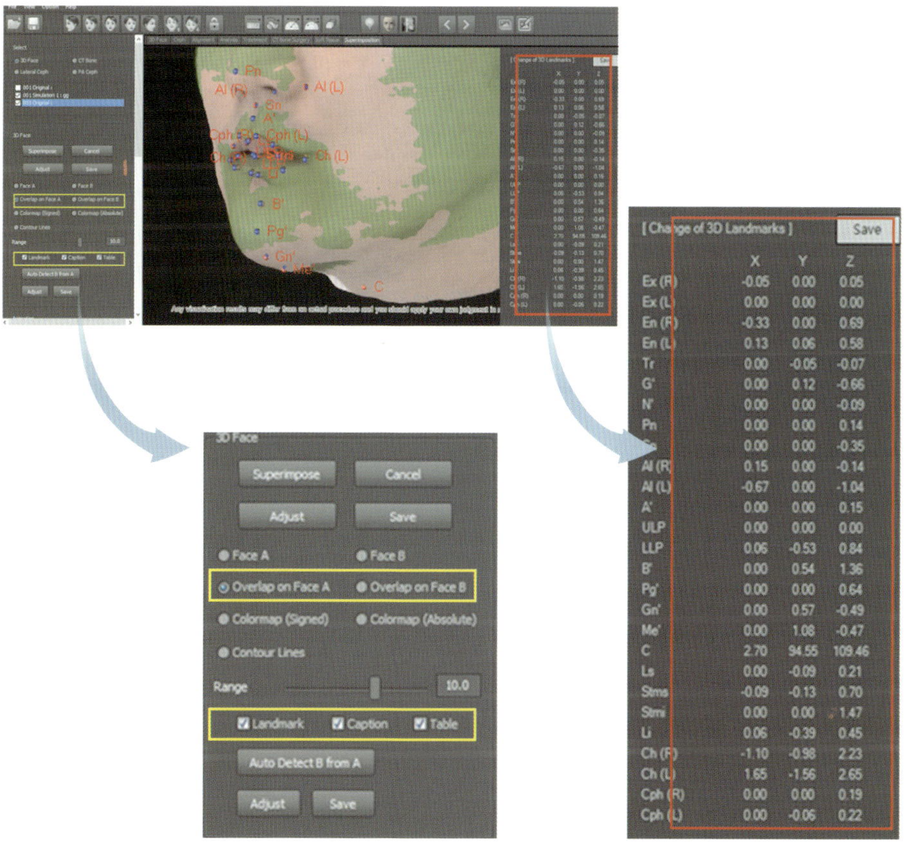

Figure 11. Additional reference point setting

7. 디지털 트레이싱 및 분석

Trace 버튼을 클릭하여 측모두부방사선사진과 정모두부방사선사진을 디지털 트레이싱 할 수 있으며 Downs, Ricketts, Steiner, McNamara, Jarabak, Tweed, Kim, Burstone 분석 등을 기본적으로 제공한다(Figure 12, 13). 만약 술자가 자신만의 분석법을 사용하고자 한다면 Analysis Wizard 기능을 사용하여 분석법을 만들 수 있다.

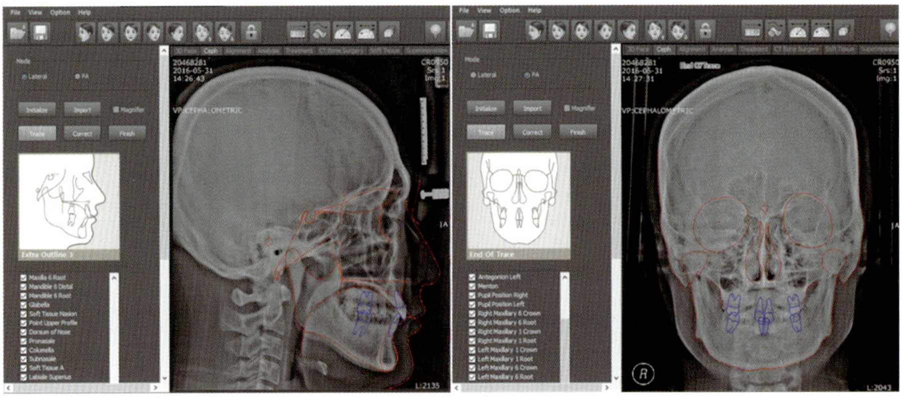

Figure 12. Digital tracing

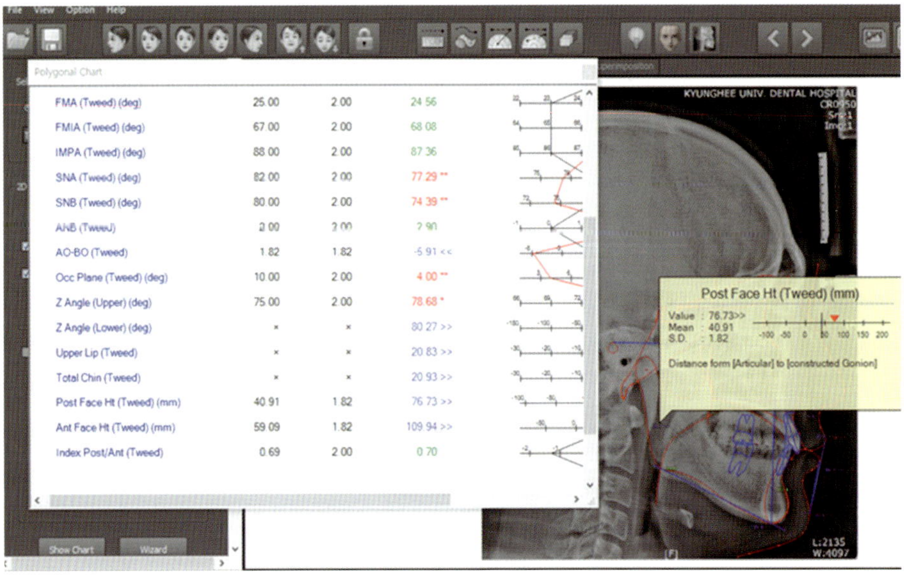

Figure 13. Digital tracing and analysis

8. 안면 데이터와 두부방사선 사진의 Aligning

코 끝에 하나의 reference point를 지정함으로써 3차원 안면 데이터와 측모두부방사선 사진을 aligning 할 수 있으며 크기, 각도, 위치를 조절하여 3차원 안면 데이터와 정모두부방사선 사진을 aligning 할 수 있다(Figure 14). 두부방사선 사진 영상의 연조직 코 끝 점에 노란색 가이드의 코 끝 점을 맞추고 붉은 점을 이용하여 각도를 조절한 후 Align 버튼을 클릭하면 영상이 정합된다. Fix Scale을 사용하지 않을 경우 코 끝 점과 턱 끝 점을 조절하여 영상의 각도 및 크기를 조절한다.

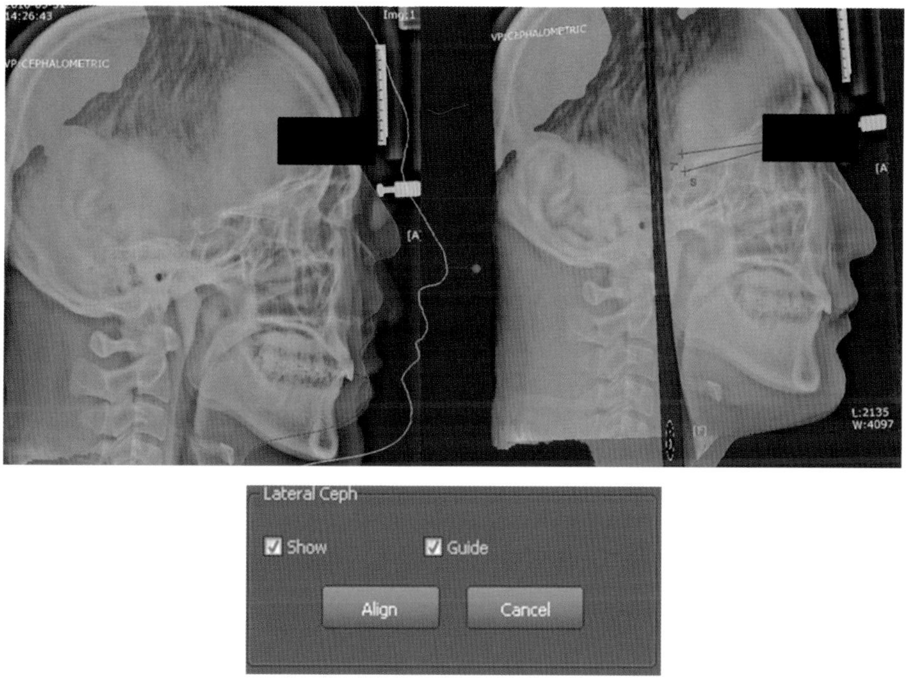

Figure 14. Aligning of 3D facial data and lateral and frontal cephalometric radiograph

9. 3차원 시뮬레이션

MDS는 교정 치료와 악교정 수술의 3차원 시뮬레이션 기능을 제공한다. 먼저 Surgical 항목에서 시뮬레이션할 부분을 선택하고 치료 계획에 따라 수평, 수직 이동량을 입력한 후 Apply 버튼을 클릭하여 시뮬레이션을 시행한다. 경조직 변화에 따른 연조직 변화가 동시에 나타나며, 히스토리에 기록된다. 경조직의 변화에 따른 연조직의 변화 정도는 치료 방법과 환자의 특성에 따라서 달라지기 때문에 특정한 비율이 정해져 있는 것이 아니라 사용자가 원하는 값을 설정하여 사용할 수 있다. 프로그램 설치시 이 비율의 초기(default) 값은 0.7로 설정되어 있다(Figure 15).

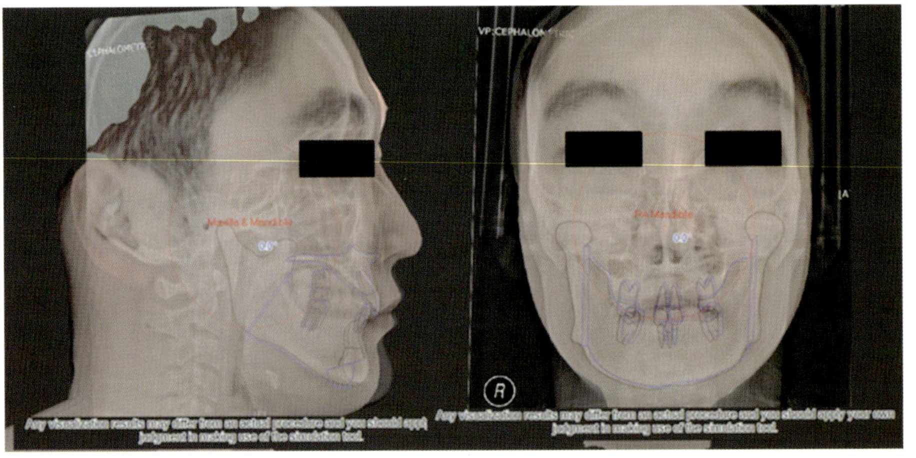

Figure 15. 3D simulation of orthodontic treatment and orthognathic surgery

10. 치료 전후 이미지의 중첩

Morpheus 3D®는 치료 전후의 변화된 3차원 안면 스캔 이미지의 중첩 기능을 제공한다. 비교 창, 애니메이션, 색깔 및 등고선 차이의 오버랩을 통해 치료 전후의 변화를 확인할 수 있다(Figure 16).

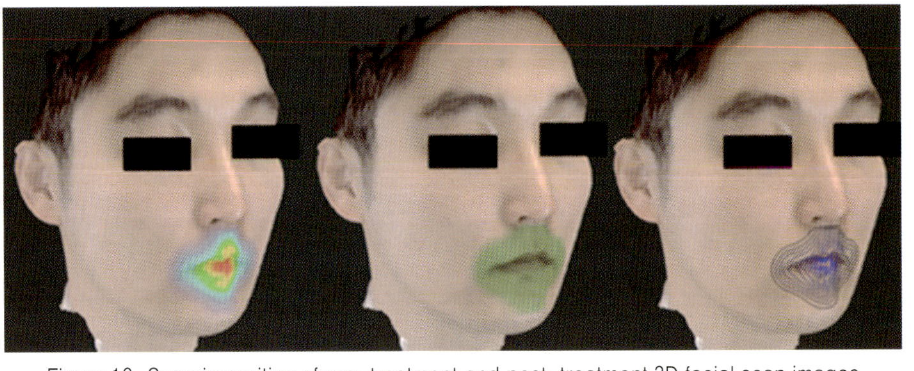

Figure 16. Superimposition of pre-treatment and post-treatment 3D facial scan images

연조직 변화는 컬러코드로도 표현이 가능하다(Figure 17,18). 녹색을 기준으로 파란색으로 갈수록 술후 영상이 내측에 있는 것을 의미한다.

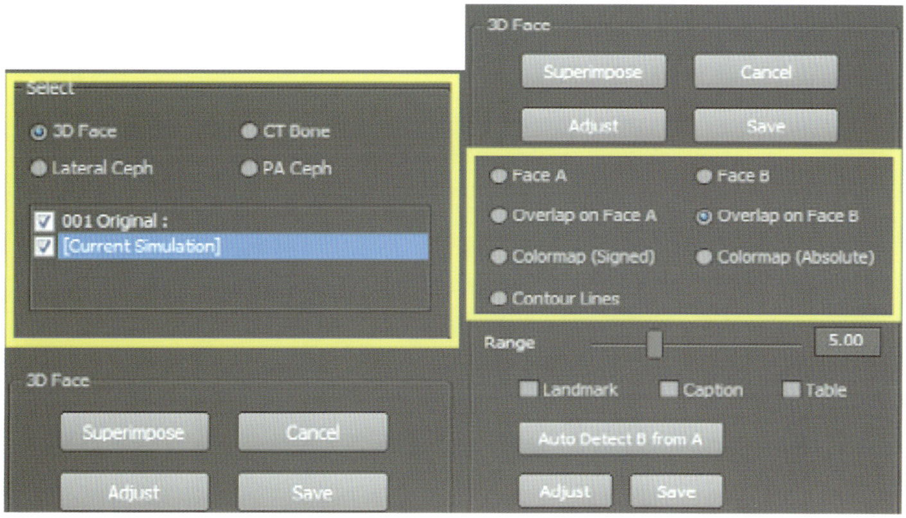

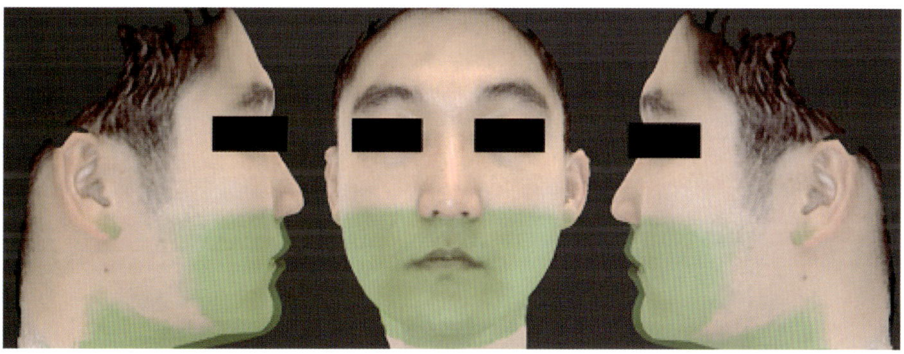

Figure 17. Perioperative soft tissue changes indicated by the color change

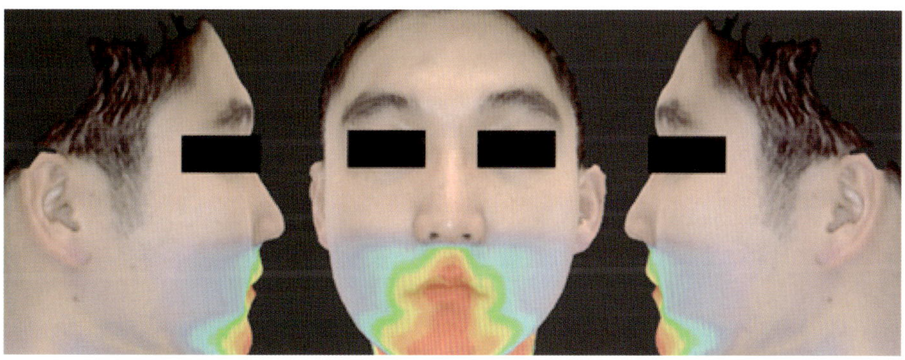

Figure 18. Perioperative soft tissue changes indicated by the color code

중첩 영상을 삼차원 좌표계 상에 정렬하면 술전과 술후 연조직 계측점의 삼차원적인 변화를 계측할 수 있다(Figure 19).

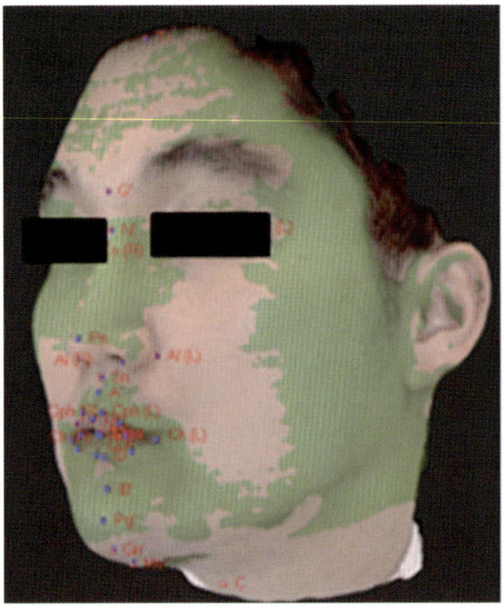

	X	Y	Z
Ex (R)	-0.05	0.00	0.05
Ex (L)	0.00	0.00	0.00
En (R)	-0.33	0.00	0.69
En (L)	0.13	0.06	0.58
Tr	0.00	-0.05	-0.07
G'	0.00	0.12	-0.66
N'	0.00	0.00	-0.09
Pn	0.00	0.00	0.14
Sn	0.00	0.00	-0.35
Al (R)	0.15	0.00	-0.14
Al (L)	-0.67	0.00	-1.04
A'	0.00	0.00	0.15
ULP	0.00	0.00	0.00
LLP	0.06	-0.53	0.84
B'	0.00	0.54	1.36
Pg'	0.00	0.00	0.64
Gn'	0.00	0.57	-0.49
Me'	0.00	1.08	-0.47
C	2.70	94.55	109.4
Ls	0.00	-0.09	0.21
Stms	-0.09	-0.13	0.70
Stmi	0.00	0.00	1.47
Li	0.06	-0.39	0.45
Ch (R)	-1.10	-0.98	2.23
Ch (L)	1.65	-1.56	2.65
Cph (R)	0.00	0.00	0.19
Cph (L)	0.00	-0.06	0.22

Figure 19. 3D changes in soft tissue points after treatment

11. 안면스캔 영상과 CBCT영상의 중첩

교정 진단시 환자에게 안면 연조직의 영상을 설명하고자 할 때 CBCT는 컬러 영상을 제공하지 못하고 해상도가 좋지 않다는 큰 단점이 있다. 따라서, CBCT 뷰어 프로그램들은 이를 개선하기 위한 다양한 기능을 제공하고 있다. OnDemand나 Invivo 프로그램은 2차원 정면 얼굴 사진을 CBCT 데이터에 늘여서(wrapping) 중첩하는 기능을 제공한다. 이 과정에서 데이터 왜곡이 있을 수 있기 때문에 환자 상담용으로는 사용이 가능하지만 안면 사진 데이터를 연구용으로 사용하기는 어려운 한계점이 있다. Dolphin과 Planmeca 프로그램은 3차원 안면 스캔 데이터와 CBCT 데이터를 중첩하는 기능을 제공하기 때문에 환자 상담용 뿐 아니라 치료 전후의 비교를 위한 연구용으로 사용 가능하다는 장점이 있다. 그러나, Dolphin의 경우 CBCT 뿐 아니라 스캐너를 따로 구비하기 위한 비용이 상당히 고가여서 이런 기능들이 대중화되기는 어려운 상황이다. Morpheus 3D®는 원래 2차원 측모두부방사선사진과 3차원 안면 스캔데이터를 중첩하는 기능을 제공하는데, 최근 CBCT 데이터와 3차원 안면 스캔데이터를 중첩하는 기술을 개발하여 제공하고 있으며(Figure 20) 스캐너가 제공되기 때문에 비용면에서 유리한 측면이 있다.

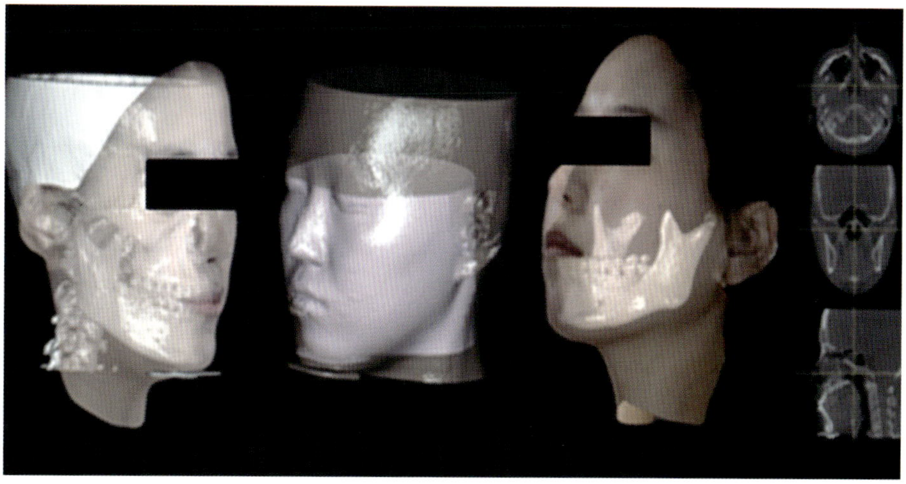

Figure 20. Superimposition of CBCT scan data and 3D facial data

12. 안면 스캔을 이용한 최신 연구들

김 등은 백색광 안면스캐너의 정확도를 측정하기 위해 자원자에게 21개의 계측점을 찍고 백색광 안면스캐너로 촬영하여 직접 계측치와 스캔 영상의 계측치를 비교하였으며 대부분에서 1mm 이내의 차이를 나타낸다고 하였다.[2]

안 등은 측모두부방사선사진과 백색광 안면스캐너를 이용하여 네 개의 제1소구치 발치 교정 치료 후의 입술 주위 연조직의 3차원적인 변화를 연구하였으며 상순은 후하방, 하순은 후상방으로 이동하였고 가장 변화가 큰 부분은 입술의 두드러진 부분(greatest bulge area)이었다.[3]

김 등은 측모두부방사선사진과 백색광 안면스캐너를 이용하여 III급 부정교합자의 하악편악 후퇴수술 후의 경조직의 2차원적 변화와 연조직의 3차원적 변화를 연구하였으며 하악 후퇴수술 후 후퇴량이 많고, 단안모이며, 이부성형술을 시행한 경우 상순의 길이가 증가하고 하순의 길이가 감소한다고 하였다.[4]

김 등은 측모두부방사선사진과 백색광 안면스캐너를 이용하여 최소 술전교정과 하악편악 후퇴수술 후 경조직의 2차원적 변화와 연조직의 3차원적 변화를 평가하였다. 하악 경조직이 상방으로 이동하는 것과는 달리 연조직 기준점들은 술후 6개월까지 점진적으로 하방 이동하였고 수술 후 교정치료 기간 동안 하악의 전상방 재발과 함께 하순 및 턱 연조직의 돌출이 관찰되었다.[5]

백 등은 측모두부방사선사진과 레이저스캐너 Vivid 900(Minolta, Tokyo, Japan)을 이용하여 III급 부정교합자의 양악수술 전후의 경조직의 2차원적 변화와 연조직의 3차원적 변화를 연구하였다. 그는 안면 중심부의 변화가 안면 측방부의 변화보다 더 컸으며 상악골 전

진과 하악골 후퇴 후 연조직이 늘어져 ULP와 Ch 사이의 거리가 증가한다고 하였다.[6]

김 등은 2차원 측모두부방사선사진, 정모두부방사선사진, 백색광 안면스캐너(Morpheus 3D; Morpheus Co, Gyeonggi, Korea)를 이용하여 III급 부정교합자의 양악수술 후 입술과 횡적 교합평면 기울기 변화의 연관성에 대해 연구하였으며 양악수술 후 입술 기울기의 변화량은 상악 구치 교합평면 기울기보다 상악 전치 교합평면 기울기와 더 큰 연관성을 보인다고 하였다.[7]

고 등은 CBCT와 백색광 안면스캐너를 이용하여 안면비대칭이 있는 III급 부정교합자의 양악수술 후 입술 기울기 변화에 대해 연구하였으며 양악수술 후 상악 치아의 수직적 변화량과 하악 후퇴량이 구각부의 수직적 위치 변화량의 확실한 예측변수로 사용될 수 있다고 하였다.[8]

T.J.J. Maal 등은 CBCT(i-CATTM, Imaging Sciences International, Inc., Hatfield, USA)와 3차원 stereophotogrammetry(3dMD Cranial™ System, 3dMD LLC, Atlanta, USA)를 이용하여 하악 전진수술(mandibular advancement) 1년 후의 경조직, 연조직의 3차원적 변화를 연구하였으며 하악 전진량과 경조직의 볼륨변화 사이에는 상관 관계가 있으나 하악 전진량과 연조직 사이에는 상관 관계가 약하다고 하였다.[9]

김 등은 백색광 안면스캐너를 이용하여 순측 교정용 브라켓 제거 전후 입술 주변 연조직 변화를 평가하였다. 브라켓 제거 전후의 2개의 영상을 중첩하여 15개의 연조직 기준점을 분석하였다. x축(좌우), y축(수직)에서의 유의미한 변화는 없었으나 구강 교련(oral commissure)과 하순의 기준점들이 z축(전후방)에서 통계학적으로 유의미한 차이를 나타내었다. 성별 및 입술 두께에 따라서는 대부분의 기준점들의 위치에서 유의미한 차이가 없었다.[10]

수 년 전까지만 해도 교정이나 악교정 수술 전후의 연조직, 경조직의 변화를 평가하기 위해 2차원 측모두부방사선사진을 많이 사용해 왔기 때문에 정중선의 연조직 변화만을 평가할 수 있었다. 앞서 언급했듯이 최근 들어서는 CBCT, 안면스캐너를 이용하여 치료 전후의 연조직 경조직의 3차원적 변화를 평가한 연구들이 많이 시행되고 있다. 아직은 기술적으로 개선되어야 할 부분들이 많이 있지만 향후 교정 진단 및 치료, 평가에 있어서 3차원 안면 스캔 연조직 영상은 더욱 대중화되고 발전될 것으로 판단된다.

[참고문헌]

1. Park KH. 3D facial soft tissue imaging in orthodontic diagnosis. Korean ClinJ Orthod 2015 Aug;5(4):168-77.
2. Kim SH, Jung WY, Seo YJ, Kim KA, Park KH, Park YG. Accuracy and precision of integumental linear dimensions in a three-dimensional facial imaging system. Korean J Orthod 2015 May;45(3):105-12.
3. Ahn HW, Chang YJ, Kim KA, Joo SH, Park YG, Park KH. Measurement of three-dimensional perioral soft tissue changes in dentoalveolar protrusion patients after orthodontic treatment using a structured light scanner. Angle Orthod 2014 Sep;84(5):795-802.
4. Kim MJ, Lee DY, Lim YK, Baek SH. Three-dimensionalevaluation of soft tissue changes after mandibular setbacksurgery in class III malocclusion patients according to extentof mandibular setback, vertical skeletal pattern, andgenioplasty. Oral Surg Oral Med Oral Pathol Oral RadiolEndod 2010;109:e20-e32.
5. Kim YK, Moon SW, Yun PY, Lee YS, Larson BE, Lee NK. Evaluation of Soft Tissue Changes Around the Lips After Mandibular Setback Surgery With Minimal Orthodontics Using Three-Dimensional Stereophotogrammetry. J Oral Maxillofac Surg 2016;74:1044-54.
6. Baik HS, Kim SY. Facial soft-tissue changes in skeletal Class III orthognathic surgery patients analyzed with 3-dimensional laser scanning. Am J Orthod Dentofacial Orthop 2010;138:167-78.
7. Kim SJ, Choi JY, Baek SH. Evaluation of canting correction of the maxillary transverse occlusal plane and change of the lip canting in Class III two-jaw orthognathic surgery. Angle Orthod 2012;82:1092-7.
8. Ko JM, Choi JY, Baek SH. Evaluation of Lip Cant Change by 2-Jaw Surgery in Class III Asymmetry Cases Using Three-Dimensional Facial Scan in Conjunction With Computed Tomographic Images. J Craniofac Surg 2015;26:e283-8.
9. Maal TJJ, de Koning MJJ, Plooij JM, Verhamme LM, Rangel FA, Bergé SJ, Borstlap WA. One year postoperative hard and soft tissue volumetric changes after a BSSO mandibular advancement. Int J Oral Maxillofac Surg 2012;41:1137-45.
10. Kim YK, Lee NK, Moon SW, Jang MJ, Kim HS, Yun PY. Evaluation of soft tissue changes around the lips after bracket debonding using three-dimensional stereophotogrammetry. Angle Orthod 2015;85:833-40.

04
CHAPTER

3-D image registration의 기초와 치과교정학에서의 응용

Fundamentals and Application of 3-D image registration in orthodontics: focusing on CBCT superimposition

웃는내일치과 **최정호**

Introduction

"Image registration"이란 어떤 영상을 구성하는 점들을 다른 영상의 점들과 대응시키고 정렬하는 것으로, 서로 다른 둘 이상의 영상을 하나의 공유된 좌표계로 변환시키는 과정을 의미한다. 교정의사에게는 다소 생소한 용어로 들릴 수 있으나, 임상에서 자주 시행하는 친숙한 과정인 cephalometric superimposition이 image registration의 좋은 예라고 할 수 있다.

최근에는 교정 진단 및 치료계획 수립, 치료 결과의 평가 등에서 이용하는 영상자료로 cephalogram이나 orthopantomogram 등 전통적인 2차원 방사선사진들 뿐 아니라, medical CT (Computed Tomography), CBCT(Cone Beam Computed Tomography), MRI(Magnetic Resonance Imaging) 등의 3차원 디지털 영상을 활용하고 있다. 인상 채득과 석고 모형 제작은 구강내 3차원 스캐너를 활용한 digital impression이 대체해가고 있으며, 임상 사진도 3차원 스캔 영상 이용이 늘어가고 있는 추세이다. 치과교정학에서 이용되는 이런 다양한 진단 영상간 혹은 시간 차를 두고 촬영한 영상들의 image registration은 단일 영상자료만 이용하는 것 보다 더 훌륭한 진단 정보를 제공하고, 치료 결과의 정확한 평가 및 파악이 가능할 뿐 아니라 과거에는 알 수 없던 새로운 정보를 보여주기도 한다.

본 chapter는 교정학과 치의학 분야에서 이용되는 3차원 의료 영상들의 image registration 방법들을 소개하는 전반부와, 실제로 이를 활용한 임상 교정 증례와 연구 논문들로 구성된 후반부로 나뉘어 있다.

Medical Image Registration: At a glance

전반부에서는 의료 분야에서 이용하는 image registration 방법들의 원론적인 개념과 배경이 되는 내용에 대해 서술하고자 한다. 다만 image registration의 기술적인 부분을 모두 소개하는 것은 분량도 방대하고 교정의사가 주 대상인 이 책의 범주를 벗어나게 되므로, 분류와 함께 간략한 이해 중심으로 가급적 치과교정학 분야의 예를 들면서 소개하고자 한다.

1. 용어의 정의

앞서 기술한대로 "image registration"은 둘 이상의 영상을 서로 대응시키고 그에 따라 정렬하는 과정을 의미한다. 간혹 이를 "image fusion", "image matching" 또는 "image warping" 등의 용어와 혼용하여 사용하기도 하는데, 명확한 의미의 전달을 위해서는 가급적 각각의 의미에 맞는 용어를 사용하는 것이 필요하겠다. "Image fusion"이란 둘 이상의 영상을 하나로 합치는 과정을 지칭하는 용어이다. "Image matching"은 영상을 정렬하는 과정은 없이, 주어진 영상들의 구조물들을 서로 대응시키는 과정을 뜻한다. "Image warping"은 주어진 디지털 영상을 기하학적으로 변형시키는 과정을 의미한다.

Image registration은 둘 이상의 영상을 이용하는데, 이 중에서 변하지 않고 기준이 되는 하나의 영상을 "fixed image", "source image", 또는 "reference image"라 한다. 이를 기준으로, 변환을 통해 기준에 맞추게 되는 다른 영상(들)을 "moving image", "target image", "sensed image" 혹은 "subject image"라 한다. 즉, image registration은 "sensed image"를 변환시켜 기준인 "reference image"에 맞추는 것이다[1].

2. 정확한 Image registration의 중요성

서론에서 이야기한 바와 같이, 치과교정학 분야 뿐만 아니라 전반적인 의료 분야에서 이용하는 영상의 성격이 필름 영상에서 디지털로 바뀌었으며, 2차원 영상 이외에도 3차원 혹은 4차원(시간 요소가 포함된) 영상을 널리 이용하게 되었다. 이런 최신의 영상기법들은 과거 필름 영상보다 다양하고 정확한 정보를 제공한다. 또한,단일 영상만으로도 중요한 진단학적인 의미가 있지만 함께 registration해 볼 때 더 귀중한 정보를 보여준다. SPECT(Single-Photon Emission Computed Tomography) 혹은 PET(Positron Emission Tomography)와 같은 기능성 영상에서 종양을 진단하고, CT 또는 MRI영상과 registration하여 주변 해부학적 구조물에 대한 상대적인 정확한 위치까지 파악하는 것은 registration 활용의 좋은 예이다(Figure 1). CBCT 영상의 안면 골격과 구강내 스캐너에서 얻은 3차원 치열 모형을 registration하여,치아의 해부학적 형태를 나타내기에 부족한 CBCT의 해상도를 보완하는 것은 치과교정학 분야에서 활용하는 3차원 registration의 좋은 예이다[2]. CBCT superimposition을 통해 하악과두 위치 변화를 평가하는 것은 다른 영상에서는 얻을 수 없는 훌륭한 정보이다[15].

따라서, 더 귀중한 정보를 얻기 위하여 주어진 의료 영상들을 종합하는 과정에서 registration의 정확도는 매우 중요하다. 또한 그 과정에서 술자의 노력은 최소화하면서 빠르게 결과를 얻을 수 있는 것이 필요하다고 할 수 있겠다.

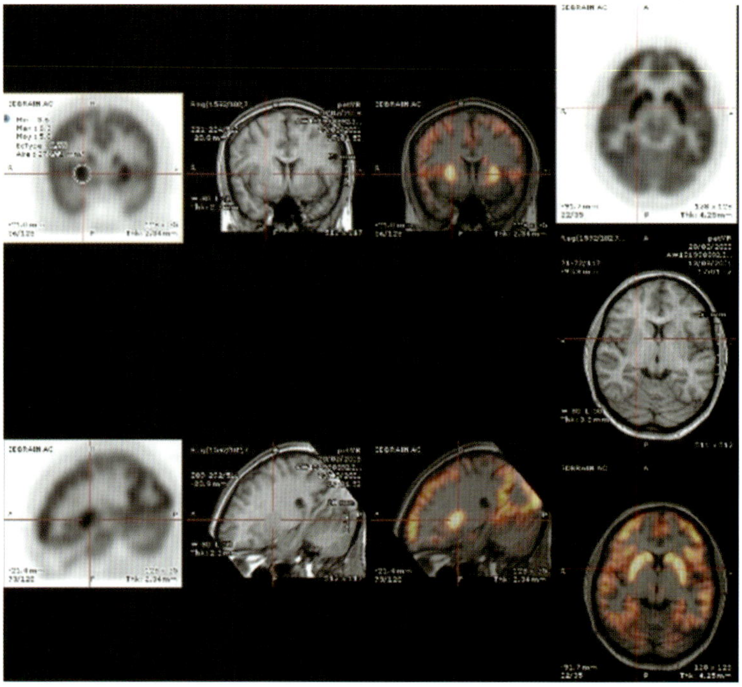

Figure 1.Registration of the brain PET-MRI images

3. Image registration의 대상

어떤 의료 영상이라도 registration의 대상이 될 수 있지만, 크게 두 종류의 영상군이 주로 image registration의 대상이 된다.

(1) 서로 다른 종류의 영상들 (multi-modality images)

예를 들면 CT + MRI 혹은 CT + PET 등의 영상 조합이다. MRI에서 T1과 T2는 다른 기법의 영상이므로 이 둘을 registration하는 것도 여기에 해당한다. 과거 3차원 영상이 널리 보급되기 이전에 biplanar cephalogram이나 coplanar cephalogram을 registration하여 악안면 부위의 3차원 정보를 얻고자 했던 연구들도 이 범주에 들어간다고 볼 수 있다[3,4]. 치과교정학에서 사용하는 최근의 영상기법 조합으로는 CBCT와 안면 3차원 스캔 영상의 registration을 예로 들 수 있다[5](Figure 2).

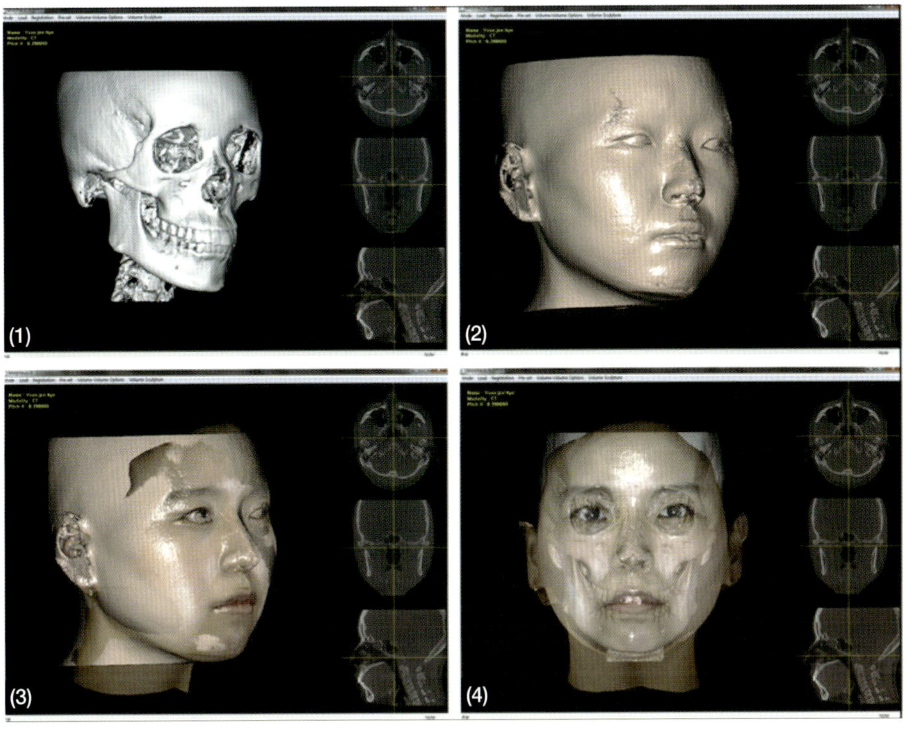

Figure 2. Automatic registration procedure of CBCT and 3D facial scans by the surface-based registration algorithm: (1) hard-tissue CBCT image; (2) skin surface is extracted by thresholding process; (3) 3-D facial scanned image is opened; (4) automatic registration of CBCT and 3-D facial scanned data. (from Nahm K-Y et al. Accurate registration of cone-beam computed tomography scans to 3-dimensional facial photographs. Am J Orthod Dentofacial Orthop 2014; 145: 256-64)

(2) 시간차이를 두고 촬영한 영상들 (time series images)

성장이나 치료 효과에 의한 변화를 관찰하기 위한 전통적인 cephalometric superimposition이 이에 해당한다. 시차를 두고 촬영한 영상의 registration은 그 시차의 간격에 따라 다음과 같이 세분하기도 한다.

- long time interval (예: monitoring of bone growth in children)
- medium interval (예: monitoring of tumor growth)
- short interval (예: post-operative monitoring of healing)
- ultra-short interval (예: observing the passing of injected bolus)

4. Registration algorithm의 분류

Image registration algorithm은 분류기준에 따라 다음과 같이 다양하게 나눌 수 있다.

(1) 술자와의 상호작용에 따른 분류 (자동화에 따른 분류)

registration 방법은 컴퓨터 자동화의 정도에 따라 manual, interactive, semi-automatic, automatic의 4가지 단계로 나뉘게 된다. 'Manual' 방식은 적절한 도구를 제공하여, 술자가 직접 영상을 맞춰보게 하는 방법이다. Vceph®(오스템임플란트, 대한민국)의 film superimposition이나 Photoshop®(Adobe Systems Inc, 미국)의 layer 기능을 이용하여 직접 cephalogram을 중첩하는 것 등이 이에 해당한다(Figure 3). 'Interactive' 방식은 사용자가 registration을 조정하도록 하지만 특정 중요 작업들은 자동화하여 사용자 편견(bias)에 의한 영향을 줄이도록 한 방법이다. Invivo® 5.2(Anatomage, 미국)의 CBCT superimposition 기능은 술자가 4개의 대응되는 계측점을 중첩하려는 양측 영상에 입력하고, 이후 컴퓨터가 이를 이용하여 중첩하도록 한다(Figure 4). 추후 volume registration 이라는 자동화 방법을 추가로 이용할 수 있으나, 기본적으로 계측점 입력을 권장하는 점에서 interactive 방식의 한 예라 할 수 있다. 'Semi-automatic'은 대개의 registration 과정을 컴퓨터가 자동적으로 진행하지만 정확성에 대해 술자의 검증을 필요로 하는 방식이며, 'automatic'은 술자의 개입 없이 모든 과정이 자동으로 이루어지는 방식이다. OnDemand3D(Cybermed Inc, 대한민국)의 fusion module에 있는 superimposition기능(Figure 5)은 최소의 술자의 개입(초기 맞춤 혹은 중첩 기준부위 설정)후 자동으로 소프트웨어가 registration을 진행하는 점에서 semi-automatic혹은 automatic 방식이라고 할 수 있다.

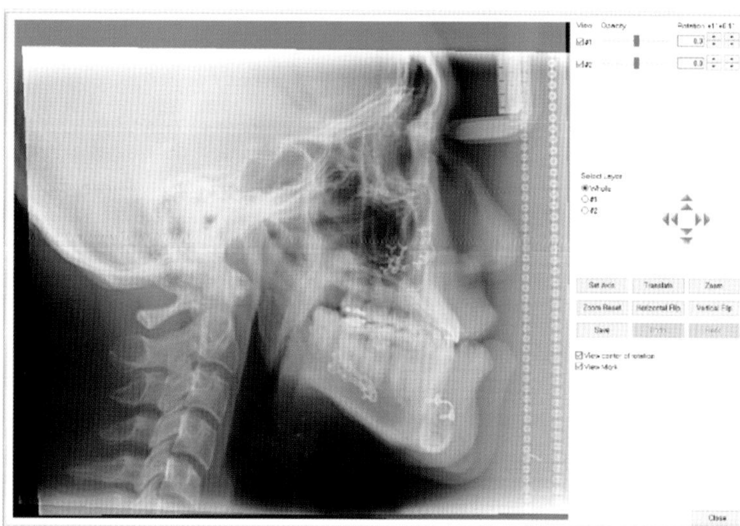

Figure 3. Film superimposition function in Vceph® 7.0. The registration is totally dependent on the user and is so-called manual registration.

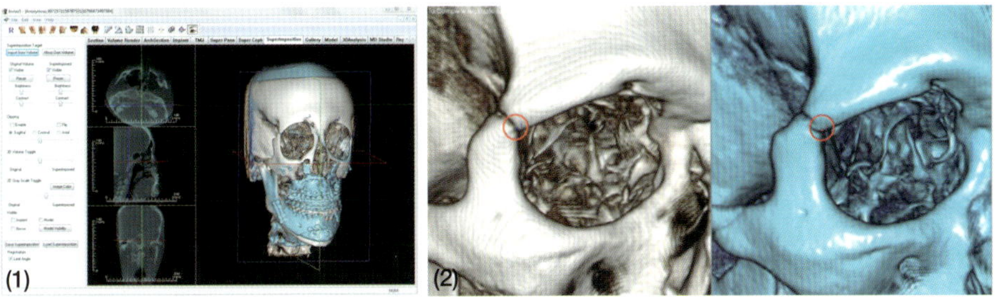

Figure 4. (1) Superimposition feature in Invivo®5. (2) A point has been added to both CBCT scans for superimposition. The program needs 4 reciprocal points for initial registration.

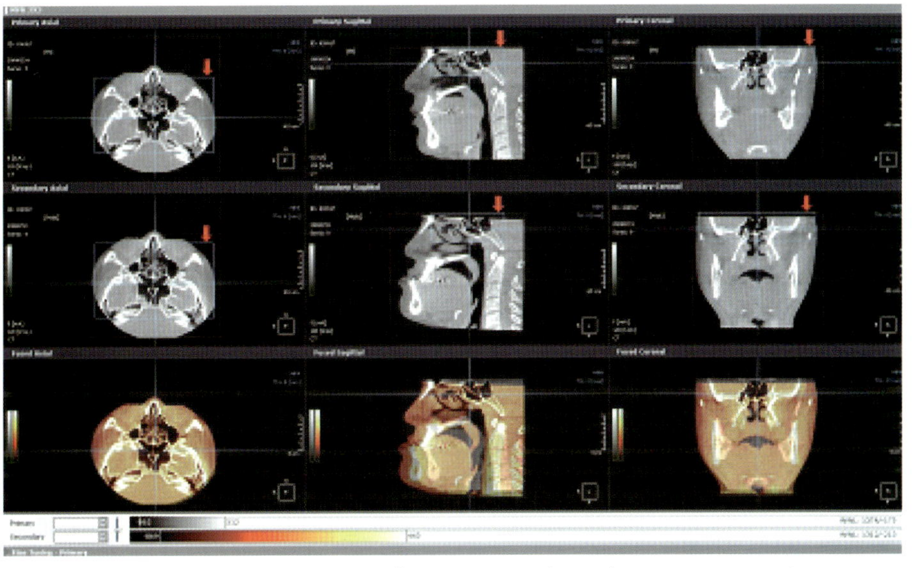

Figure 5. Fusion module in OnDemand3D®. It supports a (semi-)automatic registration between multimodal images.

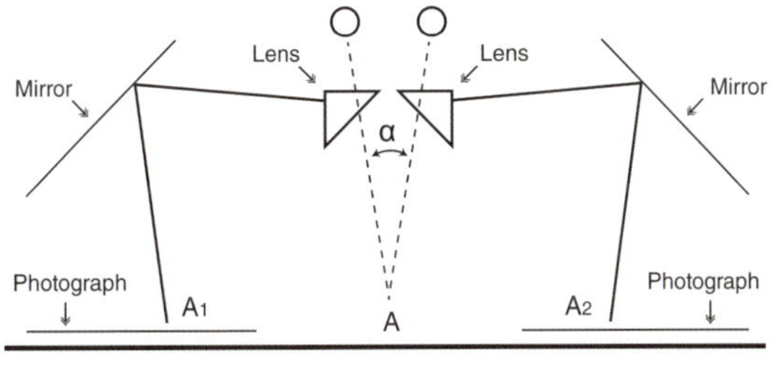

Figure 6. Mirror stereoscopes. This mirror stereoscope reflects the images being viewed through mirrors. The brain automatically associates the depth of the point A, with the parallactic angle α. The stereo model is thereby created beneath the eyepiece prisms.

(2) Registration 기준에 따른 분류

a. Image based vs Non-image based

Registration의 기준부위가 영상 내에 있으면 영상 기반(image based registration)이며, 영상에 기준을 두지 않고 고정된 좌표에서 촬영하도록 하는 등 외부에 그 기준을 두고 registration하는 경우는 영상외 기반(Non-image based registration)이라고 할 수 있다.

일반적으로 대부분의 medical image registration은 영상에 기반을 두고 하게 된다. 하지만, 고정된 2대의 카메라를 이용하여 스테레오 영상을 만들고, 특수 기구나 안경 착용을 통해 입체 영상으로 registration하여 보는 방법처럼 영상외적인 기준을 이용하는 경우도 있다(Figure 6).

영상 기반의 경우, extrinsic과 intrinsic의 두 가지로 크게 나누어 볼 수 있다.

b. Extrinsic vs Intrinsic

영상 내의 기준을 활용하여 registration하는 경우, 기준점이 환자에게서 유래한 것이면 intrinsic으로, 외부에서 유래한 것이면 extrinsic으로 분류한다.

Extrinsic registration의 기준이 되는 것은 stereotactic frame이나 bone screw와 같은 침습적인(invasive) 것과, 구강내 혹은 피부에 부착하는 표지(marker)와 같은 비침습적(non-invasive)인 것이 있다(Figure 7, 8). 외부 기준을 사용하는 경우 그 기준들에 맞추어 중첩하면 되므로 복잡한 알고리즘 없이 쉽고 빠르게 registration할 수 있다는 장점이 있다[6]. 단점으로는 영상 촬영 이전에 미리 외부 표지를 준비하여야 하고, 침습적인 방법을 사용해야 하는 경우가 많으며, 비침습적인 표지는 정확도가 떨어지는 경향이 있다는 점이 있다. Structural superimposition method의 기반이 되는 Bjork와 Skiller의 implant study는 침습적인 표지를 이용한 extrinsic registration의 대표적인 경우이다[7]. 안면 사진과 CBCT 영상의 정확한 registration을 위해 피부 표지(skin marker)를 부착하고 촬영하는 것은 비침습적인 표지 이용의 extrinsic registration이다(Figure 8).

환자의 영상 자체에서 기준을 얻는 intrinsic registration은 외부 표지의 준비가 필요없고, 침습적인 시술이 별도로 필요하지 않다는 장점이 있으나, 상대적으로 복잡한 알고리즘의 registration 방법이 필요한 경우가 많다. Intrinsic registration은 기준으로 이용하는 영상 정보의 성격에 따라 intensity based와 feature based로 나누어 볼 수 있다.

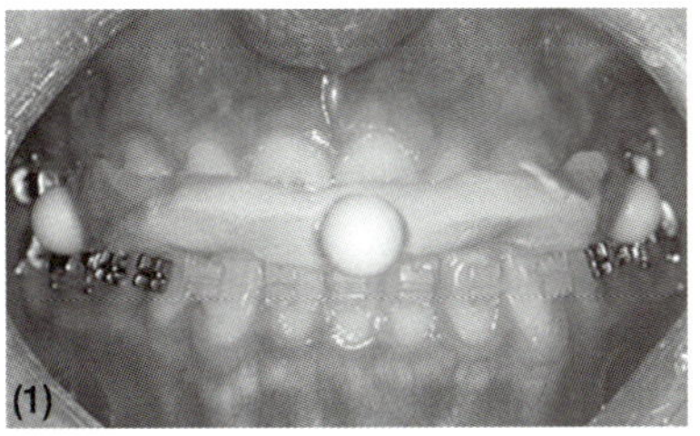

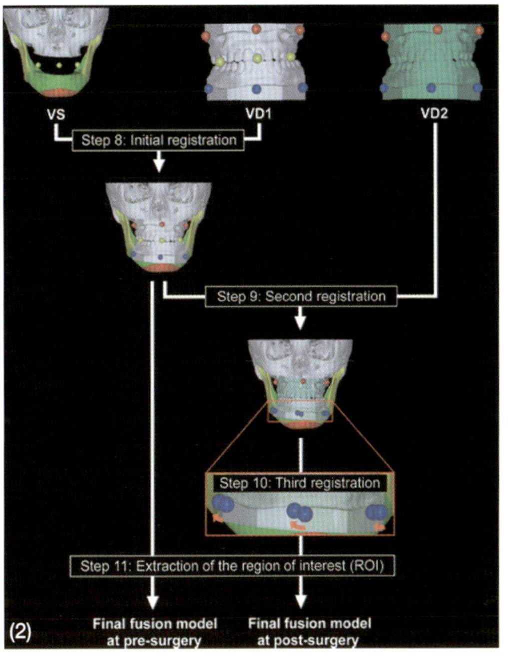

Figure 7.
(1) Reference splint: 3 ceramic balls attached to splint and used as fiducial markers for (2) the Registration of 3D CT and dentition images (from Uechi J et al. A novel method for the 3-dimensional simulation of orthognathic surgery by using a multimodal image-fusion technique. Am J Orthod Dentofacial Orthop 2006; 130: 786-98).

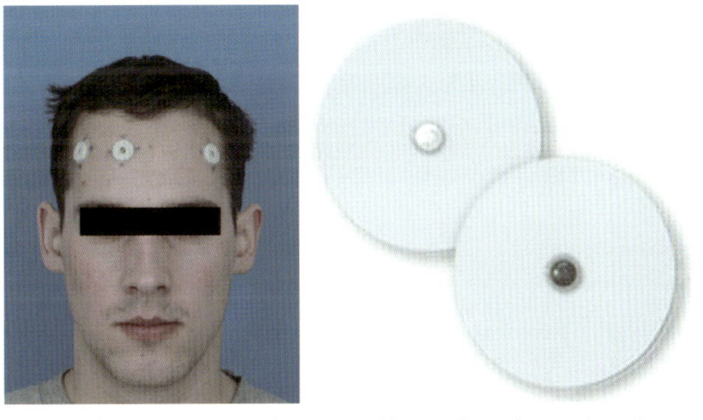

Figure 8. Adhesive radiopaque skin markers for registration.

c. Intensity based vs feature based

Intensity based registration은 영상을 구성하는 voxel의 농도수치(intensity) 유형이나 그 통계를 비교함으로써, 기준 영역간의 차이를 최소화하도록 하여 적절한 registration을 찾는 방법이다. 반면 feature based registration은 영상에서 계측점, 선, 면 등 특징점들을 찾아, 이들 간의 상호관계를 통해 registration하는 방법이다.

Cephalometric superimposition에서 S point를 기준으로 SN line에 중첩하는 것은 feature based registration인 것이다. CBCT superimposition 방법에서 두 영상에 동일한 계측점을 입력하고 대응시켜 중첩하는 것은 feature based registration(Figure

4)이며, 기준영역내의 voxel 농도수치로 mutual information을 계산하여 가장 잘 맞는 위치를 찾아내는 방법은 intensity based registration의 예라 할 수 있겠다(Figure 5, 13).

(3) 변환(transformation)의 성격에 따른 분류

"Sensed image"를 "Reference image"에 맞추기 위해 변환하는 방법에 따라 image registration을 구분하기도 한다.

강체 변환(Rigid transformation)은 sensed image의 rotation과 translation만을 허용하는 변환이다. 즉, 영상의 형태를 그대로 유지한 채 회전과 평행이동만으로 source image에 맞추도록 하는 것이다. 치과교정학에서 사용하는 대부분의 cephalometric superimposition이나 CBCT superimposition은 rigid transformation을 이용한다고 할 수 있다.

아핀변환(Affine transformation)은 rotation과 translation뿐 아니라 scaling(확대축소), shearing(전단 변환)까지 허용하는 변환이다(Figure 9). 두 장의 cephalogram이 다른 기기에서 촬영되어 확대율이 다른 경우, 두 영상의 배율을 같도록 보정해서 중첩하는 경우가 있는데 이는 아핀 변환의 예라고 할 수 있다.

탄성변환(Elastic transformation) 혹은 연식 변환(nonrigid transformation)은 sensed image의 부분적인 warping까지 허용하여 맞추게 하는 것으로, 여러 기하학적인 방법을 이용할 수 있다. 이는 형태의 변형을 가져오므로 치과교정학 분야의 registration에서는 잘 사용하지 않는다. 다만, 술후예측(VTO/STO)에서 연조직 모습을 예측하기 위한 변환으로 사용되기도 한다.

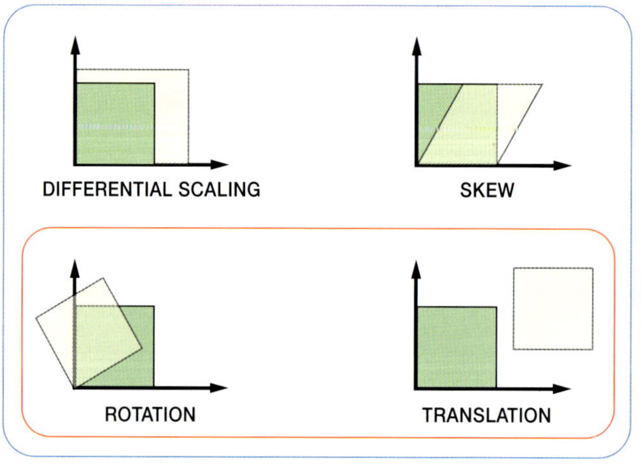

Figure 9.Scope of the Rigid transformation(red) and the Affine transformation(blue).

(4) 기타

Registration에 이용하는 영상에 따라 2D/2D, 2D/3D, 3D/3D와 같이 분류하기도 한다. 본 도서의 다른 chapter에서 기술된 2.5D 수술계획은 2D/3D registration을 이용하는 경우라 할 수 있다.

Source image와 target image가 같은 대상에게서 촬영한 것인지에 따라 "intrasubject", "intersubject", "atlas"로 구분하기도 한다. 치과교정학 분야에서는 대개의 경우 intrasubject registration에 해당하지만, 일란성 쌍생아간의 비교(intersubject registration) 혹은 normal sample profilogram과의 비교(registration to atlas)가 이용되기도 한다.

Registration의 기준 영역을 영상 전체로 할 것인가, 일부만을 이용할 것인가에 따라 "global"과 "local"로 나누기도 하는데, 치과교정학에서는 대부분 "local" 기준을 이용한다(cephalogram 중첩에서 전두개저 부위를 중첩 기준으로 이용하는 예).

Registration에 이용되는 영상의 종류에 따라, 같은 영상을 이용할 경우 "monomodal"(CT-CT, MRI-MRI 등), 서로 다른 영상을 이용하는 경우 "multimodal"(CT-MRI, CT-PET 등)로 구분하기도 한다. Monomodal 보다는 multimodal registration의 경우가 더 복잡한 계산이 필요하다.

이외에 영상의 정보를 그대로 이용하는가, 또는 푸리에 변환(Fourier transformation) 등을 거쳐 이용하는가에 따라 "spatial domain"과 "frequency domain"으로 나누기도 하고, registration하는 해부학적 부위에 따라 분류하기도 한다.

5. Registration methodologies

Image registration을 위한 다양한 방법들이 제시되고 개선되어왔다. 본 chapter에서는 치과교정학 분야에서 주로 사용하는 3-D 영상의 registration에 주로 이용되는 2가지 대표적인 방법론 - Iterative Closest Point (ICP) registration과 Mutual Information (MI) - 을 이야기하고자 한다. 이론적인 개념의 소개와 함께 치과교정학에서의 이용에 대해 살펴보겠다.

(1) Iterative Closest Point (ICP) registration

ICP란 점들로 이루어진 데이터셋을 registration하는 방법의 하나로, 각 데이터들의 가장 가까운 점을 이용하여 연관성을 찾고, 그 연관성에 맞추어 sensed image를 이동시키는 과정을 반복하여 registration의 기준 부위가 최적으로 적합한 상태를 찾는 방법이다[8](Figure 10). Point cloud 정보간의 registration에 주로 이용되므로 digital impression 채득이나 facial 3D scanner 촬영에서 여러 각도에서 촬영한 영상들을 정합하여 하나의 영상으로 만드는 데에 주로 이용된다. Surface model간의 registration에도 응용하여 facial 3D scanner의 영상이나 digital impression 영상과 CBCT 3D

Basic ICP algorithm

1. Start from initial guess (between A & B)
2. Iterate
   (1) For each point A, find closest point on B
   (2) Find best transform for this correspondence
   (3) Transform A
   (4) Calculate alignment error

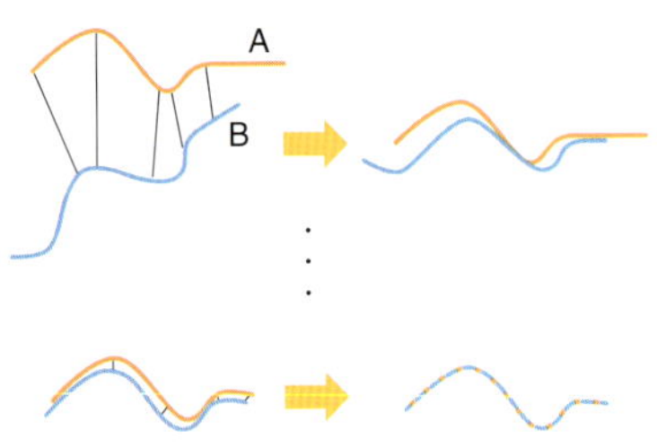

Figure 10. Basic ICP algorithm and illustration.

(surface)model을 registration하는 데에 이용하기도 한다[2].

ICP algorithm을 이용한 CBCT superimposition 방법이 소개된 바 있다[9]. CBCT의 image volume을 ICP algorithm에 직접 이용할 수 없으므로, CBCT data에서 surface model을 만들고, 만들어진 surface model 상의 점들을 ICP algorithm에 이용하는 방법이다. ICP algorithm의 특성상 초기 배열 조건을 잘 맞추어 준다면 cranial base를 기준으로 CBCT 데이터를 중첩할 때 활용할 수 있을 것이다. 다만 CBCT superimposition에 ICP algorithm을 이용하는 것은 다음과 같은 한계점이 있을 수 있다. 1) CBCT volume data에서 segmentation을 통해 surface model을 먼저 제작하여야 한다. 정확한 segmentation을 통한 surface model 일수록 superimposition의 정확도도 높아지게 된다. 하지만 이는 시간과 노력이 소요되는 작업일 수 있다. (2) segmentation 과정에서 정보의 소실이 있을 수 있으며, segmentation의 오류는 superimposition의 오류를 가져올 수 있다. 간혹 surface model 대신 projection image를 사용하는 응용법이 있으나 제한적인 부분은 비슷하다. (3) CBCT간의 superimposition에는 응용할 수 있으나, multimodal registration, 즉 CBCT 혹은 CT와 MRI 영상간의 registration 등에는 응용하기 어렵다.

정리하면 ICP algorithm은 여러 방향으로 개선되어 왔고, 3-D point data 기반의 registration 방법으로는 매우 빠르고 강력한 방법이며, surface model에도 응용 가능한 장점이 있다. 그러나 volume data에 사용하기에는 한계가 있다고 하겠다.

(2) Mutual Information based registration

의료영상의 registration에 mutual information을 응용한 것은 1995년에 두 저자 그룹 - 1) Violla 와 Wells[10], 2) Collignon과 동료들[11] - 이 각각 이를 제안한 후부터이며, intensity based registration에서 가장 인기있는 방법이 되었다.

이 개념은 정보이론(information theory)에서 온 것으로 다음과 같이 정의되는 Shannon의 entropy 개념에서 시작한다[20].

$$\text{Entropy H} = \sum_{i} - p_i \quad \text{(여기서 Pi는 event i가 발생할 확률이다)}$$

Entropy는 무질서의 정도를 의미하지만 내재된 정보의 양을 의미한다고 할 수 있으며, entropy가 크면 정보의 양도 크다고 할 수 있다(Figure 11).

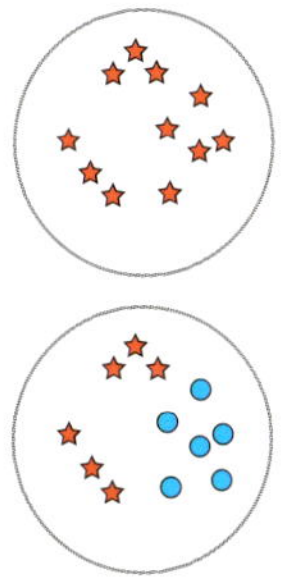

(1) What is the entropy of a group in which all examples belong to the same class?
→ entropy = $-1 \log_2 1 = 0$
(Minimum entropy)

(2) What is the entropy of a group with 50% in either class?
→ entropy = $-0.5 \log_2 0.5 - 0.5 \log_2 0.5 = 1$
(Maximum entropy)

Figure 11. Entropy in 2-class case.

Shannon entropy는 영상에도 적용 가능하며 색조의 분포에 따라 그 값이 다르게 된다. CT 영상을 예로 들면, 다양한 gray tone의 voxel이 거의 비슷하게 섞여있는 영상이면 높은 entropy를, 단일 색조에 가까운 voxel만으로 이루어진 영상이면 낮은 entropy를 보일 것이다.

두 개의 변수 X와 Y에서 각각의 entropy와 mutual information(MI)의 관계는 다음과 같이 나타낼 수 있으며, Figure 12를 참조하면 쉽게 그 관계를 이해할 수 있다.

$$I(X,Y) = H(X) + H(Y) - H(X,Y) \quad (1)$$
$$= H(X) - H(X|Y) \quad (2)$$
$$= H(Y) - H(Y|X) \quad (3)$$

여기서 H(X)와 H(Y)는 각각 X와 Y의 entropy, H(X,Y)는 X와 Y의 joint entropy를 나타내며, H(X|Y)와 H(Y|X)는 각각 conditional entropy를 나타낸다.

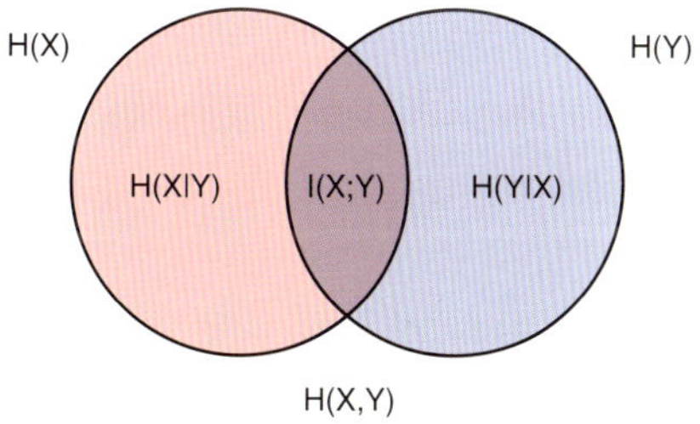

Figure 12. Venn diagram for various information measures associated with correlated variables X and Y. The area contained by both circles is the joint entropy H(X,Y). The circle on the left (red and violet) is the individual entropy H(X), with the red being the conditional entropy H(X|Y). The circle on the right (blue and violet) is H(Y), with the blue being H(Y|X). The violet is the mutual information I(X;Y).

이제, X를 치료 전 CBCT 데이터의 두개저 부위의 정보라고 하고, Y를 치료 후의 것이라 가정해보자. X와 Y의 연관성이 높아질수록 H(X|Y)와 H(Y|X)의 값은 작아지게 된다. 만일 치료 전후의 두개저 부위가 일치하도록 위치한다면, H(X|Y)와 H(Y|X)의 값은 최소가 될 것이고, (2), (3)식에 따라 MI는 최대가 될 것이다. Rigid transformation을 통해 CBCT 데이터를 맞춰보면서 MI가 최대값을 가지게 되는 지점에서 중첩된 위치를 얻을 수 있는 것이다.

MI based registration은 multimodal registration이 가능하고, 2차원 영상뿐만 아니라 CBCT와 같은 3-D volume data의 직접적인 registration이 가능하며, 술자의 개입은 최소로 semi- 혹은 full-automatic registration이 된다는 장점으로 널리 사용되고 있다. 또한 segmentation과 같은 전처리 과정이 없으므로 시간 절약 및 오차 발생의 가능성을 줄일 수 있으며, 대부분 voxel 크기 이하의 정확도로 매우 안정적인 중첩 결과를 얻을 수 있다[12].

Cevidanes 등은 처음으로 MI based registration을 CBCT superimposition에 응용하였다[13, 14]. 그들은 이 방법을 통해 중첩되는 위치의 기하학적 정보를 얻어, 다른 소프트웨어를 이용하여 만들어 둔 surface model을 비교하도록 하였다. 저자는 이 방법을 volume imaging과 단면영상에서도 이용할 수 있도록 고안하고, 알고리즘과 사용자 인터페이스를 개선하여 하나의 프로그램(OnDemand3D, Cybermed Inc, 대한민국)에서 매우 빠르고 정확하게 중첩이 가능하도록 하였으며, 여러 종류의 중첩된 영상을 얻을 수 있도록 하였다[15]. 저자의 중첩 방법에 대해 Weissheimer등이 오차 검증을 한 연구에서 성장기 및 성인 환자의 CBCT 두개저 중첩에서 0.5mm 미만의 오차를 보였다고 보고하였다[16].

치과교정학 분야에서 사용되는 영상들의 registration에 이용되는 대표적인 2가지 방법에 대해 알아보았다. 요약하면 surface model이나 point cloud 기반의 데이터는 ICP registration이, voxel 기반의 volume data는 MI based registration을 사용하는 것이 유리한 부분이 많다.

Clinical application

1. Ⅲ급 부정교합 환자의 악교정 수술 증례

성인 남자 환자가 하악 전돌을 주소로 내원하여 상악 Le Fort I 및 하악 BSSRO 수술을 동반한 교정치료를 시행하였으며, 수술 전후에 CBCT를 촬영하여 수술 계획 수립 및 술후 평가에 이용하였다(Figure 13). MI based registration을 통해 두 데이터를 중첩하였으며, 수술 전후의 변화를 3차원 영상과 MPR(MultiPlanar Reformatting) 영상에서 평가하였다. 필요한 경우 중첩된 CBCT 자료로부터 전통적인 측모 및 후전방 두부계측 방사선사진을 생성하여 평가할 수도 있는데, 중첩을 위한 계측점 인식과 같은 사용자의 주관에 의한 오류를 줄일 수 있으므로, 두부계측 방사선사진에서의 변화량도 정확히 파악이 가능하다.

또한 Boolean 연산을 이용하여 두 데이터의 합집합, 교집합, 차집합 등의 새로운 조합이 가능하다. Boolean 연산을 통해 변화가 없는 공통된 해부학적 구조물들을 제거할 수 있어 두 데이터의 차이를 파악하는데 도움이 될 수 있다(Figure 14).

2. 서로 다른 장치에서 촬영한 CT 혹은 CBCT 데이터의 중첩

앞서 언급한 MI based registration을 이용하면 서로 다른 장치에서 촬영한 CT 혹은 CBCT 데이터간의 중첩이 가능하다. 서로 다른 장비에서 각각의 프로토콜로 촬영된, voxel 크기, 명암정보(gray scale) 등이 다른 영상이라 할지라도 정확한 중첩 결과를 얻을 수 있다. 수술 전후에 서로 다른 장비에서 촬영한 영상의 중첩 결과를 Figure 15에서 볼 수 있다.

이는 전통적인 두부계측 방사선사진의 중첩법에 비해 탁월한 장점이라 할 수 있다. 서로 다른 장비에서 촬영한 두부계측 방사선사진은 장비에 따른 확대율의 차이와 두부고정기의 미세한 차이 등으로 인해 적절한 중첩을 얻기가 매우 어려운 한계가 있다. 그러나 CBCT와 CT의 경우에서는 비록 다른 장비에서 촬영한 영상이라도 장비의 특성과 차이에 관계없이 MI based registration으로 정확한 중첩을 얻을 수 있다.

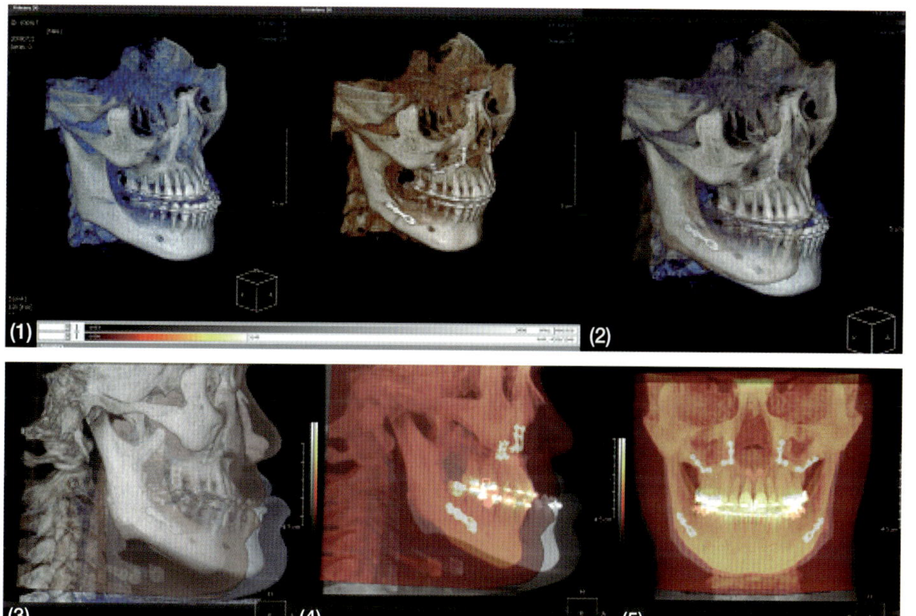

Figure 13. Pre- and post-surgical data of Skeletal Class III patient. (1) pre- and post-surgery volume imaging of CBCT data. (2), (3) 3-D superimposition. (4), (5) Superimposed lateral and P-A cephalograms automatically generated from CBCT superimposition.

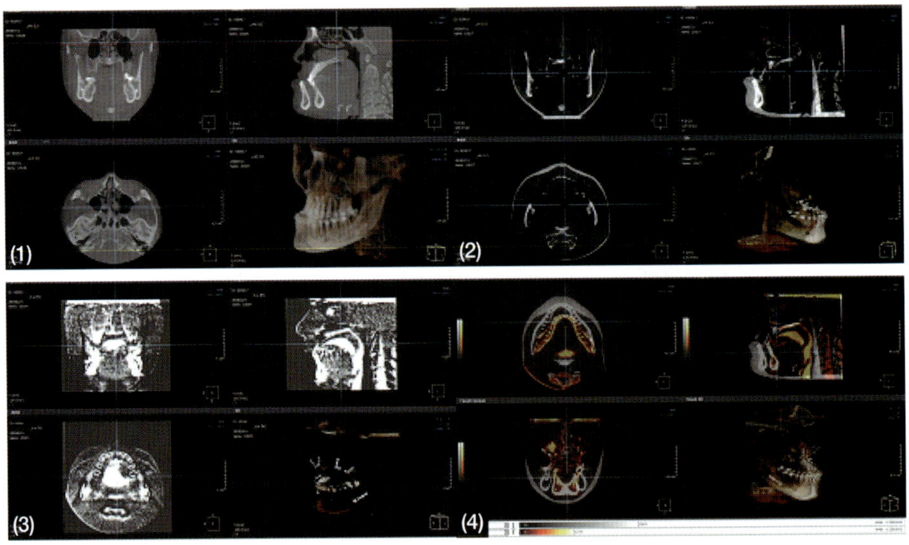

Figure14. Generated new image sets by Boolean operation. (1)A new image set in DICOM format by union of pre- and post-surgical data (pre U post) of skeletal Class III patient in Figure 13. (2) A new image set by subtraction (pre - post). Note the supernumerary teeth in maxilla, which were removed at surgery. Cranial base area is not able to be seen because registered area was removed by subtraction. (3)A new image set by subtraction (post - pre). Newly inserted surgical plate and screws are noticeable. (4) Superimposition of B and C images. Anatomical structures changed by orthognathic surgery are accentuated, because area which didn't change is removed during subtraction.

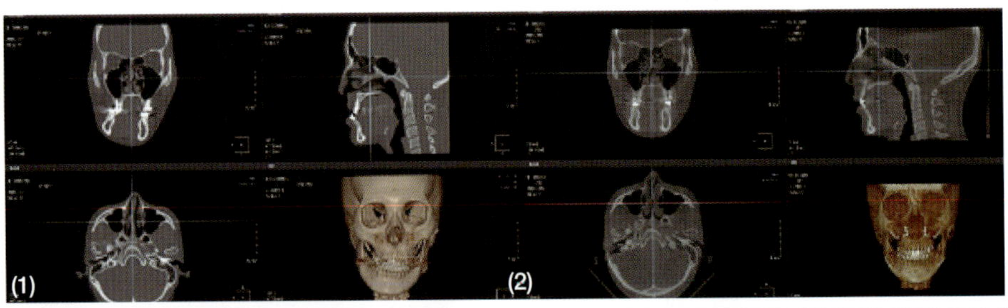

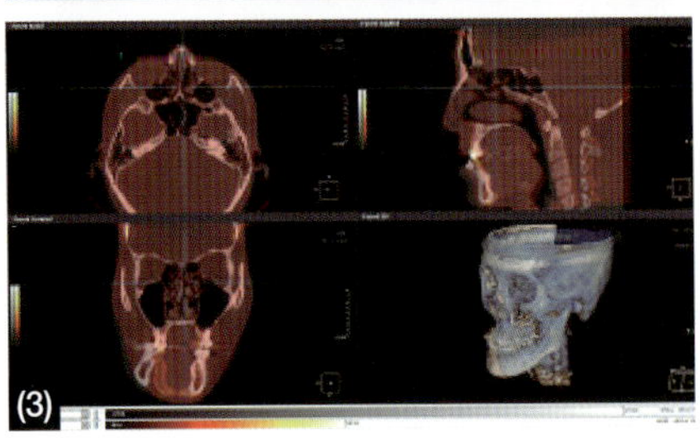

(4)

	Pre-Surg	Post-Surg
CT Machine	SOMATOM Sensation 10	3D eXam
Device type	Multi-detector helical CT	Cone beam CT
mA	107	5
kVp	120	120
Patient position	supine	upright
Voxel size	0.336 x 0.336 x 1	0.3 x 0.3 x 0.3
Dimension	512 x 512 x 187	768 x 768 x 540
Gray scale	12 bits	14 bits

Figure 15.Superimposition from different CT modalities. (1) Pre-surgical data of skeletal Class III patient with facial asymmetry from multi-detector helical CT. (2) Post-surgical data of same patient taken with CBCT. See individual device and protocol in table (4). (3) superimposed multi planar views and volume image of (1) and (2). Note the completely corresponding registration in cranial base area.

Application in the researches

1. 교정용 미니임플란트에 관한 연구

교정치료에 사용하는 미니임플란트에 관한 연구에서 CBCT 중첩법을 활용한 경우에 대해 간단히 소개하고자 한다. Sand blasting과 acid-etching 표면 처리된 미니임플란트가 교정치료 기간 동안 위치의 변화를 보이는지 알아보고자 하는 연구이다[17]. 미니임플란트 식립 직후 촬영한 localized CBCT 데이터와, 전치부 후방이동을 통해 공간폐쇄 이후에 촬영한 CBCT 데이터를 상악골의 상부를 기준으로 중첩하였다. 중첩 후 미니임플란트의 head와 tail에서의 위치 변화를 계측한 결과 교정치료 기간 중 미니임플란트의 위치는 유의한 변화를 보이지 않음을 알 수 있었다(Figure 16).

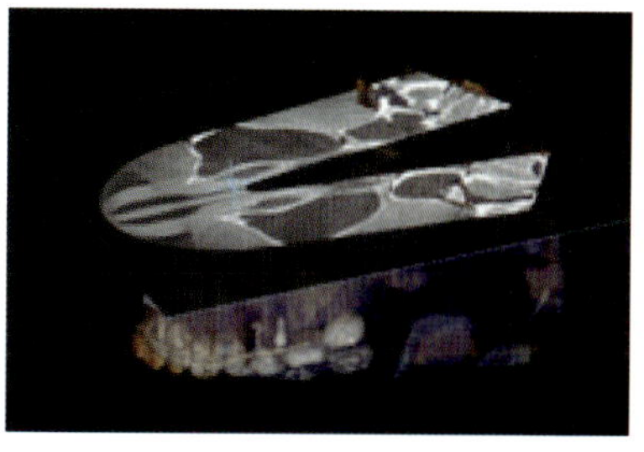

Figure 16. Superimposition of CBCT before and after en-mass retraction. Mini-implant didn't move significantly during retraction period.

2. 미니임플란트 주변 바이오필름에 관한 연구

실험용 쥐에게 AA균주를 입힌 미니임플란트와 대조군인 무균 미니임플란트를 각각 식립하고, 주변 골 파괴 및 조직 반응을 관찰한 연구이다[18]. 식립한 이후 주기적으로 촬영한 micro CBCT 영상을 registration하여 시간에 따른 미니임플란트 주변의 골파괴 양상을 정확히 관찰할 수 있었다(Figure 17).

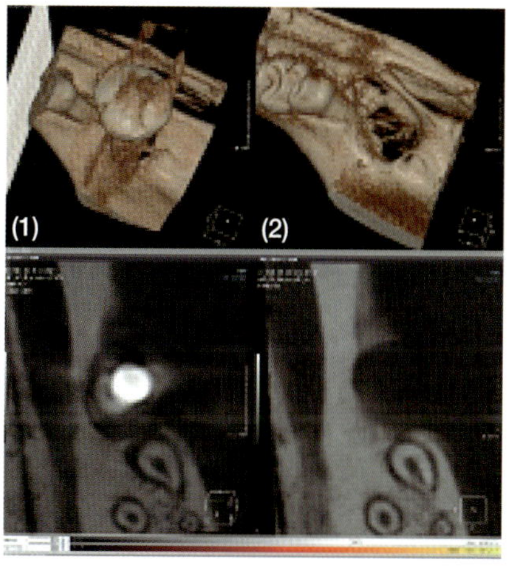

Figure 17. AA biofilm infected osteolytic infection. (1) 3 weeks and (2) 6 weeks after placement of AA-infected implant (same location). Mini-implant was exfoliated before 6 weeks due to severe inflammation.

3. 골생성 관찰에 관한 연구

실험용 쥐의 calvaria에 구멍을 내고, 수 종의 antibody를 각각 처치하여 antibody mediated osseous regeneration을 비교한 연구이다[19]. 동일 개체를 주기적으로 micro CBCT 촬영 이후에, 두개골의 봉합부(suture)를 기준으로 중첩하여 골 생성 양상 및 신생골의 부피를 관찰하였다. Figure 18에서 시간에 따른 골 생성의 형태를 직접 비교할 수 있음을 알 수 있다.

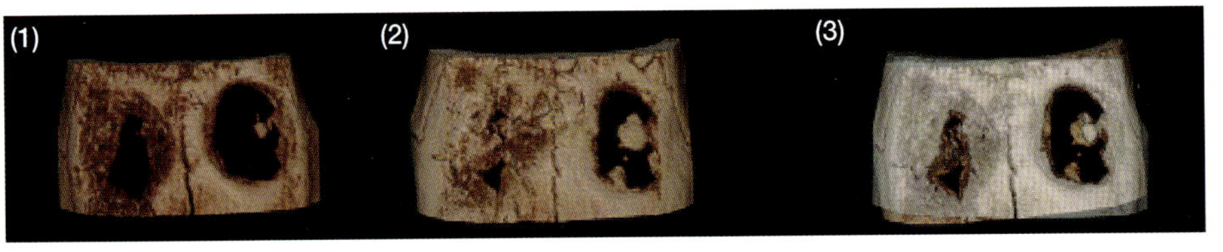

Figure 18. CBCT imaging of rat calvaria. (1) 2 weeks and (2) 4 weeks after surgery and treatment. (3) Superimposition of (1) and (2). The amount of bone regeneration is different between two treatments (left and right hole).

결 론

본 chapter에서는 교정학과 치의학 분야에서 이용되는 3차원 영상들의 image registration 방법과 응용에 대해 살펴보고, 실제로 이를 활용한 임상 교정치료 증례와 연구 논문들을 소개하였다. 전통적인 연구 방법으로는 알기 어려웠던 교정학의 난제들을 풀어가는 여정에서, 3차원 의료영상의 image registration과 응용이 새로운 가능성을 제시하는 등불이 되길 희망하는 바이다.

[참고문헌]

1. A. Ardeshir Goshtasby: 2-D and 3-D Image Registration for Medical, Remote Sensing, and Industrial Applications, Wiley Press, 2005.
2. Noh H, Nabha W, Cho J-H, Hwang H-S, Registration accuracy in the integration of laser-scanned dental images into maxillofacial cone-beam computed tomography images. Am J Orthod Dentofacial Orthop 2011; 140: 585-91.
3. Trocme MC, Sather AH, An K-N. A biplanar cephalometric stereoradiography technique. Am J Orthod Dentofacial Orthop1990; 98: 168-75.
4. Baumrind S, Moffitt FH, Curry S. Three-dimensional x-ray stereometry from paired coplanar images: A progress report. Am J Orthod Oral Surg1984; 98:168-75.
5. Nahm K-Y, Kim Y, Choi Y-S, Lee J, Kim S-H, Nelson G. Accurate registration of cone-beam computed tomography scans to 3-dimensional facial photographs. Am J Orthod Dentofacial Orthop 2014; 145: 256-64
6. Uechi J, Okayama M, Shibata T, Muguruma T, Hayashi K, Endo Kazuhiko, Mizoguchi I. A novel method for the 3-dimensional simulation of orthognathic surgery by using a multimodal image-fusion technique. Am J Orthod Dentofacial Orthop 2006; 130: 786-98.
7. Björk A, Skieller V. Growth of the maxilla in three dimensions as revealed radiographically by the implant method. Br J Orthod 1977; 4: 53-64.
8. BeslPJ, McKay ND. A Method for Registration of 3-D Shapes. IEEE Trans. on Pattern Analysis and Machine Intelligence 1992; 14(2): 239–256.
9. Tai K, Park JH, Mishima K, Hotokezaka H. Using superimposition of 3-dimensional cone-beam computed tomography images with surface-based registration in growing patients. J Clin Pediatr Dent. 2010; 34: 361–367.
10. Viola P, Wells WM III. Alignment by maximization of mutual information. International Conference on Computer Vision (E. Grimson, S. Shafer, A. Blake and K. Sugihara, eds.), IEEE Computer Society Press, Los Alamitos, CA, 1995; 16-23.
11. Collignon A, Maes F, Delaere D, Vandermeulen D, Suetens P, Marchal G. Automated multimodality image registration based on information theory. Information Processing in Medical Imaging (Y. Bizais, C. Barillot and R. Di Paola, eds.), Kluwer Academic Publishers, Dordrecht.1995; 263-274.
12. Maes F, CollignonA, Vandermeulen D, Marcha G, Suetens P. Multimodality image registration by maximization of mutual information. IEEE Trans Med Imaging. 1997; 16: 187–198.
13. Cevidanes LH, Heymann G, Cornelis MA, DeClerck HJ, Tulloch JF. Superimposition

of 3-dimensional cone-beam computed tomography models of growing patients. Am J Orthod Dentofacial Orthop. 2009; 136:94–9.

14. Cevidanes LH, Motta A, Proffit WR, Ackerman JL, Styner M. Cranial base superimposition for 3-dimensional evaluation of soft-tissue changes. Am J Orthod Dentofacial Orthop. 2010; 137(4 Suppl. 1):S120–9.
15. Choi J-H, Mah J. A new method for superimposition of CBCT volumes. J Clin Orthod. 2010; 44:303–12.
16. Weissheimer A, Menezes NM, Koerich L, Pham J, and Cevidanes LHS. Fast three-dimensional superimposition of cone beam computed tomography for orthopaedics and orthognathic surgery evaluation. Int J Oral Maxillofac Surg 2015; 44(9): 1188–1196.
17. Kim S-H, Choi J-H, Chung K-R, Nelson G. Do sand blasted with large grit and acid etched surface treated mini-implants remain stationary under orthodontic forces?Angle Orthod 2012; 82(2): 304-31.
18. Freire MO, Sedghizadeh PP, Schaudinn C, Gorur A, Downey JS, Choi J-H, Chen W, Kook J-K, Chen C, Goodman SD, Zadeh H. Development of an Animal Model for Aggregatibacter Actinomycetemcomitans Biofilm-Mediated Oral Osteolytic Infection: A Preliminary Study. J Perio 2011; 82(5): 778-89.
19. Freire MO, You HK, Kook JK, Choi J-H, Zadeh H. Antibody-Mediated Osseous Regeneration: A Novel Strategy for Bioengineering Bone by Immobilized Anti–Bone Morphogenetic Protein-2 Antibodies. Tissue Engineering Part A 2011; 17(23-24):2911-8.
20. Shannon CE. A Mathematical Theory of Communication. Bell System Technical Journal 1948; 27(3): 379–423.

05 CHAPTER

3차원 프린터의 원리와 임상응용

The principle and clinical applications of 3D printer

원광대학교 치과대학 치과교정학교실 **조진형**

다양한 3차원 기술의 발전으로 3차원 이미지를 통한 입체 출력물들이 이미 여러 산업 분야에서 만들어지고 있으며, 이러한 발전은 치과 분야에서도 이용되고 있다.[1] 이번 chapter에서는 3차원 프린팅 기술의 원리와 처리 방식에 대한 소개를 할 것이며, 교정학 분야를 포함한 치과학에서 사용되는 3차원 프린터의 임상 응용에 대해서 간단히 소개하고자 한다.

1. 3차원 프린팅 소개

1) 3차원 입체 형태를 만드는 방법

3차원 입체 형태를 만드는 방식은 크게 2가지 방식으로 구분 할 수 있다.[1] 첫번째 방법은 한 층씩 쌓아 올리는 적층형(Additive Manufacturing)이다. 적층형은 파우더나 플라스틱(수지) 액체 또는 실 모양의 플라스틱을 종이보다 얇은 층으로 겹겹이 쌓아 입체 형상을 만들어 내는 방식이다. 따라서 비교적 복잡한 모양을 만들 수 있고, 경우에 따라서는 제작과 채색을 동시에 할 수 있는 장점이 있는 장치도 있다. 두 번째 방법으로는 큰 덩어리를 깍아내는 절삭형(Subtractive Manufacturing)이다. 절삭형은 커다란 덩어리를 조각하듯이 깍아내 입체 형상을 만들어 내는 방식이다. 적층형에 비해서 더 정밀하다는 장점이 있지만, 많은 부분의 재료를 삭제해야 하기 때문에 재료가 많이 소비되고 오목하게 파인 부분을 제작하기 어려운 경우도 있다. 이에 비해 적층형 방법은 절삭형에 비해서 제작 속도가 느리다는 것과 적층 구조로 인해서 표면에 미세한 결이 존재하여 표면이 매끄럽지 못한 단점이 있다. 대표적인 절삭형 장비로는 CAD/CAM이 있으며,[2] 적층형 장비로는 3차원(3D) 프린터가 있다.

2) 3D 프린터의 발전

일반 2차원 프린터는 디지털 카메라를 이용하여 사진을 저장하거나 컴퓨터 소프트웨어에서 제작한 그래픽 사진을 저장한 후 파일을 프린터로 전송한다. 이후 프린터에서는 잉크가 재료가 되어 종이나 천과 같은 물질 위에 분사되어 평면 이미지를 인쇄한다. 따라서 이러한 운동은 단지 전후(x축), 좌우(y축)에서만 이동하여 평면적인 결과물을 만들어 내게 된다. 이것에 비해서 3D 프린터는 상하(z축)의 운동이 더해져서 인쇄된 출력물에 3차원 입체 형태를 제작할 수 있어 현실에서 여러 가지 물건을 대체할 수 있게 되었다. 3D 프린터의 기원은 회사에서 어떤 물건을 만들기 전에 시제품을 만들기 위한 용도로 개발되었다. 1986년에 미국의 3D Systems사에서 3D 프린팅을 위한 SLA(Stereo Lithography Apparatus) 기술에 대한 특허를 획득하였으며 1988년에 3D Systems사에서 플라스틱 액체를 굳혀 입체 물품을 만들어 내는 3D 프린터(SLA-250)를 처음으로 개발하여 상용화하였다. 초기에는 플라스틱 소재에 국한되었지만 많은 발전을 이루어 현재에는 나일론, 종이, 금속 등 다양한 재료를 이용하여 여러 분야에서 사용되고 있다. 다양하지만 짧은 라이프 사이클(life cycle)을 가지는 상품들에 대한 요구로 인해서 쾌속제품개발(Rapid Product Development)의 개념을 가진 제품의 개발 및 생산이 필요하게 된 현 시점에 3D 프린터는 필수적인 요소로 자리 잡게 되었다. 따라서 현재는 자전거를 만들거나 무인비행기를 제작하는 전문회사뿐 아니라 산업디자인 회사나, 건축회사 그리고 가정에서도 다양하게 활용되고 있다. 의료 분야에서는 이전에는 사람간에 장기를 이식하던 방식에서 발전되어 인공관절이나 인공장기를 만드는 등 정밀도가 필요한 분야에서 3D 프린터를 활용하고 있다.[3]

2. 3차원 프린팅 과정

1) 3차원 영상의 획득과 처리 과정 (Modeling, Slicing & Printing, Finishing)

3차원 프린팅을 위해서는 3차원 영상이 필요한데 이는 3D CAD(Computer Aided Design)을 이용하여 제작하거나 3차원 스캐너를 이용하여 3차원 모델 데이터를 획득한 후 컴퓨터 소프트웨어상에서 3차원 영상의 데이터를 프린터에서 출력할 수 있는 형태로 가공한다. 이렇게 생성된 파일을 이용하여 3D프린터에서 출력한 입체 모형을 후처리 가공을 통해서 실제로 사용하게 된다.

3차원 출력을 위해서 영상을 가공하기 위한 프로그램에서는 주로 입력 표준 데이터 인터페이스로 STL 파일 형식을 사용하고 있다. 따라서 CAD나 3D 스캐너 또는 3D CT를 통해서 환자로부터 처음 얻게 되는 다양한 형식의 자료들은 주로 STL 파일 형식으로 변환 과정을 거쳐야만 3차원 출력을 위한 소프트웨어에서 다룰 수 있게 된다. 처음 얻어진 3차원 영상자료만으로는 3차원 출력을 할 수 없는데 이는 3차원 영상을 출력하기 위해서는 아주 많은 단층들(layers)을 가진 영상 자료로 변환해야만 이를 3D 프린터가 출력할 수 있기 때문이다. 이러한 과정을 슬라이싱(Slicing)과정이라고 부르며 이렇게 생성된 여러 개의 층을 3D 프린터가 하나씩 출력하여 결국은 입체적인 모형을 출력하게 된다. 이렇게 가공하는 과정을 거친 3차원 영상 자료는 전용 소프트웨어를 통해서 보편적으로 G-code 파일로 저장되어 3D 프린터로 전송되는데 반드시 G-code 형식을 가지는 것은 아니다. 현재 출시된 다양한 3D 프린터들의 전용 소프트웨어에 따라서 출력 형식은 각기 다르게 저장되어 사용될 수 있다. 인쇄 과정은 출력 방식과 모델의 크기와 복잡성에 따라 몇 시간이 소요될 수 있다. 현재 3D 프린터로 출력되는 치과분야에서는 3차원 영상을 얻기 위해서 주로 구강 스캐너와 모델 스캐너를 사용하고 있다. 구강 스캐너는 진료실내에서 따로 인상 채득을 시행하지 않고 직접 구강 스캐닝을 통해서 입체 영상 자료를 얻을 수 있어 환자가 따로 인상채득을 하지 않아서 환자들이 선호할 수 있다는 장점을 가지고 있다. 그리고 따로 인상을 채득하지 않고 직접 3차원 영상 자료를 획득하기 때문에 인상 채득에서 오는 오류를 제거할 수 있어 이론적으로는 임상에서 아주 편리한 면이 있다. 하지만 이러한 구강 스캐닝 과정도 환자가 개구를 한 채로 영상이 얻어지기 때문에 진료 시간 자체를 없앨 수는 없으며, 작은 보철물 제작을 위한 스캐닝이 아닌 전체 악궁을 스캐닝 하는 경우에는 광범위한 스캐닝 범위에 따른 3차원 영상 획득의 오차가 발생하는 단점이 있다. 따라서 현재 구강 스캐너 제작업체에서는 보다 짧은 구강내 스캐닝 시간 소요와 전체 악궁을 포함하는 큰 범위 스캐닝 과정에서 발생하는 오차를 줄이려는 노력을 하고 있다. 이와 다르게 모델 스캐너는 인상 채득을 해야하는 불편함이 있지만 구강 스캐너에 비해서 오차가 적고 보다 빠른 스캐닝 작업이 가능하다는 것과 모델을 이용하여 작업을 하기 때문에 원하는 부위를 자유롭게 추가 스캐닝이 가능하다는 장점이 있다.

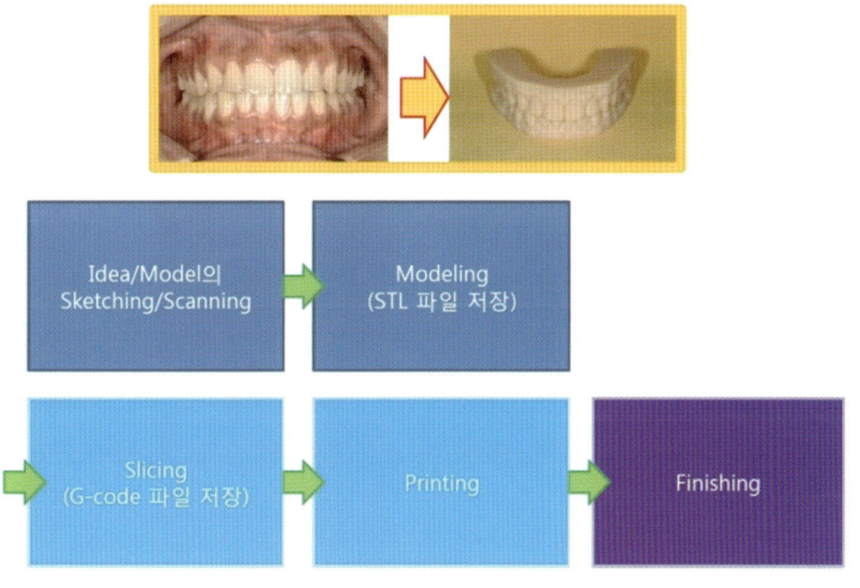

Figure 1. Flow chart for 3D printing.

* 3D 프린터의 해상도

3D 프린터는 기존의 2차원 프린터에서 출력하는 방식인 X-Y축에 수직적(Z축)인 적층 방식을 추가로 이용하여 출력한다. (참고: 2차원 프린터의 해상도는 X-Y 축의 해상도인 dpi(dots per inch)로 표시된다) 따라서 3D 프린터의 해상도는 X-Y축 해상도와 각 층의 두

께에 의해서 결정된다. 그래서 3D 프린터의 해상력을 제조사의 매뉴얼을 통해서 알려면 2가지 항목인 1) X-Y축의 해상도(X-Y resolution)와 2) 적층 두께(Layer thickness)를 확인하면 된다. 보편적으로 현재 치과에서 사용되는 3D 프린터의 해상도는 X-Y resolution: 50~100㎛, Layer thickness: 16~100㎛의 능력을 가지고 있다. 하지만 각기 다른 제조사에서 제공하는 설명서들에 기록된 출력 해상도가 같다고 하여도 3D 프린터의 출력 방식과 재료에 따라서 출력되는 결과물의 품질은 차이가 발생한다.

2) 3차원 프린터의 출력 과정

일반 2차원 프린터가 잉크분사에 의한 평면적인 출력을 가지는 것에 비해서 3D 프린터는 작업자가 일정한 두께를 입력하면 연속적인 적층과정을 통해서 동일한 층을 가진 3차원 형상 제품을 제작하는 방식이다. 현재 주로 사용되는 3차원 프린터의 적층방식은 1) 고체 상태의 재료를 가열하여 상온에서 자연 경화시키는 방식, 2) 광경화성 재료로 적층 후 UV광선 등으로 경화시키는 방식, 3) 분말재료를 적층하면서 레이저로 소결시키는 방식 등이 많이 활용되고 있다.[4] 이렇게 다양한 재료(고체, 액체, 분말)의 사용과 여러가지 경화 방식으로 인해 3차원 프린터 사용시 장비 비용과 재료 비용 및 후처리 비용은 차이를 보이게 된다.

* 프린팅 재료에 따른 3D 프린터 방식의 분류

형태적으로 재료는 고체, 분말, 액체의 상태를 가지며, 사용되는 재료는 종이, 수지(플라스틱), 금속, 왁스 등이 사용되고, 출력을 하여 형태를 완성할 때는 가열 후 응고, 광중합, 소결, 절단후 접합 등의 방법을 사용하고 있다. 광경화성 수지를 사용하는 방식들은 다양한 색

Table I. The methods of 3D printer by printing materials

재료의 종류	프린팅 기술 방식	비고
고체 형태의 재료 (Solid)	Fused Filament Fabrication	열가소성 수지
	Fused Deposition Modeling	
	Laminated Object Manufacturing	종이 시트
	Paper Lamination Technology	
액체 형태의 재료 (Liquid)	Stereo Lithography Apparatus	액상 수지
	Digital Light Processing	
	PolyJet(Photopolymer jetting)	
	Multi-Jet Modeling	
분말 형태의 재료 (Powder)	Selective Laser Sintering	분말 형태 수지
	Powder Bed & Inkjet head 3D Printing	
	Selective Laser Melting	분말 형태 금속
	Direct Metal Laser Sintering	

상과 투명한 출력물을 제작하는 것이 가능하다.

* 프린팅 출력 방식에 따른 3D 프린터 방식의 분류

i) FFF(Fused Filament Fabrication)/FDM(Fused Deposition Modeling)

열가소성 수지 또는 왁스(wax) 상태의 재료를 익스트루더의 노즐에서 녹여 압출하며, 이 노즐이 X, Y, Z 축을 움직이면서 모델을 적층하는 방식이다. FFF/FDM 방식의 3D 프린터는 2008년 특허가 풀리면서 개인도 개발할 수 있게 된 3D 프린터 방식이다. 출력시 노즐이 반복적으로 움직이면서 모형이 제작되기 때문에 가공시간이 오래 걸리는 단점이 있고, 품질은 다소 떨어지나 장비 및 재료가 저렴하다는 장점이 있다. 3D 프린터에서 모형을 적층하면서 출력시 완벽하게 경화되지 않은 출력물의 미세한 형태 변형을 막기 위해서 지지대(Support, Supporter)가 사용되는데, 이 방식의 경우에는 지지대 재료를 같이 출력하는 프린터와 단순히 지지대 없이 모형 재료만 출력하는 방식의 프린터 등이 있다.

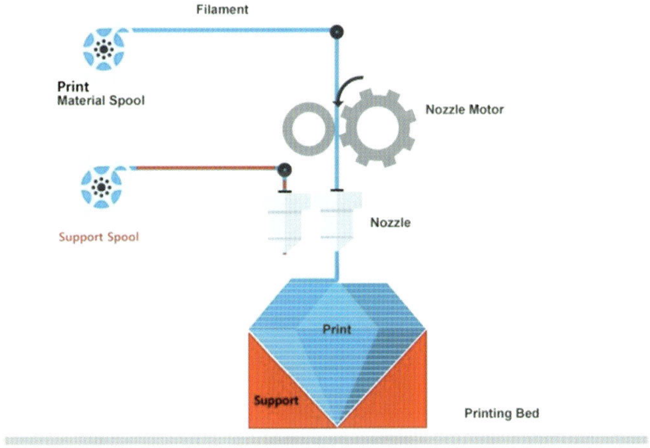

Fig 2. FFF(Fused Filament Fabrication)/FDM(Fused Deposition Modeling).

ii) SLA(Stereo Lithography Apparatus)

빛에 민감한 반응을 하는 액상의 광경화성 수지가 들어있는 수조에 레이저에서 나오는 특정 파장의 빛이 거울(Galvanometer)로 반사되어 액상 수지를 경화시켜 모델을 제작하는 방식이다. SLA 프린터는 세계 최초로 상용화된 3D 프린터로 지난 2006년에 특허가 만료되었다.

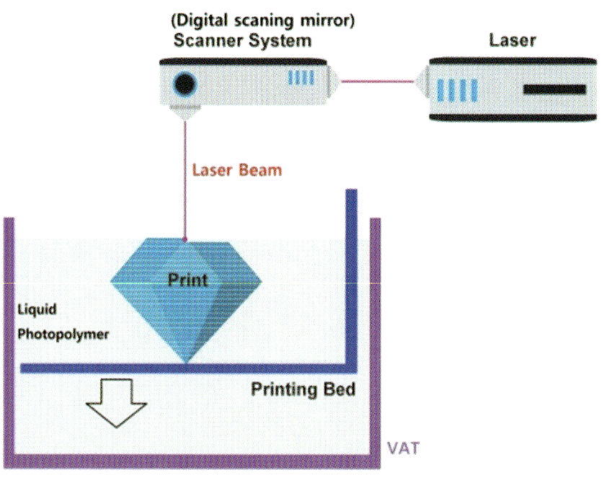

Figure 3. SLA(stereo Lithography Apparatus).

iii) DLP(Digital Light Processing)

특정한 파장이 나오도록 제작된 DLP 프로젝터나 DLP 광원을 이용하여 층 단위로 액상의 광경화성 수지를 경화시켜 모형을 제작하는 방식이다. 노즐이 움직이면서 만들어지는 것이 아니라 단층 단위로 빛을 쏘아 조형 작업이 이루어지기 때문에 출력 속도가 좀 더 빠른 장점이 있다.

SLA나 DLP 방식 모두 액상의 광경화성 수지를 사용하고 특정 파장의 빛을 받으면 경화되는 특징이 있는데, DLP방식의 프린터에서 넓은 대형 제품을 프린팅 하는 경우에는 빛을 넓게 쏘아야 하는 데 이때 주변부에서 밝기가 떨어지거나 왜곡이 생겨날 가능성이 있다.

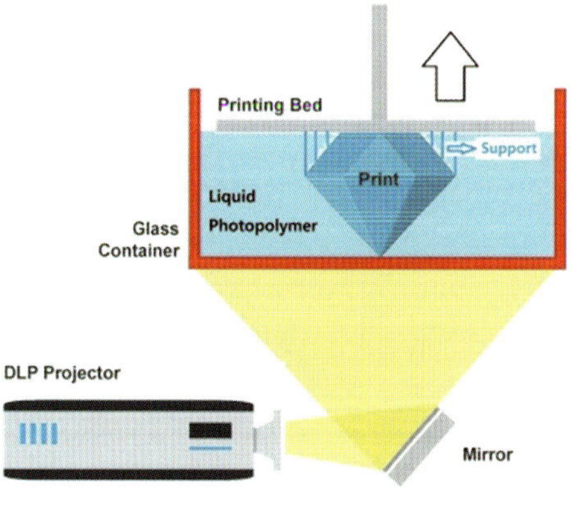

Figure 4. DLP(Digital Light Processing).

iv) 3DP(3 Dimensional Printing)/PBP(Poweder Bed and inkjet head 3d Printing)

Inkjet 방식으로 접착제로 분말을 결합시키는 기술을 사용하는데, 롤러를 이용하여 재료판에서 프린팅판으로 파우더 재료를 이동하면서 프린팅한다. 이때 파우더 타입의 재료에 컬러 접착제를 뿌려 재료를 응고시키면서 컬러 표현이 가능한 모델을 제작한다. 색에 대한 표현력이 우수한 3D 프린터로 시제품 제작시 최종 제품의 완성 모습을 확인하는 용도에 적합한 프린터이다.

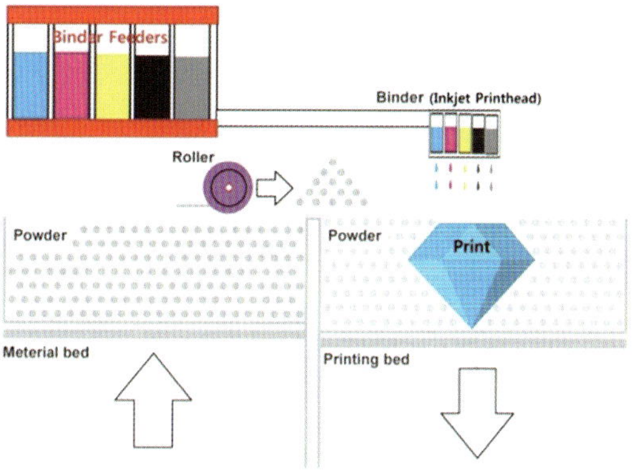

Figure 5. 3DP(3 Dimensional Printing) /PBP(Poweder Bed and inkjet head 3d Printing).

v) SLS(Selective Laser Sintering)

레이저로 분말을 녹이는 방식으로, 분말(파우더) 상태의 소결제를 포함한 플라스틱, 유리, 모래, 금속(알루미늄, 티타늄, 스테인레스 등)등의 소재를 레이저로 일시적으로 녹인 후 응고시켜 모형을 빠르게 조형하는 방식이다. 프린팅시 형태적 제한이 없으며, 출력 직후의 강도도 좋아서 프린팅이 완료되면 곧바로 물리적인 능력을 부여할 수 있다.

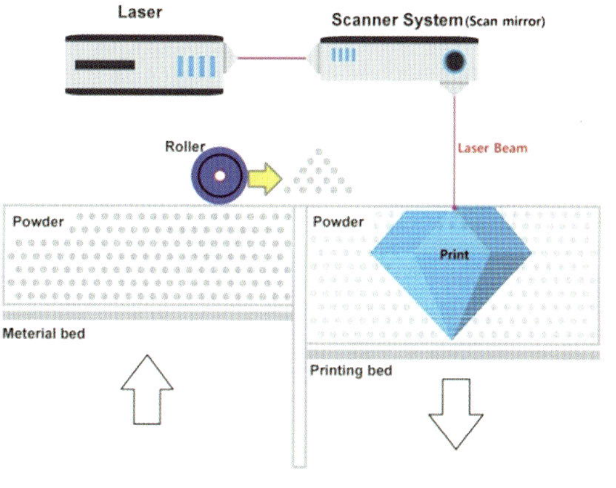

Figure 6. SLS(Selective Laser Sintering).

vi) Polyjet/MJM(Multi Jet Modeling)

Polyjet 방식의 3D 프린터는 여러 개의 프린터 노즐에서 미세한 크기의 액상의 광경화성 수지를 분사하고 즉시 UV 광원을 이용하여 재료를 경화시켜 모델을 제작하고, 이와 유사하게 MJM 방식은 각각의 프린터 헤드에서 광경화성 수지와 왁스(지지대 역할)를 동시에 분사하고 UV 광원으로 재료를 경화시켜 모델을 제작한다. Polyjet과 MJM 방식의 차이는 지지대 재료가 다르다는 것이며, 지지대 제거 및 후처리 과정에서 차이가 있다. 돌출부나 복잡한 모양으로 인해 지지대(Support, Supporter)가 필요한 경우에는 지지대 재료를 분사하여 출력물의 형태 변형 없이 복잡하고 정교한 형상을 얻을 수 있다. 하나의 모델에 여러 색상과 재료를 사용할 수 있는 장점이 있으며 고품질 프린터 헤드를 가지고 있어서 표면 품질이 우수한 특징이 있다. 그리고 다양한 색상과 연질-경질의 특성을 가진 복합 재료의 사용이 가능하다. 하지만 다른 3D 프린터에 비해서 상대적으로 고가의 장비이다.

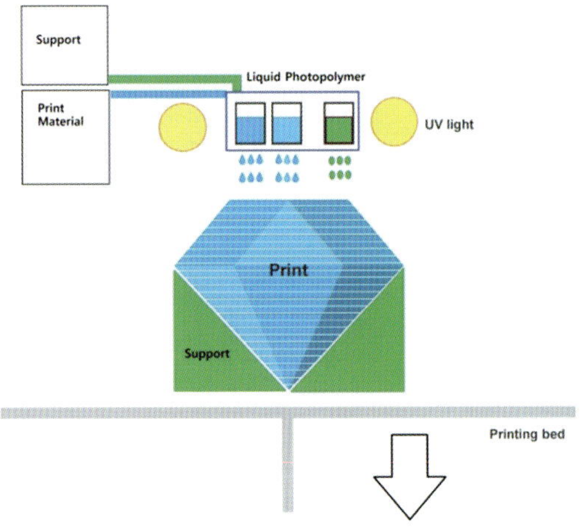

Figure 7. Polyjet/MJM(Multi Jet Modeling).

vii) LOM(Laminated Object Manufacturing)

접착제로 시트를 결합시키는 방식으로, 얇은 두께의 종이판이나 롤 상태의 PVC 라미네이트 시트와 같은 재료를 CO_2레이저나 나이프 에지로 커팅 후 열을 가하여 접착하면서 모델을 제작한다. 일반 A4 용지 등을 재료로 사용할 수도 있기 때문에 재료비가 매우 저렴한 것이 장점이지만, 내부를 비우는 형식의 모델링을 출력하는 데에는 적합하지 않으며 재료를 절단하는 시간이 오래 소요된다.

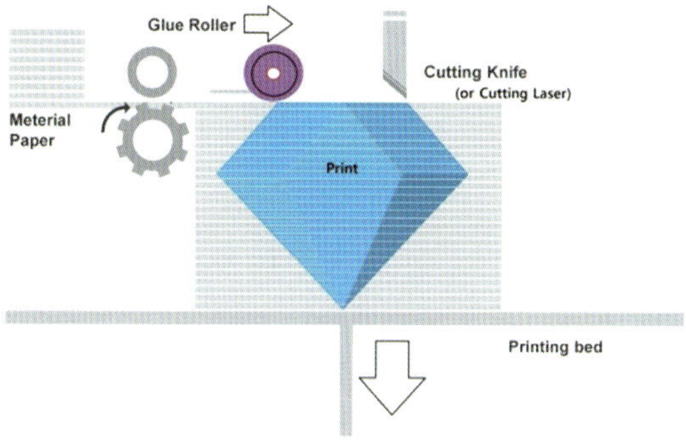

Figure 8. LOM(Laminated Object Manufacturing)

3) 3차원 출력물의 마무리 과정

3D 프린터를 이용하여 출력을 하게 되면 지지대가 남게 되고 지지대를 제거하더라도 일반 제품처럼 표면이 매끄럽지 않다. 이러한 이유는 3D 프린터가 적층 성형 방식을 사용하기 때문이며 출력후 마무리 후처리 과정은 필수이다.

i) 지지대(Support, Supporter)

여러 가지 3D 프린터의 출력 방식에 따라서 출력되는 도중에 출력물의 형태 변형을 막기 위해서 지지대(Support, Supporter)라는 물질이 필요한 경우가 있다. 그리고 같은 3D 프린터라도 연구 모형이나 작업 모형 같이 단순히 편평한 바닥을 가지는 경우는 지지대가 필요 없는 반면에 임플란트를 위한 서지컬 가이드 같이 3차원적으로 여러 면에서 정교한 제작이 필요한 경우에는 많은 경우 지지대가 필요하다. 따라서 어떤 3D 프린터는 기계적으로 출력물에 부착되어 있는 지지대의 제거가 필요할 수 있다. 지지대의 형태는 프린팅하기 전에 3차원 영상 처리과정에서 형태 및 개수를 결정하며 3D 프린터의 출력 방식이나 재료에 따라서 서로 다른 형태의 지지대가 만들어진다. 예를 들어 같은 FDM 방식의 3D프린터라도 지지대를 사용하지 않는 FDM 방식은 출력 직후 단순히 프린터 출력 바닥에서 입체 모형을 분리해 주기만 하면 되고, 지지대와 출력 모형 재료를 같이 이용하는 FDM 방식의 경우에는 서로 다른 성분의 지지대 재료와 출력 재료를 같이 이용하여 제품 출력후 지지대를 기계적으로 제거하는 것이 필요하다. DLP 방식의 3D 프린터들은 한 종류의 액상 광경화성 수지를 지지대와 모형 제품을 출력하기 위해서 같은 컨테이너 안에 담아서 사용하는데, 이러한 출력을 위해서는 주로 긴 줄과 같은 형태의 여러 개의 지지대가 출력되어 사용된다. 그리고 이와는 다르게 Polyjet 방식의 3D 프린터는 3차원 출력물을 제외한 나머지 공간을 지지대 재료가 완전히 채우는 형식을 이용한다. 지지대의 제거는 Polyjet 방식의 프린터에서는 waterjet을 이용하여 물을 분사해서 제거하며, DLP 방식의 프린터에서는 간단히 커터를 이용하여 제거하거나 프린팅 직후 손가락 힘을 이용하여 조심스럽게 제거하기도 한다. 하지만 손을 이용하여 제거하는 경우에는 섬세하지 못하고 지저분하게 지지대와 모형이 분리되어 후처리 과정이 더 필요할 수도 있다. SLS 방식의 3D 프린터는 파우더와 레이저를 이용하는 방식으로 지지대가 따로 필요하지 않으며 후처리 또한 프린팅 결과물 주변에 붙어있는 파우더를 털어 제거하는 방식을 취한다.

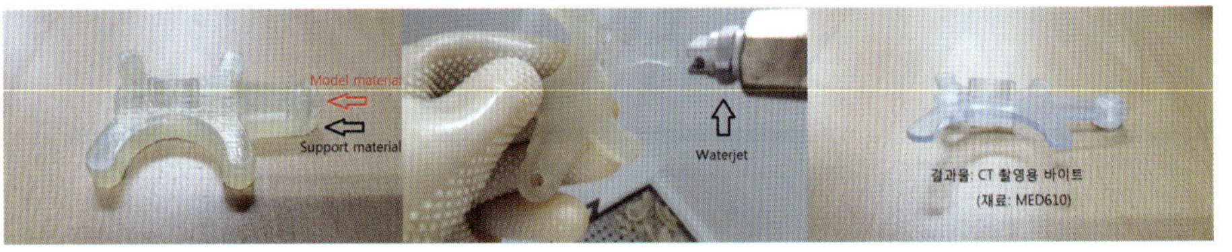

Figure 9. Finishing process in 3D printer with polyjet method. (자료제공: 메디코디)

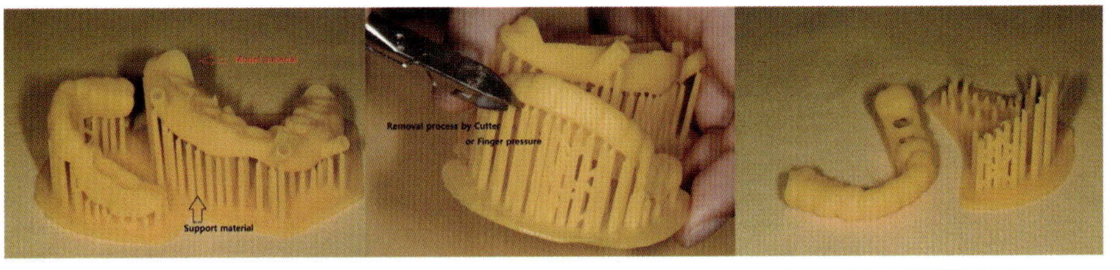

Figure 10. Finishing process in 3D printer with DLP method. (자료제공: ㈜광명데이콤)

ii) **표면처리**

3D 프린터로 모형을 출력한 직후에 기계적으로 남아있는 잔여물이 제거되거나 지지대가 제거된 출력물은 아세톤이나 알코올을 이용하여 표면 세척 작업을 시행한다. 기계적으로 지지대가 절단된 부위는 약간은 거친 면이 남게 되는데 이 경우 나이프, 조각도, 사포, 핸드피스 등의 기구를 이용하여 추가연마가 필요할 수 있다. 필요한 경우에 한해서 적층되어 물결처럼 층이 있는 부분을 액상의 퍼티나 아크릴 수지 등을 이용하여 표면에 발라주면 매끄러운 표면을 얻을 수 있으며, 출력된 모형에 추가 색상을 적용하기 위해서 프라이머나 전용 도색제를 사용하여 표면에 색상을 부여할 수 있다.

iii) **추가 광경화**

다른 3D 프린터와 다르게 액상의 광경화성 수지와 특정 빛을 이용하는 DLP, SLA 방식의 3D 프린터로 출력된 결과물은 곧바로 사용하기보다는 약간의 추가 후처리(광경화)가 필요하다. 이러한 이유는 광을 이용한 프린팅시 출력 직후 출력물의 형태를 유지하기에는 부족함이 없지만 경화 직후에 다소 부족할 수 있는 강도를 나타낼 수 있기에 약간의 추가 경화 시간이나 경화기를 사용한다. 따라서 몇몇 DLP프린터 업체에서는 햇볕에서 48시간 두어 추가 경화를 얻거나 아니면 LED 형태의 광경화기를 추가적으로 수 분간 사용할 것을 권하고 있다.

3. 치과에서 3차원 프린팅의 임상 응용 예

1) 악골 복제

한 가지 색상으로 만들어진 저렴한 악골 모형인 경우는 환자 안모 분석이나 악교정 수술에서 술전 수술 시뮬레이션에 이용할수 있으며, 여러 개의 색상으로 출력된 정교한 모형인 경우에는 보다 미리 자세한 해부학적 구조(치아, 신경, 골구조)를 보여주어 임상에서 신경 손상과 같은 위험 요소를 사전에 파악할 수 있게 하여 안전한 진료를 수행할 수 있게 해준다.

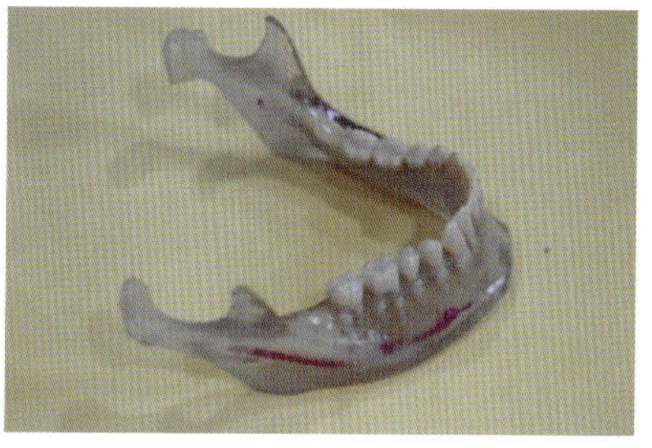

Figure 11. Mandible model with 3 colors.(자료제공: 메디코디)

2) 연구 모형

기존에 사용되던 석고 재료의 연구 모형과 마찬가지로 환자의 치열과 악궁 형태 파악 및 교합 관계를 확인하기 위한 연구 모형 제작에 사용된다.[5] 하지만 환자의 디지털 자료가 계속 존재하는 한 추가적인 인상 채득 없이 언제든지 추가적인 복제 모델을 만들 수 있는 것이 장점이다.

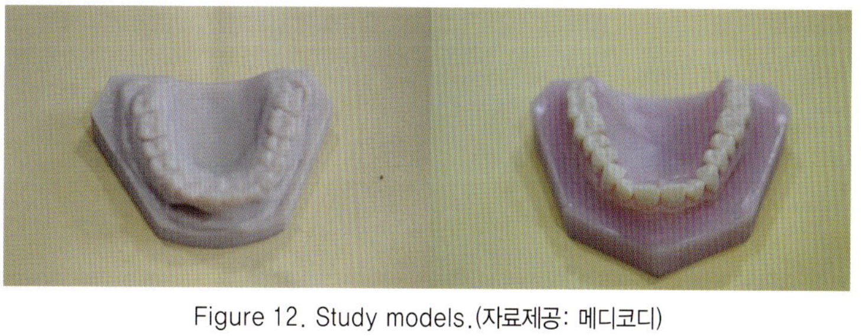

Figure 12. Study models.(자료제공: 메디코디)

3) 보철물 제작을 위한 모형

환자의 보철 치료를 위해서 구강 스캐너 또는 모델 스캐너를 이용하여 자료를 채득한 이후에 3차원 작업 모델을 제작하여 보철 기공에 활용할 수 있다. 특히 과거에 wax-up을 통해 보철물을 제작하던 것에 비해서 3차원 프로그램으로 치관 모양을 작업 후 이것을 프린팅하여 금속 치관을 만들 수 있는 기술들이 소개되고 있다.[6] 그리고 임시 치관도 3차원 프린팅 기술을 통하여 만들 수는 있는데 하지만 이것은 생체친화성 재료 및 저작압을 견딜 수 있는 강도의 재료를 필요로 한다.

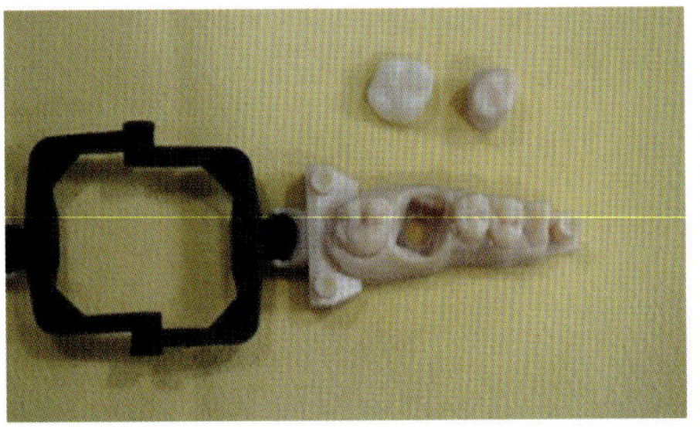

Figure 13. Working model for crown.(자료제공: 메디코디)

4) 교정기공 작업을 위한 작업모형

3D 프린팅된 연구 모형은 환자를 평가하기 위해서 사용되지만, 3차원으로 획득된 환자의 치아 및 악궁 자료들과 치아 교정 전용 소프트웨어를 이용하게 되면 치아배열을 하는 교정 치료에 3D 프린터를 사용할 수 있다. 이러한 투명 교정 치료를 위해서는 교정 소프트웨어를 통해서 미리 치아를 움직여 볼 수 있는데 이때 다양한 단계의 치아 이동 형태(이동량과 방향)를 설정하여 작업 모형을 만들고 이렇게 형성된 작업 모형에 각 단계별로 투명 교정장치를 만들어 임상에서 사용한다. 이러한 방식의 치료는 각 단계별로 set-up 모델을 제작하여 투명 교정 치료를 하던 과거에 비해서 많은 장점이 된다. 가철식 교정 장치 제작을 위한 3차원 프린터로 제작된 작업 모형은 가철식 교정 장치와 유사와 성분으로 제작되어서, 기공실에서 가철식 교정장치를 중합시킨후 장치의 분리시에 장치와 모형간에 재료간 접착이 문제가 될 수 있다. 현재 특정 3D 프린터 회사의 재료 중에는 교정 기공 작업시 플라스틱 모형 부분과 가철식 교정 장치 부분이 붙지 않고 잘 분리되도록 하는 전용 분리재가 소개되고 있다.

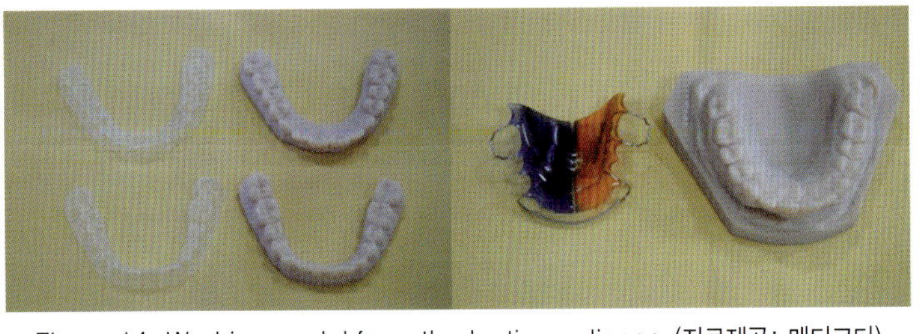

Figure 14. Working model for orthodontic appliance.(자료제공: 메디코디)

5) 임플란트 수술 가이드

3D 프린터를 이용하여 임플란트 수술을 용이하게 하는 가이드를 제작할 수 있다.[7] 임플란트 식립 수술시 임플란트 수술 가이드 장치는 구강내의 골과 노출된 연조직에 직접 접촉하기 때문에 다른 재료와는 다르게 생체친화성이 있는 재료의 사용이 반드시 필요하다.

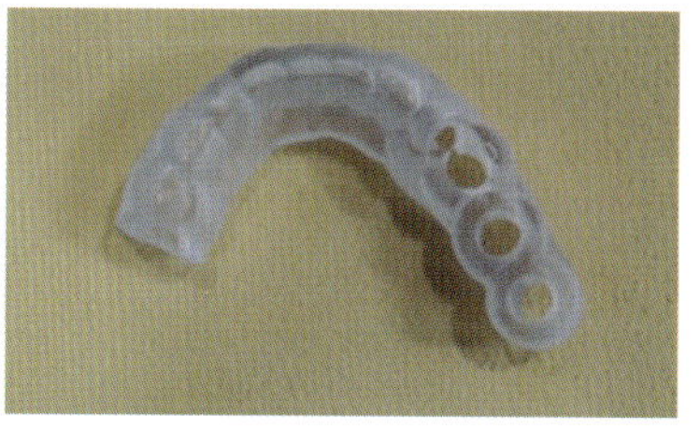

Figure 15. Surgical guide for implants.(자료제공: 메디코디)

6) 임플란트 보철 기공 가이드

임플란트의 fixture 식립 후 채득된 3차원 자료를 통해서 정확한 위치가 재현된 fixture를 포함하는 작업 모형을 만들 수 있다. 이렇게 제작된 작업 모형을 통해서 보다 편리하게 임플란트 보철물 제작 및 진료를 할 수 있다.

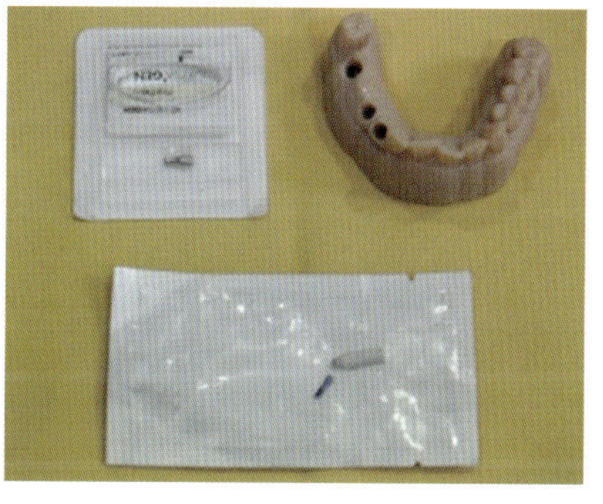

Figure 16. Working model with implant fixture record for prosthetic component.(자료제공: 메디코디)

7) 의치

생체친화적인 재료를 사용하는 3D 프린터를 이용하여 형태적으로 기존의 임시 의치를 대체할 수 있는 임시 의치를 3D 프린터로 제작할 수 있다. 하지만 임시 임시 의치를 장기간 사용하거나 영구 의치로 사용하려면 저작압 및 장기간 사용에 따른 재료의 파절에 저항 할 수 있고 생체 친화적인 의치 제작용 재료가 개발되어야 임상에서 보편적으로 적용할 수 있다.

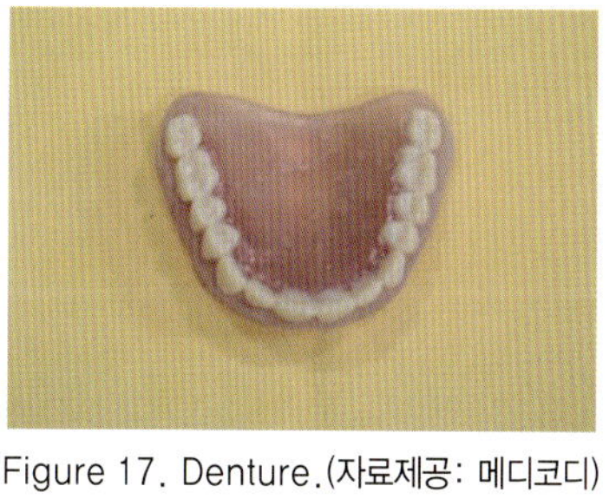

Figure 17. Denture.(자료제공: 메디코디)

8) 치아복제

자가치아이식술을 사용하는 치료시에 3D 프린터를 이용하여 복제된 치아를 사용할 수 있다. 자가치아이식을 위해서 발치된 치아의 구강외 노출 시간을 줄이는 것은 자가치아이식의 성골률을 높이는데 중요한 요소이다. 이미 3D CT를 이용하여 복제된 치아의 정밀성에 대해서는 큰 오차가 없다는 연구가 보고되었다.[8] 미리 제작된 복제 치아 모형을 이용하여 치아가 이식될 부위의 치조골을 미리 형성한 후 발치를 시행하고 자가치아이식을 하면 발치된 치아의 구강외 노출 시간을 줄일 수 있다.

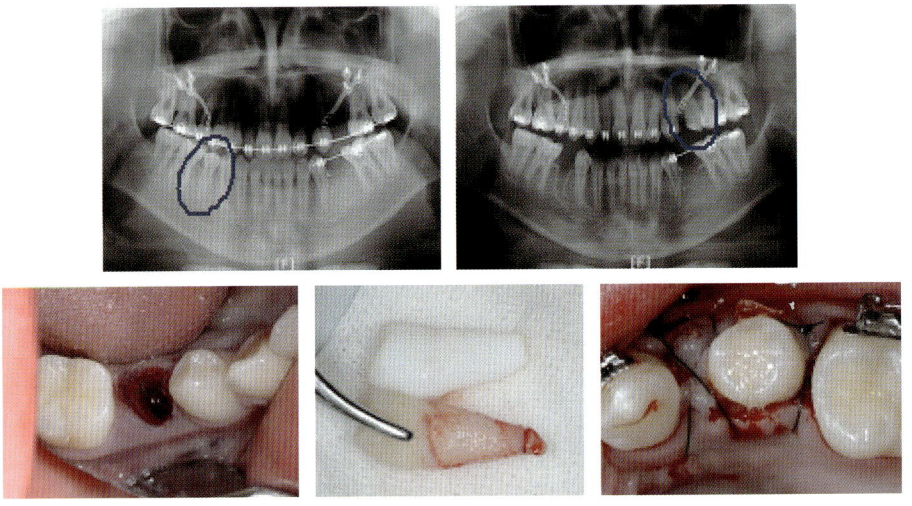

Figure 18. Autotransplantation with 3D printed tooth.

[참고문헌]

1. Noort R. The future of dental device is digital. Dental Materials 2012;28:3-12.
2. 김시철. 3D 프린팅과 CAD/CAM으로 제작한 고정성 치과 수복물의 적합도. 단국대학교 대학원 [국내박사] 2014.
3. Chia HN, Wu BM. Recent advances in 3D printing of biomaterials. J Biol Eng. 2015;9.1:4.
4. 이시창, 권정일. 디자인 시제품의 효율적 제작을 위한 모델분할 공정의 활용 -FDM 방식 3D Printer를 중심으로-. 기초조형학연구 2014;15:389-98.
5. 곽은주. Comparison of accuracy and reproducibility of 3D-printed Dental replica models :multijet modeling and fused deposition modeling. 경희대학교 일반대학원 [국내석사] 2015.
6. Torabi K, Farjood E, Hamedani S. Rapid Prototyping Technologies and their Applications in Prosthodontics, a Review of Literature. J Dent (Shiraz) 2015;16:1-9.
7. 안성훈. 제작방법에 따른 치과용 surgical guide의 정밀도 비교에 관한 연구. 부산가톨릭대학교 대학원 [국내석사] 2016.
8. Lee KY, Cho JW, Chang NY, Chae JM, Kang KH, Kim SC, Cho JH.Accuracy of three-dimensional printing for manufacturing replica teeth.Korean J Orthod. 2015;45:217-25.

*참고자료: 3D 프린팅 의료기기 국내허가 사례 (식약청 자료 2016. 04)

연번	업체명	품목명 (등급)	허가번호 (허가일자)	사용목적	외 형
1	㈜메디쎄이	두개골 성형재료 (3)	제허13-870호 ('13.5.16)	두개골 결손부의 대체 및 수복에 사용하는 임플란트	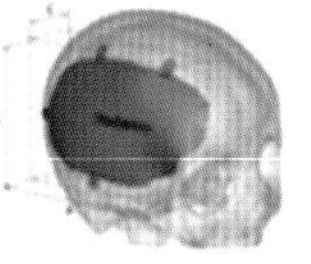
2	㈜메디쎄이	금속제이식 용메쉬 (3)	제허13-1047호 ('13.6.14)	조직이나 뼈를 지지하거나 보호하기 위하여 이식하는 금속재질의 망으로서 비흡수성이다. 재건술, 정형 외과 수술시 등에 사용한다.	
3	㈜메디쎄이	추간체유합 보형재 (3)	제허13-1292호 ('13.7.18)	퇴행성추간판탈출증(degenerative intervertebral disks)으로 인한 구조적 이상을 치료하기 위해 사용하는 케이지 형태의 기기. 기계적인 안정성 또는 추간체유합이 일어나기 충분한 공간을 제공하기 위하여 뼈나 이식용뼈 사이에 이식한다	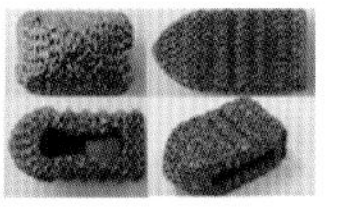
4	㈜메디쎄이	추간체유합 보형재 (3)	제허13-1678호 ('13.10.4)	보통 퇴행성추간판탈출증(degenerative intervertebral disks)으로 인한 구조적 이상을 치료하기 위해 사용하는 케이지 형태의 기기. 기계적인 안정성 또는 추간체유합이 일어나기 충분한공간을 제공하기 위하여 뼈나 이식용뼈 사이에 이식	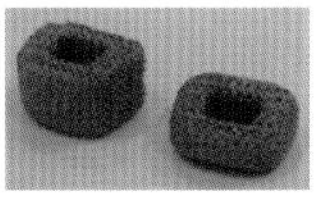
5	㈜메디쎄이	인공광대뼈 (3)	제허14-25호 ('14.1.2)	환자의 광대뼈 결손 부위를 대체하거나 고정, 유합, 지지에 사용하는 임플란트로써 결손된 해부학적 형상에 적합히게 시술	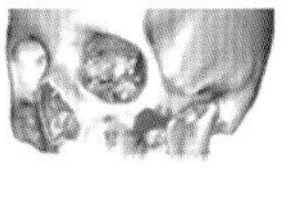
6	㈜메디쎄이	인공안와연 (3)	제허14-26호 ('14.1.2)	안와저 또는 안와연의 결손부위를 대체하거나, 고정, 유합, 지지에 사용하는 해부학적 형상에 적합하게 시술	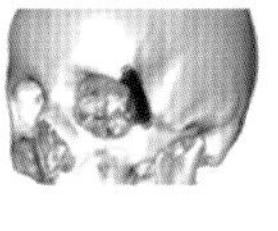
7	㈜티앤알바이오팹	특수재질 두개골성형 재료 (4)	제허14-1337호 ('14.7.16)	외상 혹은 질환등의 이유로 결손된 두개악안면골에 사용	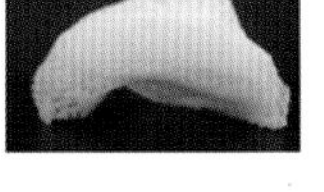

8	㈜스파이 노텍	추간체유합 보형재 (3)	수허15-1738호 ('15.12.2)	경추 및 요추 사이에 이식하여 추간체유합이 일어나기 위한 충분한 공간을 제공함으로써 퇴행성추간판탈출증(degenerative intervertebral disks)으로 인한 구조적 이상을 치료하는데 사용	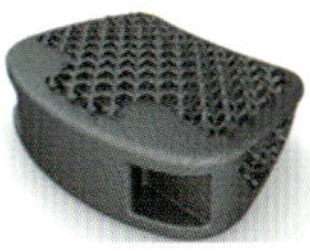
9	㈜메디쎄이	추간체유합 보형재 (3)	제허15-1641호 ('15.12.3)	요추사이에 이식하여 추간체유합이 일어나기 충분한 공간을 제공함으로써 퇴행성추간판탈출증(degenerative intervertebral disks)으로 인한 구조적 이상을 치료하는데 사용	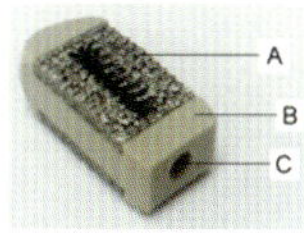

〈첨부〉수술용 가이드 및 수술기구

연번	업체명	품목명 (등급)	허가번호 (허가일자)	사용목적	외 형
1	㈜셀루메드	의료용 가이드 (1)	서울 제신11-235호 ('11.11.11)	기구의 진로를 안내하기 위하여 사용하는 기구	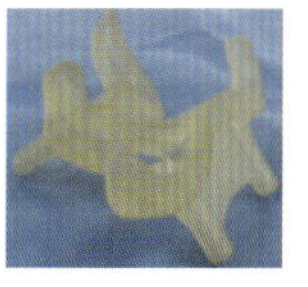
2	(유)시로나 덴탈 시스템즈 코리아	의료용 가이드 (1)	서울 수신13-35 호 ('13.01.07)	임플란트 또는 기구의 진로, 위치, 수술부위의 표시 등을 안내하기 위하여 사용하는 기구	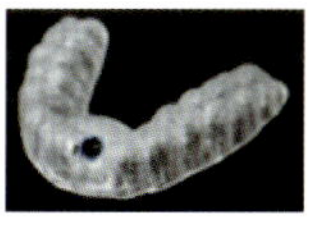
3	잽얼라인(주)	의료용 가이드 (1)	경인 제신13-75호 ('13.2.5)	임플란트 또는 기구의 진로, 위치, 수술부위의 표시 등을 안내하기 위하여 사용하는 기구	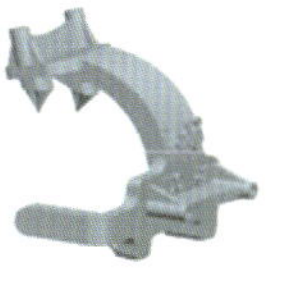
4	㈜코렌텍	수동식골 수술기 (1)	대전 제신14-126호 ('14.7.25)	뼈와 결합시켜 고정핀으로 고정하여 골 절제를 유도하는 기구	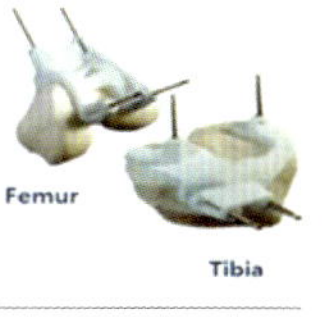
5	서울아산 병원	의료용 가이드 (1)	서울 제신15-503호 ('15.12.4)	임플란트 또는 기구의 진로, 위치, 수술부위의 표시 등을 안내하기 위하여 사용하는 기구	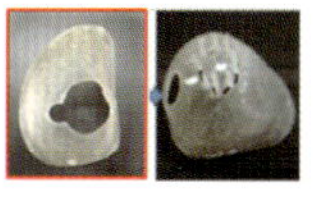

06 CHAPTER 맞춤형 브라켓과 가상 치아 모형을 활용한 목표 중심의 교정치료

Goal-oriented orthodontic treatment based on virtual alignment and customized brackets

연세대학교 치과대학 치과교정학교실 **차정열**

1. 개요

디지털 모형을 채득하여 진단을 해야 하는 이유는 무엇인가?

기존 석고 모형을 이용하여 치아크기 부조화나 공간 부조화에 대한 평가가 가능하다. 그러나 기존 방법은 최종 교합을 보지 못하고 치료를 시작한다는 점에서 큰 한계가 있다. 결손된 치아나 치아 크기 이상이 존재하는 경우 정밀한 치료 계획을 세우기에는 정보가 부족하다. 특히, 횡적인 부조화가 있어서 악궁의 확장이나 축소가 필요한 경우에 전치부의 전후방적인 이동에 의한 돌출도의 변화를 예측하기는 매우 어렵다.

구치부의 치아이동이 필요한 비발치 증례에서, 석고 모형을 통해 공간부조화를 계측하여 구치부의 후방이동량을 어느 정도는 예상할 수 있지만 정확히 예측할 수는 없다. 또한 구치부의 후방이동에서 소구치 발치로 치료 계획이 변경되는 경우에 총생의 양은 지극히 주관적인 정보라는 것을 알 수 있다. 따라서 치료 계획을 세울 때 목표로 하는 최종 교합을 시뮬레이션 하여 실제적인 치아의 이동형태와 이동량을 결정하는 것이 필요하다. 디지털 모형은 모형 분석에 대한 기본적인 진단정보를 제공할 뿐 아니라 치아를 개별로 분리하여 치료의 목표에 가까운 교합을 교정 치료 전에 시뮬레이션 할 수 있다는 점이 가장 큰 장점이다.

가상 치아모형을 바탕으로 최종적인 목표에 부합하는 맞춤형 브라켓을 제작하고, 이를 간접 부착술식을 이용해 치아에 정확하게 부착한다면 교정치료의 효율성을 극대화시킬 수 있을 것이다.

이처럼 Goal-oriented treatment plan은 교정의사가 세운 치료목표가 현실적인가를 평가할 수 있는 효율적인 진단방법일 수 있다. 이번 장에서는 디지털 모형을 제작하고 편집하는 기본적인 방법과 치료목표 수립을 위한 가상 치아배열시 전후방, 횡적 진단방법, 그리고 임상 적용 방법을 다루었다. 마지막으로 디지털 모형의 정확성에 대한 평가와 함께 디지털 치아모형 셋업을 이용한 교정 진단 및 간접 부착술식의 임상적인 효용성을 고찰하고자 한다.

2. 교정 진단모형 제작

교정치료의 진행은 치아모형 분석에서부터 시작되어야 한다. 최신 소프트웨어를 활용할 경우 구강내 스캐너로 기록된 모형을 단순한 과정을 통해 진단모형으로 변환시킬 수 있다. 물론 석고 모형을 스캔하여 디지털 모형을 제작할 수도 있으나 이 장에서는 구강내 스캐너와 3Shape 프로그램을 활용한 모형 분석 방법을 위주로 설명할 것이다.

모형 베이스 제작을 위한 교합평면 설정

저장된 환자 리스트에서 필요한 정보를 선택한 후 왼쪽 상단의 모형 베이스 모양의 아이콘을 클릭하면 모형 베이스를 제작하기 위한 과정이 시작된다(Figure 1). 모형 베이스를 제작하기 위해서는 기존 석고 모형 제작 원칙을 적용해야 한다. 따라서 모형 베이스가 교합평면에 평행하도록 하기 위해 제일 먼저 교합평면을 설정한다. 교합평면은 왼쪽 상단의 대화상자에서 지시하는대로 #16, #11^21, #26의 3개의 point를 지정하여 설정한다.

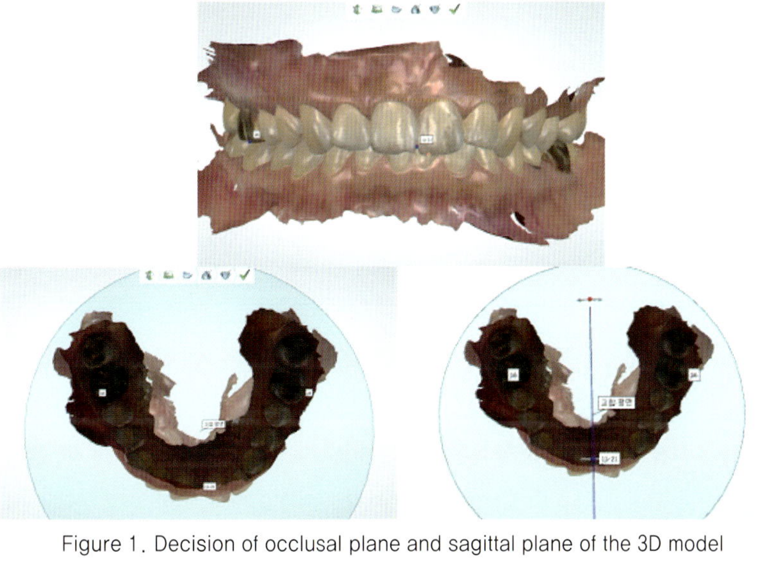

Figure 1. Decision of occlusal plane and sagittal plane of the 3D model

시상평면과 스플라인 설정

시상평면 설정은 교합평면 상에서 상악 중절치 인접면에 선을(빨간색 선) 그어서 설정한다. 시상평면은 상악의 정중 구개봉합 부위에 근접한 참고 평면이 되고 확인과정이 지나면 시상평면 수정이 가능하게 되어 보정을 할 수 있다. 스플라인 설정은 스캔과정에서 촬영된 치은 부분을 다듬는 과정으로 진단과정에 필요한 최소한의 잇몸이 보존될 수 있도록 설정해야 한다. 최종적으로 설정된 스플라인은 상악, 하악 베이스와의 경계가 된다.

베이스의 높이와 폭 설정

교합평면에 대해 기본 베이스가 미리 설정된 높이와 폭경으로 제작되며, 이 후에 환자의 악궁 크기에 맞춰 베이스의 크기를 수정해야 한다. 베이스의 폭과 높이는 녹색 마커를 이동하여 조절하며 악궁의 수평적, 수직적 회전이 필요한 경우 붉은 색 마커를 이동하여 조절할 수 있다. 실제로 환자에게 교합평면의 치우침이나 횡적 비대칭이 있는 경우 임상평가에 근거하여 베이스를 제작해야 한다. 모형의 두께는 임의로 설정할 수 있다. 모형을 STL 파일로 변환하여 3D 프린터로 출력하는 경우 출력시간을 고려해 최소한의 두께로 조절하는 것이 좋다. 해당 디지털 모형은 새로운 이름 저장을 통해 STL 파일로 쉽게 변환할 수 있다. 스캔이 되지 않은 부분은 베이스 제작 시 자동적으로 모형 베이스와 연결된다(Figure 2).

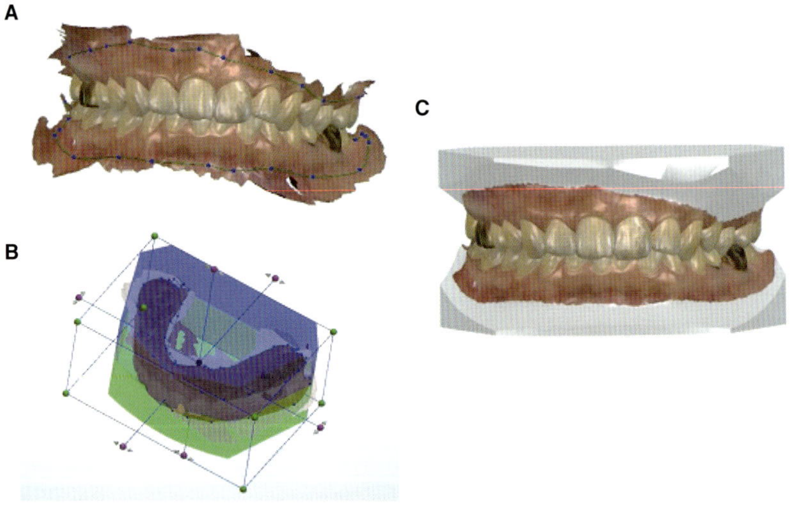

Figure 2. A. Decision of base spline. B. Decision of base size and thickness. C. Complete the base making.

치아 근원심 계측과 치아 분할

기본 화면으로 돌아와 우측 상단의 녹색 모자 아이콘을 클릭하면 치아의 근원심을 계측하고 치아를 분할하는 과정으로 넘어간다. 먼저, 결손된 치아가 있으면 개요 창에서 해당 치아를 선택하여 제외한다. 이후 치아 각각의 근심, 원심에 2개의 포인트를 선택하여 근원심 폭경을 설정한다. 설정된 근원심 세그먼트에 의해 치관의 기본축이 정의된다. 치관의 장축은 빨간색 화살표 형태로 표시되며, 화살표 하방의 포인트를 조작하여 이를 수정할 수 있다. 파노라마 방사선 사진을 참고하여 치관의 장축을 수정한다. 수정이 완료되면 임상치관을 치은부위 및 인접치아와 분리할 수 있는 절단 과정의 단계로 넘어간다. 앞서 설정한 치아의 근원심 포인트와 치관의 장축에 근거하여 자동적으로 파란색 절단 스플라인이 설정된다. 만약 수정이 필요할 경우 녹색점을 이동하여 수정이 가능하다(Figure 3,4).

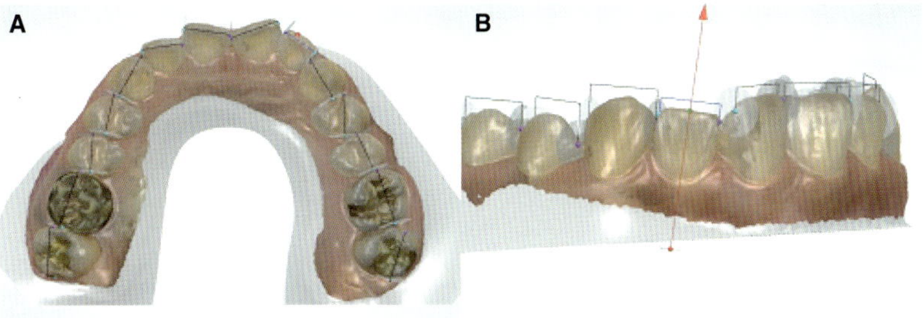

Figure 3. A. Separate each tooth by mesial and distal points.
B. Decision of crown axis for each tooth

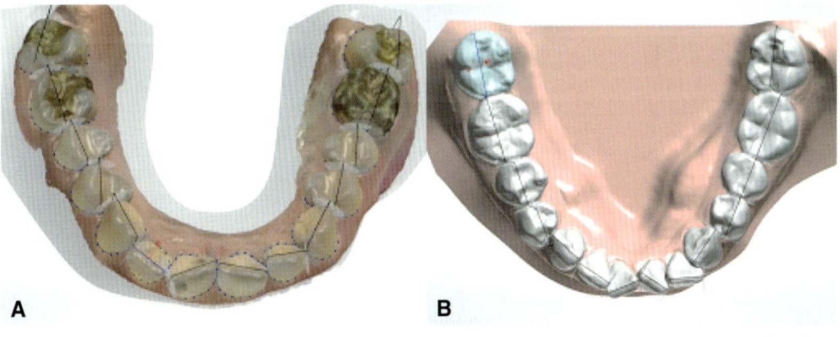

Figure 4. A. Decision of tooth spline. B. establishment of tooth separation(#47)

악궁 분석

기본 화면으로 돌아와서 좌측 분석 탭의 악궁분석 아이콘을 클릭하면 모형상에 이상적인 치열궁을 설정하는 단계로 넘어간다. 이 단계에서는 타원, 포물선, 사용자 지정의 3가지 옵션이 가능하다. 타원과 포물선은 치열궁의 한쪽 끝에 해당되는 점과 최전방에 해당하는 점을 모형상에 설정하면 자동적으로 설정된 점에 대응되는 대칭적인 타원, 포물선 모양의 치열궁이 설정된다. 사용자 지정의 경우 이상적인 치열궁이 기본적인 타원, 포물선 형태와 차이가 있을 때 사용하며, 사용자가 원하는 모형상의 위치에 원하는 개수의 점을 설정할 수 있다. 점들은 설정된 순서대로 부드러운 곡선으로 연결되어 치열궁 모양을 이루게 된다. 반대악의 이상적인 치열궁을 표시하게 되면 상악과 하악의 치열궁 관계를 쉽게 파악할 수 있다. 설정이 끝나면 이전 단계에서 얻어진 각 치아의 폭경과 치아폭경의 총합, 설정된 이상적인 치열궁의 길이가 개요창에 표시된다. 이상적인 치열궁이 적절하게 설정되었다면 악궁 길이 부조화는 치아폭경의 총합과 이상적인 치열궁 길이의 차로 계산이 가능하다. 또한 설정된 이상적인 치열궁은 이후 가상 치아배열시 참고선으로도 사용이 가능하다(Figure 5).

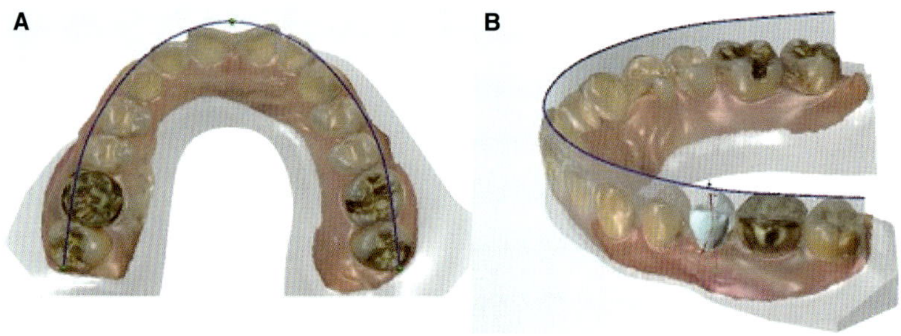

Figure 5. A. Decision of ideal arch form. B. Using the ideal arch form for set-up

기본화면 좌측 분석탭의 분석 보고서를 클릭하면 치아 너비 분석, Bolton 분석, Moyer 분석 등이 표시된다. 크라우딩이나 설정된 이상적인 악궁 길이는 따로 표시되지 않아 필요한 경우 따로 계산하여야 한다. 기본화면 좌측 분석탭의 보고서 생성을 선택하면 출력 가능한 보고서가 표시된다. 보고서에는 치아모델의 정면, 측면, 교합면 사진과 치아분석, 설정된 이상적인 악궁의 모양, Bolton 분석이 출력된다(Figure 6)

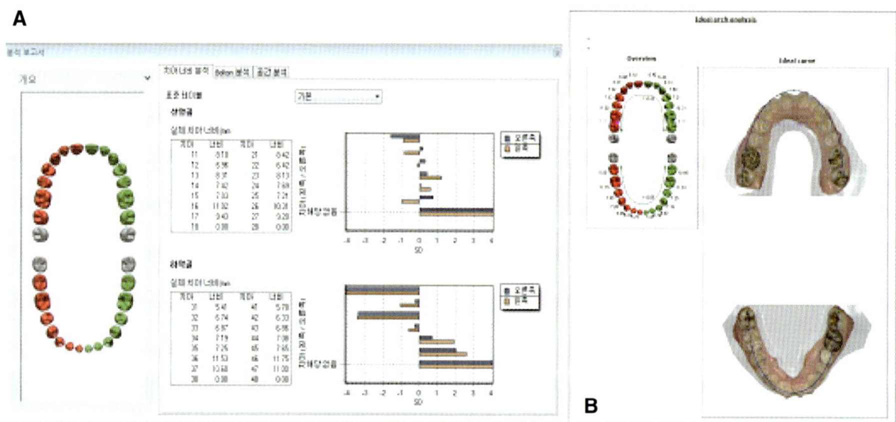

Figure 6. A. Report form of tooth analysis. B. Printing form of tooth analysis

가상 셋업 설정

기본화면 우측 상단의 파란색 모자아이콘을 클릭하면 가상 셋업단계로 넘어간다. 이 단계에서는 개별 치아를 끌어서 이동시켜 환자의 치열을 가상으로 조작할 수 있으며, 이 과정을 통해 치열의 모양이 어떻게 변형되는지 확인할 수 있다. 치아를 선택하면 선택된 치아가 하늘색으로 변하게 되며 한 번 더 선택하게 되면 치아를 이동시킬 수 있는 상태가 된다. 치아나 녹색 제어포인트를 클릭하고 드래그하면 치아의 이동이 가능하며, 빨간색 제어포인트를 조절하면 치아의 회전이 가능하다. 치아의 이동, 회전량은 우측의 이동탭에 표시되는데, 이 탭에 직접 이동량을 입력하여 치아를 이동하는 것도 가능하다. 치아를 이동하는 과정에 부가적으로 사용될 수 있는 기능들은 아래와 같다(Figure 7).

이상 치열궁 표시 : 이전에 설정했던 이상적인 악궁을 모델상에 가시화하여 치아이동의 참고선으로 사용 가능하다.

스트리핑 : 입력된 수치에 따라 선택한 치아에 대한 치간 삭제를 시뮬레이션 할 수 있다.

치아 추출 : 이 옵션을 사용하면 상하악에서 선택된 치아를 추출할 수 있다. 발치가 필요할 경우에 이 옵션을 사용할 수 있다. 추출된 치아는 추출된 치아테이블에 표시되며 복원하려면 실행취소를 클릭하면 된다.

선택된 치아의 원본 표시 : 이동 전후의 치아위치 비교가 필요한 경우 우측상단의 바를 조절하면 선택된 치아의 이동 전 위치를 가시화할 수 있다.

충돌감지 수행 : 대합치나 인접치와의 교차점을 표시한다. 이러한 교차점은 빨간색 테두리 영역으로 표시된다.

2D 교차단면 : 횡단면과 수평피개, 교합 등을 평가할 수 있다.

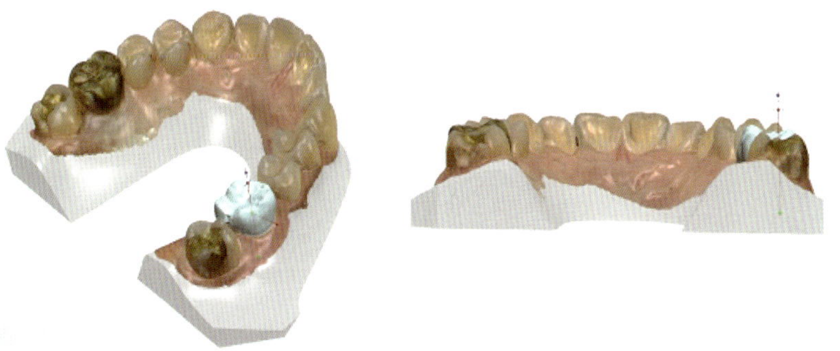

Figure 7. Changing tooth position by using red and green points

교합

기본 화면에서 좌측 상단 조작 탭의 교합 아이콘을 클릭하면 상하악의 가상캐스트를 재위치 할 수 있다. 이는 특히 수술환자에서 가상으로 교합을 변화시켜 볼 수 있어 유용하다. 다음 두 가지 옵션을 사용하여 가상 캐스트의 위치를 상대적으로 변화시킬 수 있다. 먼저 변환상자를 사용하면 상하악의 각도 변화, 회전, 상하좌우 이동 등이 가능하고 화살표 버튼을 사용하면 상하악을 일정한 간격으로 상하좌우 이동할 수 있다. 평면 그리드탭을 사용하면 일정한 눈금이 표시된 평면이 나타나고 원하는 위치에 모델을 이동시켜 이동량 계산에 참고할 수 있다. 교합 재위치를 완료하였으면 마지막으로 측정 포인트 그룹에서 포인트 삽입을 클릭하여 이동을 측정할 관심 포인트를 설정한다. 각 지정포인트에서 이동된 거리가 모델에서 측정 라벨로 표시된다(Figure 8).

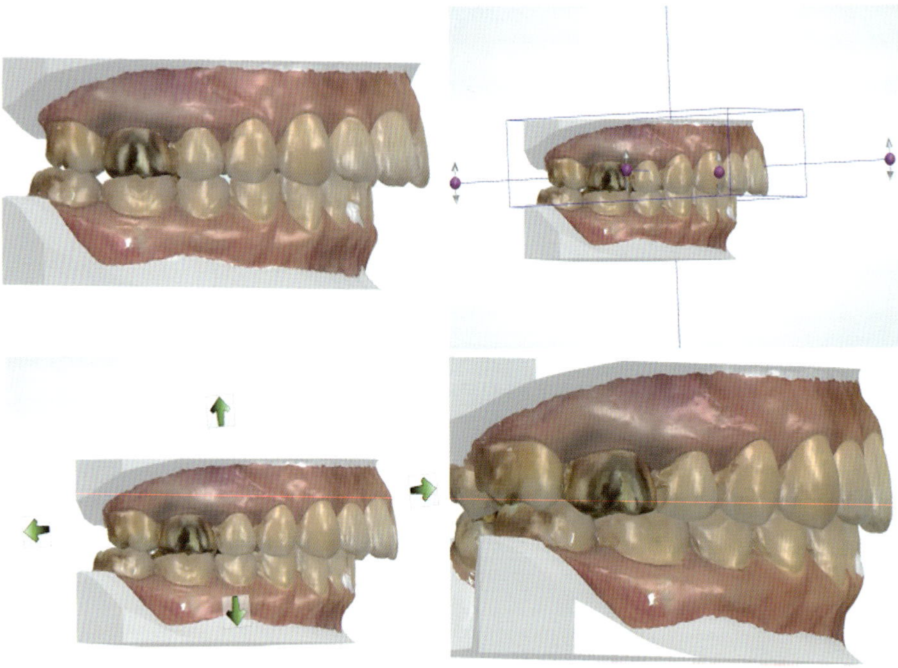

Figure 8. Procedure of changing the occlusion

모델집합 비교

기본화면의 모델집합 비교버튼을 클릭하고 현재 로드된 모델집합과 비교할 모델집합을 선택한다. 두 가지 모델집합이 중첩되어 표시된다. 표시되는 모델집합 비교창에서 각 모델의 가시성을 조절할 수 있다. 치아 및 치열궁의 전체적인 변화를 비교하는데 유용하다(Figure 9).

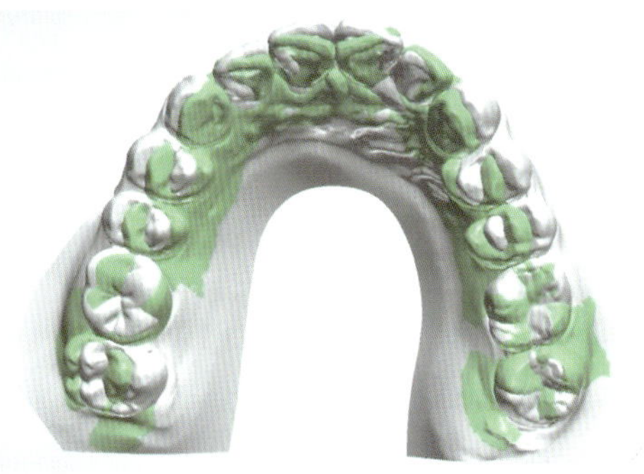

Figure 9. Comparison between initial(white) and final(green) virtual models to know the change of tooth position and arch form

3. 목표 중심의 가상 치아 배열

아치와어어 개별화(customized arch wire)

환자의 악궁형태와 크기를 결정하는 단계로 기존 악궁형태의 템플레이트를 이용하여 환자의 교합선(occlusal line)에 맞춰 호선형태를 개별화한다.[1-2] 이때 하악의 악궁형태를 우선적으로 결정하며 이를 바탕으로 상악의 악궁형태를 선정하고 조정한다. 악궁형태가 결정되면 셋업과정동안 치아의 수직적 전후방이동과 횡적인 이동량을 조절하고 결정하는 참고선으로 활용하게 된다. 발치증례의 경우 계획된 치아의 견인량을 고려하여 전체 아치를 후방으로 이동시킨 후 셋업을 진행한다(Figure 10).

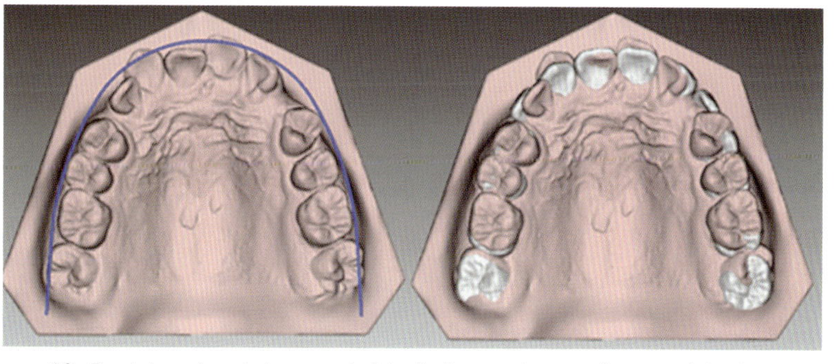

Figure 10. Decision of arch form and virtual alignment according to original arch form

전치의 전후방 위치 결정

셋업을 위해서는 전치부의 전후방적인 위치결정이 선행되어야 한다. 전치부의 전후방적인 위치는 측면 방사선 사진을 통해 결정하며 환자의 연조직 측모를 고려한다. 상악의 돌출된 입술을 해소하기 위한 일반적인 치료방법은 소구치 발치 후 전치부 치아를 후방견인시키는 것이며, 이 때 연조직 변화를 예측하기 위해 특히 측면 방사선 사진에서 입술의 돌출도와 두께를 평가해야 한다. 치아를 후방으로 이동시킨다고 해서 무조건 입술이 후방으로 견인되는 것은 아니다. 극적인 변화를 유도하고 예측하기 위해서는 연조직 특성에 대한 분석이 우선되어야 한다. 입술의 두께가 정상범위인지 짧거나 길지는 않은지를 평가해야 하며 특히 입술의 strain을 관찰하는 것이 중요하다. 전치부 견인시 치체이동이나 조절성 경사이동이 보통 추천되며 이 때 연조직의 후방 견인 정도는 치아이동에 비해 상순에서는 30~60%, 하순에서는 60~80% 정도의 변화가 있게 된다. 상순에서 다양한 반응이 있는 이유는 입술의 특성 뿐 아니라 치아 이동양상에 영향을 받기 때문인데 치관의 절단연보다는 치경부의 이동량이 연조직의 이동과 높은 상관성이 있다. 즉 전치부의 견인 시 비조절성 경사나 조절성 경사의 경우 치경부의 이동이 치체이동보다는 상대적으로 적기 때문에 연조직의 변화가 줄어들 수 있다는 설명이다.

따라서 연조직에서 3 mm 정도의 후방견인이 필요한 경우 상순의 반응을 50%로 가정할 때, 6 mm의 전치부 견인이 필요하다. 해당 견인량은 상악 전치부의 전방 위치 결정에 필요하며 모형상에서 악궁의 전후방적인 이동을 결정하게 된다. 모형상에서 소구치를 발치한 후 초기에 설정된 악궁과 결정된 중심선을 기준으로 전치부를 중절치, 측절치,견치순으로 배열한다. 전방부 배열이 완성되면 설정된 악궁을 후방으로 6 mm 수평 이동시키고 전방부의 6 전치를 그룹 선택하여 교정치료와 같이 en masse이동을 시행한다. 견인이 완성되면 발치부위의 잔여공간은 구치부의 전방이동으로 마무리한다. 이렇게 상악의 치아배열을 마친 후, 적절한 OJ인 2~3mm 정도로 하악 전치부의 전후방 이동이 진행되고 이후 과정은 상악과 동일하다(Figure 11).

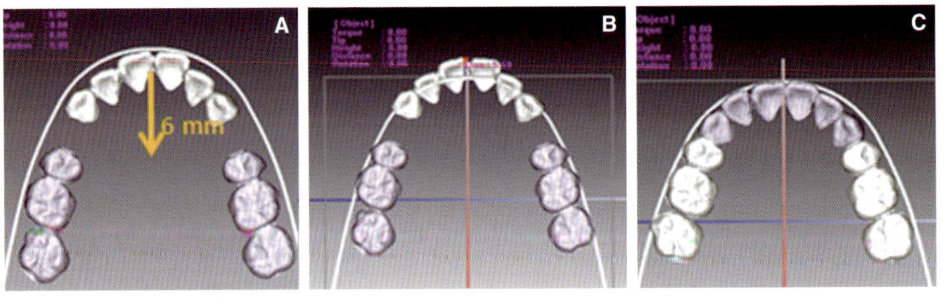

Figure 11. a. decision of customized arch form, b. posterior movement of arch form according to the amount of retraction of anterior teeth, c. alignment of anterior teeth along with customized arch form, and space closure of extraction sites

교합면 목표 설정

환자 교합평면의 좌우측에 비대칭이 있거나 또는 구치부의 압하가 필요한 경우 수직적인 변화가 필요하다. 가상치아 배열에서도 해당 치료목표에 따라 필요한 경우 수직적인 조절을 해야 한다. 교합평면의 변화를 유도할 경우 전체 치열의 저항중심을 이해해야 하며 힘의 부여에 따른 평면의 회전도 고려해야 한다. 만약 전치부의 정출 없이 순수한 구치부의 압하를 유도해야 하는 경우에는 전치부의 정출을 예방하기 위해 미니스크류를 활용할 필요가 있다. 교합평면의 수직적인 조절은 설정된 악궁을 수직적으로 이동시키고 나서 목표로 하는 치열의 위치로 수직적인 이동을 유도해 교합평면을 변화시킨다. 이후 대합치를 정출시키거나 압하시켜 교합을 완성한다(Figure 12).

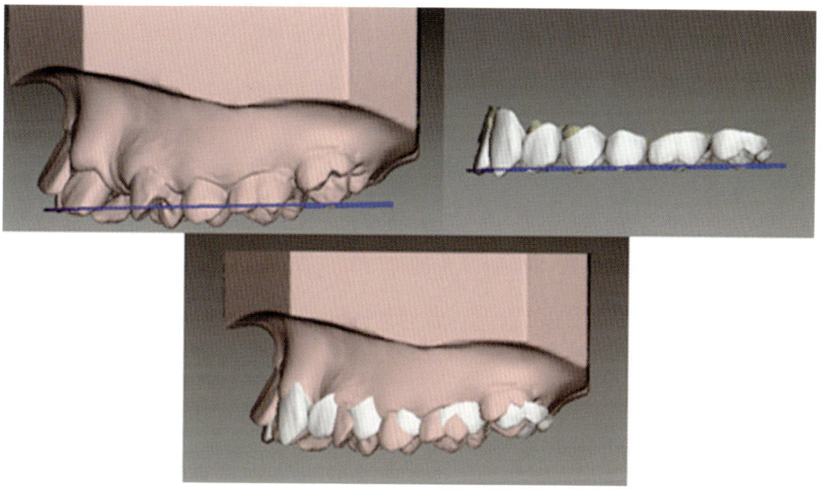

Figure 12. Decision of occlusal plane for molar intrusion and superimposition of initial and virtual alignment models.

가상 치아 배열에서 횡적인 목표 설정

가상 치아 배열에서 횡적인 목표의 설정은 구치부 간의 적절한 관계뿐 아니라 치아의 협설측 경사도를 포함한다. 횡적인 목표 설정이 필요한 경우는 보통 상악궁 확장이 필요한 경우이다. 폭경은 우선 하악의 악궁을 설정한 후 이에 조화로운 악궁을 상악에 투영하여 결정한다. 상악에 투영된 악궁은 설정된 중심선에 맞춰 중절치, 측절치 순으로 전방치열부터 배열하게 된다.

보통 악궁확장은 비발치 치료에서 선호하는 치료방법으로 확장 후에도 전방부 배열을 위해 제1대구치의 후방이동이 필요하다면 치료계획에 구치부 후방 이동량을 설정해야 한다. 그러나 상악에서 3mm 이상의 후방 이동을 계획해야 하는 경우 치료기간과 재발가능성을 고려하여 발치치료에 대해 고려할 필요가 있다. 또한 성인에서 하악의 악궁에 대해 상악 구치부가 편측으로 2mm 이상 확장되어야 하는 경우에는 교정적인 악궁확장 보다는 RPE나 Miniscrew assisted RPE (MARPE)를 계획하여 악궁확장을 유도해야 한다. 일반적으로 구치부의 횡적인 부조화를 확인하기란 쉽지 않으며 CBCT같은 3차원적인 이미지를 통해 구치부의 경사도 확인이 필요한 경우도 있다(Figure 13).

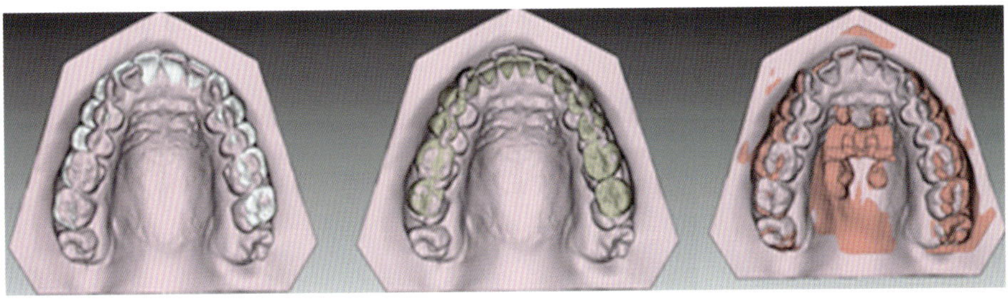

Figure 13. Decision of arch width for maxillary expansion and evaluation of arch coordination with mandibular arch

치관 경사도 설정

치관 경사도는 전치부와 구치부의 경사도를 의미하며 보상치료가 필요한 경우나 발치 치료시 치아의 이동양상을 보상하기 위해 결정 되어야한다.

골격적으로 III급 부정교합 환자의 경우 상악에서 순측 경사, 하악에서 설측 경사된 치성보상효과가 명확하게 관찰되는 경우 기존 교정브라켓으로는 상악과 하악의 전치부에 부가적인 토오크를 부여해야 올바른 전치부 교합관계를 이룰 수 있다. 그러나 맞춤형 브라켓을 사용할 경우 가상치아배열에서 적절한 전치부의 경사도를 부여하여 이를 해결할 수 있다. 또한 발치치료나 구치부 후방이동시 전치부가 설측 경사되는 것이 일반적이다. 이 경우에도 최종적인 전치부 치아 각도가 유지되어야 할 경우 보통 10도 정도의 전치부 토오크를 부여하는 것이 적절하다(Figure 14). 견인하는 동안 전치부의 조절성 경사이동을 보상하거나 브라켓과 와이어 사이에 발생되는 플레이(play)를 고려하여 견인방식에 따라 부가적인 토오크 양을 조절해야한다.

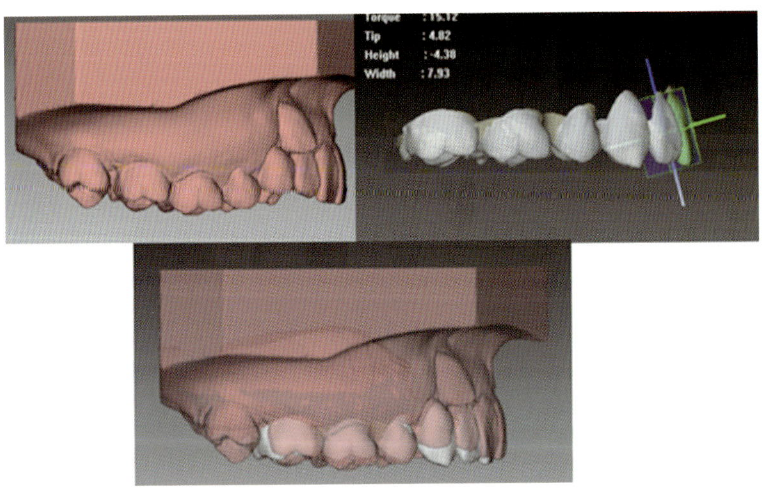

Figure 14. Control of incisor's inclination during virtual alignment, and superimposition between initial and virtual alignment. please note additional torque was applied about 15 degrees.

구치부의 경사도에 있어서도 치료목표를 설정해야 한다. 보상적인 치료에서 횡적인 치아 경사도의 평가가 필요하다. 하악 구치부의 설측 경사가 있는 경우 적절한 경사로 조정하여 가상 치아배열을 진행하는 경우가 일반적이지만 하악의 비대칭이 존재하는 경우 이환측 구치부의 경사도와 비이환측의 경사도가 횡적인 치아보상에 의해 서로 다른 경우가 흔하다. 이 경우 구치부의 보상적인 경사이동을 유지할지 아니면 해소할지 결정해야 한다. 하악 비대칭 환자에서 비수술적인 방법으로 교정치료를 진행하는 경우 구치부 교합이 양호한 경우 비대칭적인 하악의 경사도를 유지할 필요가 있다. 이 경우 양호한 교합을 유지하기위해 치아배열 후 맞춤형 브라켓을 활용할 수 있다(Figure 15).[3]

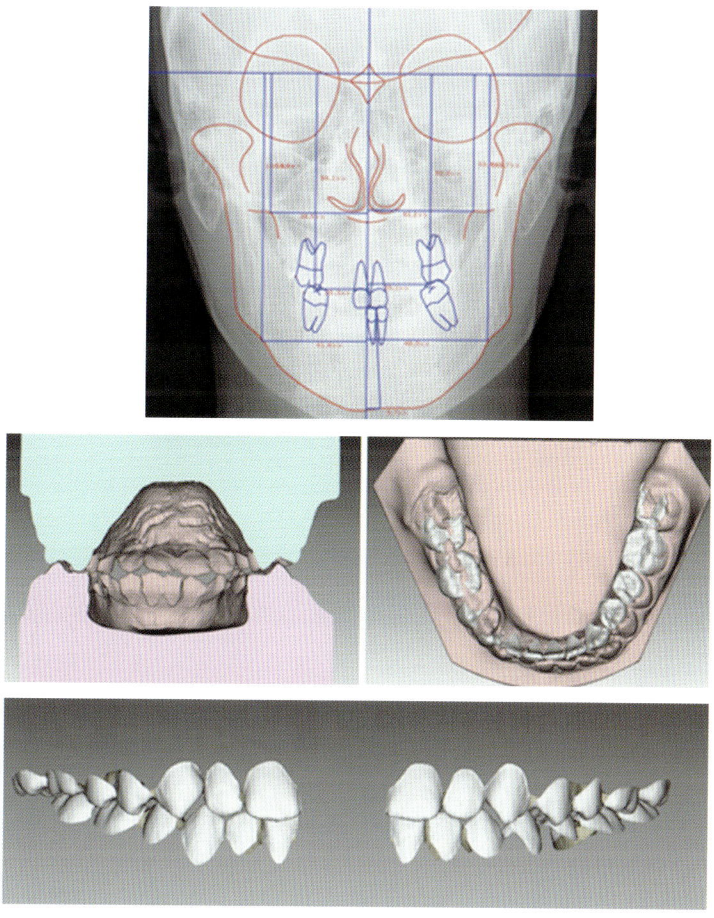

Figure 15. Dental compensation of molar's inclination for mandibular asymmetry and final occlusion after virtual alignment .

가상 치아배열의 마무리 평가

가상 치아배열이 완성되면 초기 모형과의 중첩을 통하여 셋업과정의 현실성을 확인해봐야 한다. 모형중첩에서 치아가 치조골의 범위를 넘어 이동하지 않았는지 확인이 필요하며 과도한 치아 이동인 경우 치료목표가 비현실적일 수 있기 때문에 치료계획은 수정되어야 한다.

가상 치아모형 셋업의 특성

최근 가상모형 셋업의 정량적인 교합평가가 이루어지면서 셋업 교합의 특성이 발표된 바 있다. 연구는 환자의 석고 모형 10쌍을 대상으로 석고 모형 셋업을 시행하고 동일한 환자에 대해 가상 모형셋업을 진행하였다. 모든 셋업은 전문적인 기공사에 의해 진행되었다. 셋업이 완성된 후 모형 상에서 치간 폭경과 장경, 길이를 계측하였으며 최종 교합에 대해서는 American Board of Orthodontist의 Objective grade scale (OGS) 을 적용하여 alignment, marginal ridge, buccolingual inclination, overjet, occlusal contact, OR, IPC에 대한 수치를 기록하여 교합을 평가하였다.[4-8] 우선 모형 계측치는 구치 및 견치간 폭경에는 차이가 없었으나 악궁의 장경에서 유의한 차이가 관찰되었으며 특히 가상모형에서 perimeter가 더 짧게 계측되었다. 또한 OJ, OB에서도 유의한 차이가 관찰되었고 가상 셋업에서 더 작은 값이 계측되었다(표1). 가상 모형에서 개별 치아 간의 OGS 값의 합계는 석고 모형 셋업의 경우 11.3점, 가상 셋업 모형의 경우 18.5점으로 평가되었다. 점수가 낮을수록 교합의 수준이 높다는 점을 고려할 때 석고 모형이 낮은 점수를 받아 상대적으로 우수한 교합이라고 생각할 수 있으며 그 원인은 접촉점과 OJ의 크기였다(표1).[8]

Table I. Comparison of American board of Orthodontic Objective Grading system between manual and virtual alignment.

	Manual	Virtual	Difference	*p*-value
A	2.90 (1.66, 4.14)	4.10 (2.15, 6.05)	-1.20 (-3.25, 0.85)	0.324
MR	0.60 (0.10, 1.10)	1.40 (0.13, 2.67)	-0.80 (-2.10, 0.50)	0.167
BI	2.40 (0.85, 3.95)	1.90 (0.92, 2.88)	0.50 (-0.98, 1.98)	0.308
OJ	0.70 (0.11, 1.29)	3.40 (1.85, 4.95)	-2.70 (-4.35, -1.05)	0.009†
OC	2.10 (0.96, 3.24)	5.20 (4.04, 6.36)	-3.10 (-4.38, -1.18)	0.005†
OR	2.60 (1.08, 4.12)	2.50 (0.95, 4.05)	0.10 (-1.18, 1.38)	0.891
IPC	0.00 (0.00, 0.00)	0.00 (0.00, 0.00)	0.00 (0.00, 0.00)	1.000
Total	11.30 (8.48, 14.12)	18.50 (15.44, 21.56)	-7.20 (-10.64, -3.76)	0.008†

A, Alignment and rotation; MR, Marginal ridge; BI, Bucco-Lingual inclination; OJ, Overjet; OC, Occlusal contact; OR, Occlusal relationship; IPC, Interproximal contact; Total, total score

연구의 시사점

석고 모형과 달리 가상 모형 셋업에서는 접촉점에 대한 조절에서 큰 차이가 있었다. 석고 모형처럼 접촉점에 대한 조절이 물리적 충돌로 정확하게 방지되거나 조절되지 않아 결국 인접치 및 대합치간의 접촉에서 차이가 발생하였다(Figure 7). 결국 치아 폭경의 합인 arch perimeter에서 석고 모형 셋업과 차이가 나타나고 OGS 교합점수도 상대적으로 낮게 나오게 되었다. 따라서 셋업 시 이러한 한계와 특성을 고려해야 한다. 또한 인접면 접촉점의 정확한 조절을 위해서는 높은 해상도의 스캐너 활용이 필요하다.

가상 치아배열 상에서 맞춤형 브라켓 위치 결정

맞춤형 브라켓은 간접부착 방식으로 부착하는데 기존 간접부착은 환자의 초진 석고 모형에서 브라켓의 정확한 위치를 설정하여 브라켓을 부착한 후 이동 트레이나 실리콘 트레이를 이용하여 환자의 치아로 전달하여 부착하는 과정이다.[9] 그러나 기성 브라켓은 개별 환자 치아의 형태적인 특성을 반영하지 못하여 골격적인 문제가 있는 환자의 경우 치성 보상을 위한 장치로는 적합하지 못한 경우가 있다. 그러나 맞춤형 브라켓은 환자의 치열을 매뉴얼 셋업이나 가상 셋업을 통하여 최적의 교합으로 미리 달성한 후, 그 치료목표를 위한 호선 형태를 결정하게 된다. 다시 이 호선 선상에 브라켓이 결찰되며 교정장치의 베이스와 치면 사이의 공간은 레진이나 교정장치의 개별화로 매워지게 된다. 따라서 개인간의 치면형태의 특성은 장치 내에 반영되고, 브라켓 베이스가 이러한 형태적인 차이를 보상하게 된다.

4. 개별화된 브라켓 위치 결정

가상 치아모형 셋업 과정은 석고 모형 셋업과 같은 방식으로 치아를 모형에서 분리시키고 최적의 교합을 달성하기 위해 개별 치아를 이상적인 위치로 이동시키게 된다. 이 과정에서 악궁의 형태를 유지하기 위한 아치사이즈와 형태가 결정된다. 악궁형태는 호선의 형태로 전환이 가능하며 최적의 브라켓과 치면거리를 유지하기 위해 크기 및 반경이 조절될 수 있다.

호선은 치아의 중앙부에 위치되도록 하여 브라켓이 중심에 위치하도록 한다. 전치부 브라켓을 호선상에 모두 위치시킨 후 브라켓이 치면을 침범하지 않았는지 확인하고 호선상에 정확하게 위치되었는지 다시 한 번 확인한다. 전치부 브라켓 위치 설정을 마친 후 적절하게 견치 보상을 부여하고 구치부 브라켓을 직선으로 배열한다. 필요하면 소구치와 대구치 사이에 두께 보상(molar offset)을 부여할 수 있다(Figure 16). 최종적인 브라켓의 위치를 결정한 후 대합치와의 접촉 여부를 확인한다. 접촉 확인은 셋업 전후 교합상태에서 모두 시행하며 접촉 정도에 따라 추후 장치나 대합치를 부분적으로 연마하거나 전체적인 브라켓의 수직적 높이조절이 필요하다(Figure 16).

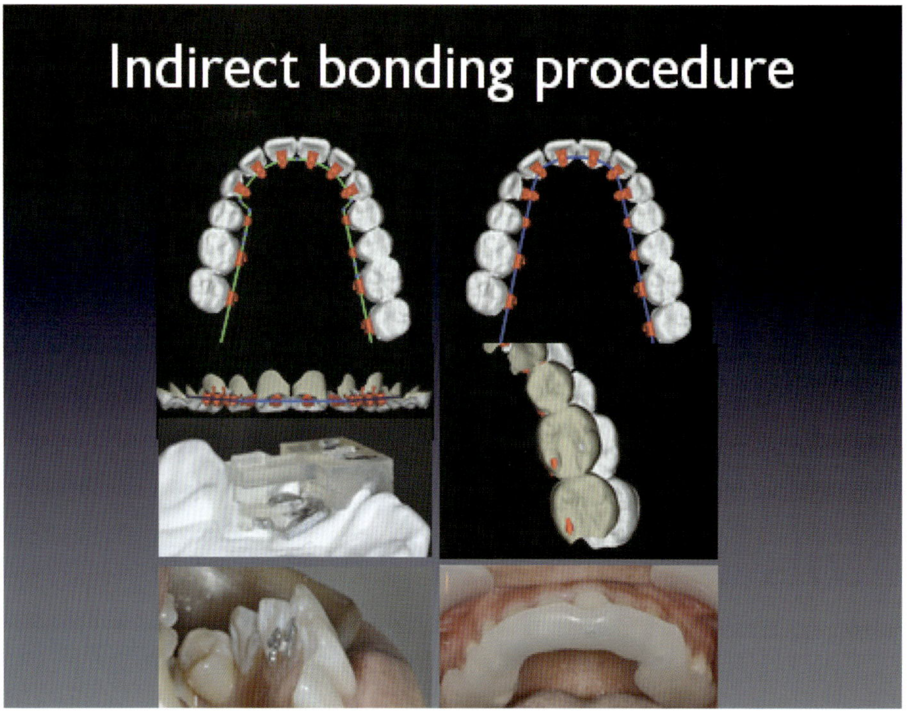

Figure 16. Decision of bracket position according to arch shape, and indirect bonding procedure for customized bracket.

5. 맞춤형 브라켓 제작 및 트레이 제작

브라켓 위치가 최종적으로 결정되면 해당 위치를 치면에 전달시키기 위한 지그가 3D 프린팅 기술을 이용하여 출력이 된다. 석고 모형 상에서 지그를 이용하여 브라켓 베이스가 제작되어 개별화된 브라켓이 제작된다. 제작된 브라켓은 지그를 이용하여 직접 구강 내에 장착되거나 전체 트레이 형태로 다시 제작되어 구강내에 장착될 수 있다(Figure 16). 그러나 정확한 위치에 트레이를 위치시켜야만 원하는 치아의 이동을 달성할 수 있다.

6. CAD/CAM 기술을 활용한 교정장치 간접 부착술식의 정확성

또한 가상 셋업에 기준하여 제작된 교정장치는 개인 간의 치아형태 및 골격적인 특성의 차이를 보상할 수 있는 맞춤형 장치를 현실화시켰으나 그 임상적 결과에 대해서는 아직 연구가 미비하다. CAD/CAM 기반의 교정치료의 정확성은 치료 목표인 가상 셋업과 치료 결과를 비교함으로써 산출할 수 있다. 최근 연구에서 인코그니토의 경우 1 mm의 marginal discrepancy와 4도 정도의 각도 오차가 모형 중첩을 통해 보고된 바 있다.[10] 오라픽스사의 경우 간접 부착법에 의해 부착된 환자의 모형을 목표 위치와 부착된 위치와의 차이를 모형 중첩을 통해 분석한 결과 토크에서는 4.8도 정도의 오차가 있었고, 팁에서는 1.3도, 그리고 브라켓의 수직적인 위치는 0.3mm 정도 오차가 계측되었다. 기존의 간접 부착술식에 따라 장치를 부착하는 경우 평균 4.6도의 오차가 발생되었다는 점을 고려한다면 (14) CAD/CAM 방식의 교정치료의 정확성이 임상적으로 받아들일 수 있는 수준이라고 볼 수 있으나 오차에 대한 편차가 증례별로 크기 때문에 지속적인 개선이 필요하다.

3차원 CAD/CAM 교정치료의 전망

최근 환자의 CT 정보와 얼굴 스캔정보를 활용한 안면두개 분석 진단법이 개발되고 있으며, 환자의 CT 데이터와 디지털 치아모형을 병합하는 시도가 함께 진행되고 있다. 따라서 환자의 치열과 골격적인 정보를 결합한 새로운 교정진단 방법이 나올 것으로 예상된다. 이제 환자는 3차원 영상 시뮬레이션을 통해 현재의 상태 뿐 아니라 치료 후의 얼굴 및 치아모습을 참고하여 치료방법을 결정할 수 있게 될 것이다. 또한 교정의사는 개개인의 치아형태와 치열에 맞는 호선과 장치를 손쉽게 부착하여 치료의 정확성과 효율성을 향상시킬 수 있을 것이다.

[참고문헌]

1. Fillion D. Clinical advantages of the Orapix-straight wire lingual technique. International orthodontics / College europeend'orthodontie 2010; 8: 125-151.
2. Fillion D. Lingual straightwire treatment with the Orapix system. Journal of clinical orthodontics : JCO 2011; 45: 488-497; quiz 515.
3.Wiechmann D. Lingual orthodontics (part 1): laboratory procedure. Journal of orofacial orthopedics = Fortschritte der Kieferorthopadie : Organ/official journal Deutsche Gesellschaft fur Kieferorthopadie 1999; 60: 371-379.
4. Santoro M, Galkin S, Teredesai M, Nicolay OF, Cangialosi TJ. Comparison of measurements made on digital and plaster models. American journal of orthodontics and dentofacialorthopedics : official publication of the American Association of Orthodontists, its constituent societies, and the American Board of Orthodontics 2003; 124: 101-105.
5. Redlich M, Weinstock T, Abed Y, Schneor R, Holdstein Y, Fischer A. A new system for scanning, measuring and analyzing dental casts based on a 3D holographic sensor. OrthodCraniofac Res 2008; 11: 90-95.
6. Ender A, Mehl A. Full arch scans: conventional versus digital impressions--an in-vitro study. Int J Comput Dent; 14: 11-21.
7. Costalos PA, Sarraf K, Cangialosi TJ, Efstratiadis S. Evaluation of the accuracy of digital model analysis for the American Board of Orthodontics objective grading system for dental casts. American journal of orthodontics and dentofacialorthopedics : official publication of the American Association of Orthodontists, its constituent societies, and the American Board of Orthodontics 2005; 128: 624-629.
8. Im J, Cha JY, Lee KJ, Yu HS, Hwang CJ.Comparison of virtual and manual tooth setups with digital and plaster models in extraction cases. American journal of orthodontics and dentofacialorthopedics : official publication of the American Association of Orthodontists, its constituent societies, and the American Board of Orthodontics 2014; 145: 434-442.
9. Shpack N, Geron S, Floris I, Davidovitch M, Brosh T, Vardimon AD. Bracket placement in lingual vs labial systems and direct vs indirect bonding.The Angle orthodontist 2007; 77: 509-517.
10. Grauer D, Proffit WR. Accuracy in tooth positioning with a fully customized lingual orthodontic appliance. American journal of orthodontics and dentofacialorthopedics : official publication of the American Association of Orthodontists, its constituent societies, and the American Board of Orthodontics 2011; 140: 433-443.

07 CHAPTER

맞춤형 브라켓의 클리닉 내 제작 및 적용

In-office fabrication and application of customized orthodontic bracket

조선대학교 치과대학 교정학교실 **임성훈**

서론

맞춤형 브라켓의 장점은 환자 맞춤형 장치로서 finishing 단계에 필요한 호선의 조절을 줄일 수 있어 치료 기간을 단축시킬 수 있다는 점과, 브라켓의 프로파일(순설 방향의 두께)을 최소화하여 이물감을 줄이면서 동시에 호선과 치아 사이의 거리를 줄여서 조절성을 높일 수 있다는 점이다. 이러한 장점에도 불구하고 지금까지 맞춤형 브라켓이 널리 보급되지 못한 이유는 제조 기술상의 어려움으로 인한 높은 비용 때문이다. 최근 3D 프린터가 널리 보급되면서, 치과의원에서도 쉽게 3D 프린팅 기술을 적용할 수 있게 되었다. 3D 프린팅은 아직까지는 주로 투명 교정장치의 제작에 사용되지만, 향후 교정용 브라켓 제작에 활발히 사용될 수 있을 것으로 기대된다. 현재 맞춤형 브라켓을 제작하는 방법은 납형을 3D 프린팅 후 이를 주조하는 방법과 milling을 이용하는 방법 두 가지가 있다. 이번 장에서는 납형을 3D 프린팅 후 이를 주조해서 사용하는 방법을 설명하고자 한다.

현재까지 설측 교정치료를 위해 주로 사용되는 방법은 기성 브라켓에 custom resin base를 형성하여 사용하는 것이다. Custom resin base를 만들기 위해서는 호선에 결찰된 기성 브라켓을 setup 모델에 정렬시킨 후, 기성 브라켓과 setup 모델 사이의 gap에 resin을 추가해야한다(Figure 1). 이러한 방법으로 기성 브라켓의 베이스를 환자의 개개 치열의 in/out 형태에 맞도록 개조할 수 있다. 그러나 이 경우 브라켓의 프로파일(profile: 브라켓의 순설측 두께)이 높아지는 문제와 브라켓의 바디보다 넓은 폭을 갖는 베이스 부위가 두꺼워져 위생에 불리한 문제가 있다(Figure 2A). 완전 맞춤형 브라켓은 이와 달리 처음부터 금속 베이스가 각 환자의 치아면에 대응하게 형성되며, resin은 접착에 필요한 최소한의 두께로만 사용된다. 완전 맞춤형 브라켓의 장점은 무엇보다도 프로파일을 낮게 형성할 수 있다는 점이다.[1]

브라켓의 프로파일이 중요한 이유는 Wiechmann[2]에 의해 기술된 바 있다. .022" 슬롯

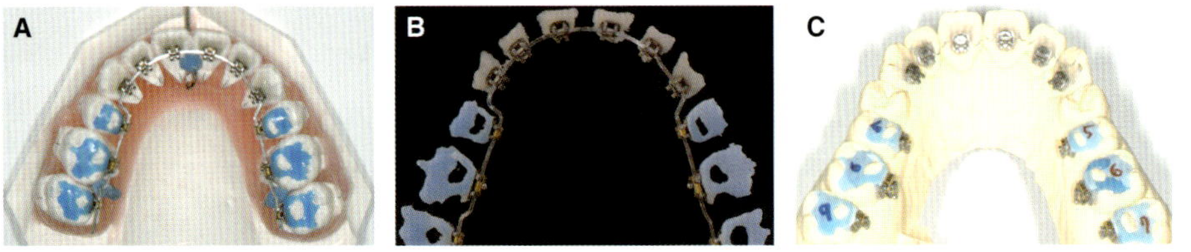

Figure 1. Fabrication of custom resin base. A, Stock brackets were positioned on the setup model and the gaps between the bracket bases and the setup model were filled with composite resin to fabricate custom resin bases. Stock brackets were positioned as close as possible to the tooth surfaces. To achieve this, canine offset on the maxillary left canine and offsets between 1st and 2nd molars were needed. These wire bends should be copied on each archwire to be used. B, Brackets were removed from the setup model. Custom resin bases were formed using tooth-colored (A2) flowable resin and transfer jigs were formed on the posterior teeth using blue color flowable resin. C, Brackets were repositioned to original malocclusion model to check the fitness of the customized resin bases and transfer jigs.

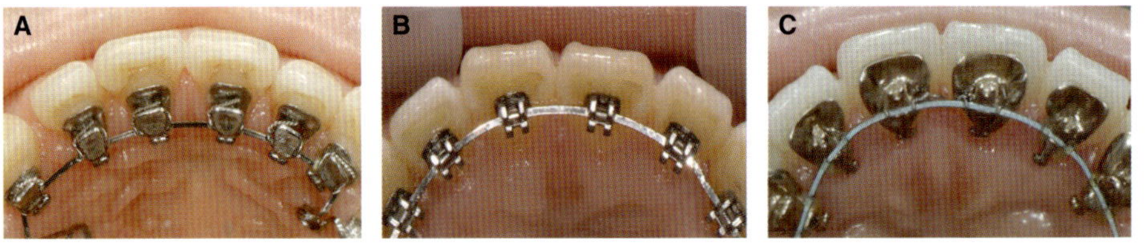

Figure 2. Comparison of the bracket profile of stock bracket with custom resin base and customized bracket. A, 7th Generation (Ormco, Orange, CA, USA). B, Clippy-L (Tomy, Tokyo, Japan). C, Incognito (TOP-Service für Lingualtechnik, Bad Essen, Germany). Incognito bracket is the only customized bracket among above brackets. However, the bracket profile of Incognito is not the thinnest.

브라켓에 .019" × .025" 호선을 사용할 경우 및 .018" 슬롯 브라켓에 .016" × .022" 호선을 사용할 경우의 슬롯과 호선 사이의 이론적인 play(한 방향으로 헛도는 정도)는 각각 7.2°, 10.8°이나 실제로는 이보다 더 크다.[3] 제1소구치 발치를 동반한 교정 치료 시 공간 폐쇄 완료 후 상악 중절치가 setup 모델에 비해 10° 설측 경사된 경우를 모델링하여 브라켓 유형에 따른 절치 절단연 위치의 오차를 시뮬레이션해 보았다(Figure 3). 순측 브라켓에서는 브라켓 슬롯과 절치 절단연 사이의 수평 거리보다 수직 거리가 더 크기 때문에 절치 절단연이 0.8mm 설측 이동되는 동안 0.5mm 압하되지만(Figure 3A), custom resin base가 형성된 기성품 설측 브라켓의 경우에는 절치 절단연이 0.3mm 설측 이동되는 동안 1.0mm 정출된다(Figure 3B). 즉, 설측 브라켓을 사용할 때는 토크가 제대로 발현되지 못했을 때 주로 절단연의 높낮이 차이가 발생되며, 이는 순설측 위치 차이에 비해 더 쉽게 눈에 띄어 문제가 된다. 따라서 설측 브라켓의 경우에는 토크 상실에 더 주의해야 한다. 맞춤형 설측 브라켓을 사용함으로써 브라켓 프로파일을 0.9mm 감소시킬 경우 정출량은 단지 0.2mm만 감소된다(Figure 3C). 시뮬레이션 조건에 따라 달라지지만 이는 Wiechmann의 주장[2]과는 차이가 있다. 브라켓 프로파일의 감소량에 비해 절치 절단연의 정출량이 감소하는 양이 더 적은데,

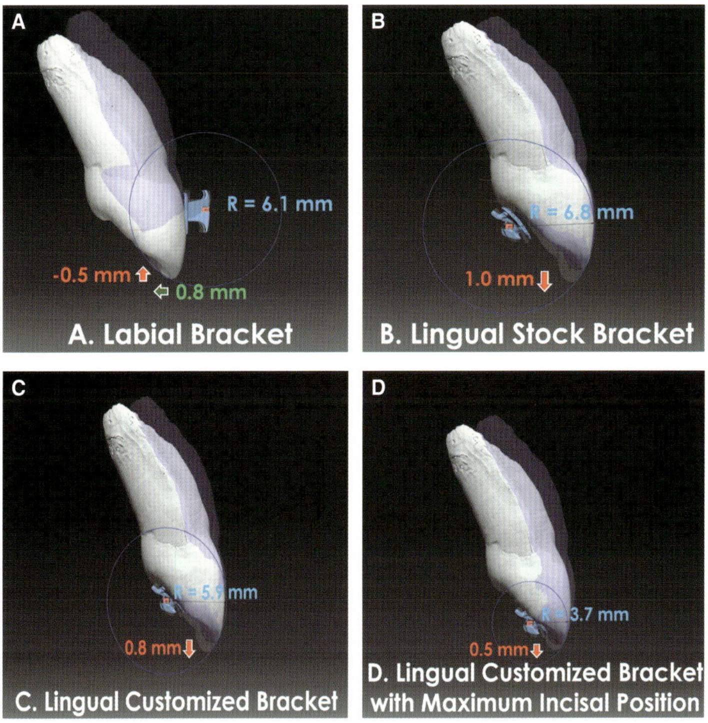

Figure 3. The displacement of incisal edge caused by 10° of torque play between a bracket slot and an archwire. A, Labial bracket. The displacement of incisal edge caused by torque play occurs mainly in the horizontal direction. B, Stock lingual bracket with custom resin base. The displacement of incisal edge occurs mainly in the vertical direction. C, Customized lingual bracket. Because the distance between the bracket slot and the incisal edge decreases, the vertical displacement of the incisal edge also decreases. D, Customized lingual bracket positioned at the extremely incisal position. The distance between the bracket slot and the incisal edge and also the displacement of the incisal edge can be minimized. *R* indicates the radius of a circle passing through the incisal edge with the center at the bracket.

이는 설측 브라켓이 보다 치면에 근접되게 위치되어도 슬롯과 절단연 사이의 거리는 크게 감소하지 않기 때문이다. 반면, 설측브라켓을 절단연에 가깝게 최대한 교합측으로 위치시키면, 좀더 효과적으로 토크 상실에 따른 절치 절단연의 정출량을 감소시킬 수 있다(Figure 3D). 단, 이 경우 치은연에 가깝게 부착하는 경우에 비해 premolar offset 등의 굴곡이 더 커지게 되며, 하악의 경우에는 견치와 소구치 사이에 수직 step bend를 부여하지 않고는 소구치에 브라켓을 부착하기 어렵게 된다는 단점이 있다. 따라서 설측에서 straight-wire 기법을 사용하고자 하는 경우에는 가능한 치은측으로 부착할 수밖에 없다.

현재 국내에는 맞춤형 순측 브라켓으로 Insignia (Ormco, Orange, CA, USA)가 도입되어 있으며, 맞춤형 설측 브라켓으로는 Harmony (American Orthodontics, Sheboygan, WI, USA)와 Incognito (TOP-Service für Lingualtechnik, Bad Essen, Germany)가 도입되어 있고, eBrace (Riton Biomaterial, Guangzhou,

Guangdong, China)가 도입될 예정이다. 네 가지 제품 모두 가상의 브라켓 바디를 치아별로 미리 저장해 둔 브라켓 라이브러리로부터 불러와서 가상 setup 상에 배치하는 방식을 사용하는 것으로 보인다. Insignia는 기성품 브라켓 바디의 스템(stem) 부위의 하면을 밀링하여 토크와 in/out을 조절한 후 기성품 베이스를 조립하여 제작하는 반맞춤형인 것으로 보이며, Harmony는 미리 제조된 자가결찰형 브라켓 바디를 맞춤형 베이스에 조립하는 반맞춤형 방식이다. Incognito의 경우에는 브라켓 바디와 베이스가 일체형으로 주조되며, eBrace의 경우에는 제품군에 따라 두 가지 방식을 각각 사용하는 것으로 보인다. 브라켓 라이브러리로부터 브라켓 바디를 불러와서 배치하는 과정에서 기공사가 충분히 주의를 기울이지 않으면 맞춤형 설측 브라켓임에도 불구하고 custom resin base가 형성된 기성 브라켓보다도 profile이 크게 만들어질 수 있으며(Figure 2C), 특히 브라켓과 바디를 별도로 조립하는 방법의 경우 프로파일이 커질 수밖에 없다. 이러한 문제점들을 개선하기 위해 저자는 맞춤형 설측 브라켓을 제작하였으며, 이를 증례를 통해 보고하고자 한다.

〈 증례 〉

19세 여환으로 "앞니가 안 다물어진다"를 주소로 내원하였다. 임상검사에서 턱끝이 좌측으로 약간 틀어진 것이 관찰되었다(Figure 4). 안면 정중선에 대해 상악 치열 정중선은 일치하였으나, 하악 치열 정중선은 1.5mm 좌측으로 편위되어 있었다. 또한 미소 시 smile arc가 평평하였다. 제2소구치와 대구치만 교합되는 개방교합이 관찰되었으며, 대구치 관계는 우측은 1mm, 좌측은 2.5mm의 II급 관계를 보였다(Figure 5). 측모 두부계측방사선사진 분석에서 양호한 골격 관계가 관찰되었으나, CBCT 영상에서 하악 좌측 과두가 짧아진 것이 관찰되었으며, 이로 인해 하악이 좌측으로 2mm 틀어진 것으로 판단되었다(Figure 6). 턱관절 증상으로 좌우 악관절 모두에서 clicking sound가 있었으며, 양측의 정복성 관절원판전위로 진단하였고, 과거에 idiopathic condylar resorption으로 좌측 과두의 흡수가 진행되었으나, 현재는 안정된 상태인 것으로 판단되었다. 치료 계획으로 상악 대구치를 원심으로 이동시키면서 압하시켜, II급 대구치 관계를 개선하면서 하악의 전상방 회전을 유도하여 개방교합을 개선하기로 하였다. 이를 위해 상악 제3대구치를 발치하고 정중구개부 미니-임플랜트와 레버를 사용하기로 하였다.

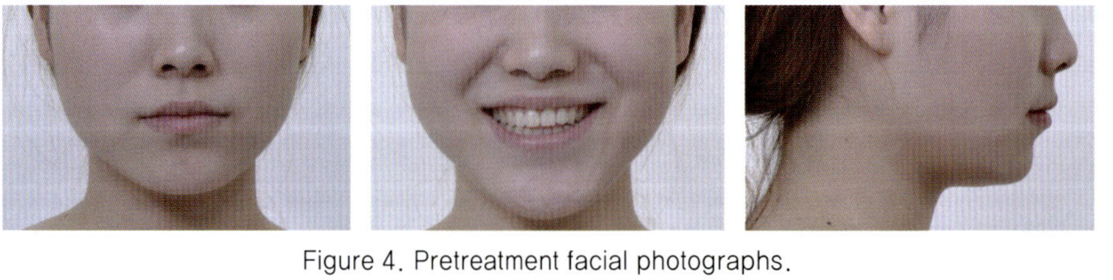

Figure 4. Pretreatment facial photographs.

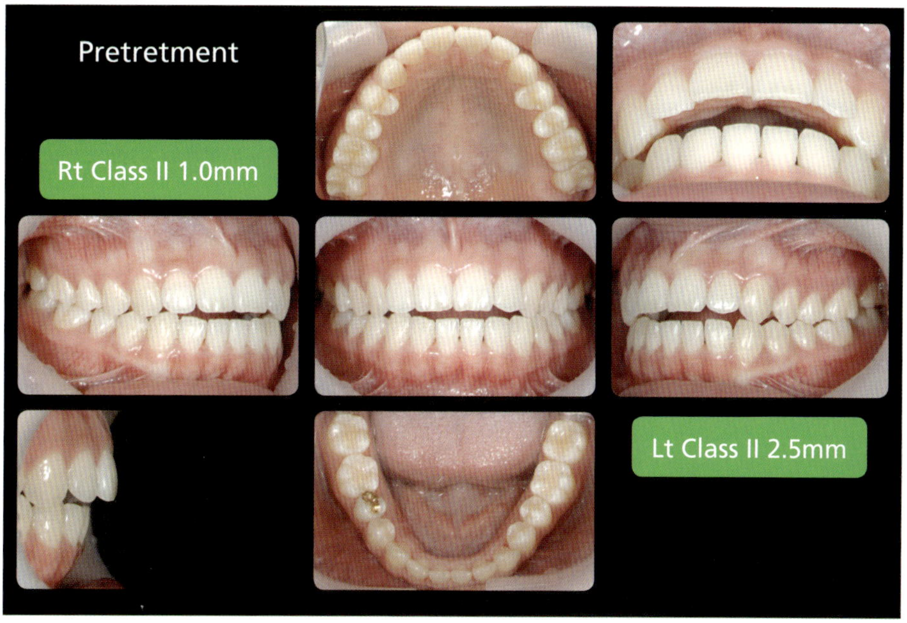

Figure 5. Pretreatment intraoral photographs.

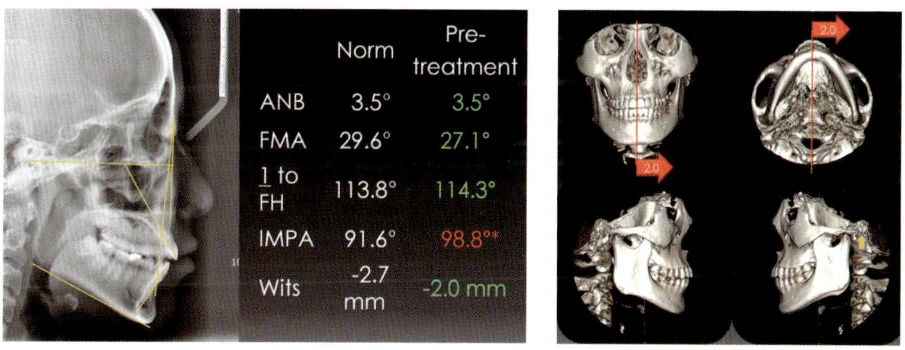

	Norm	Pre-treatment
ANB	3.5°	3.5°
FMA	29.6°	27.1°
1 to FH	113.8°	114.3°
IMPA	91.6°	98.8°*
Wits	-2.7 mm	-2.0 mm

Figure 6. Pretreatment cephalometric analysis (Left) and CBCT images (Right).

먼저 수작업으로 ideal setup 모델을 제작하였으며, setup model을 디지털 스캔한 3D 가상 모형 상에서 각 치아의 설면에 대응되는 맞춤형 bracket base를 0.3mm 두께로 설계하고 환자의 치열궁에 맞는 맞춤형 호선을 따라 각각의 브라켓 바디를 설계하였으며, 브라켓 라이브러리는 사용하지 않았다(Figure 7). 이후 설계된 브라켓들을 3D 프린터 (Perfactory DDP, Envisiontec, Gladbeck, Germany)를 이용하여 납형(wax pattern)으로 프린팅하였다(Figure 9). 주조된 브라켓들을 모형상의 설계된 위치에 배치하는 데 사용할 bracket positioning jig도 설계하였으며(Figure 8A), 반투명 플라스틱 재료를 이용하여 동일한 프린터로 프린팅하였다(Figure 8B). 프린팅한 wax pattern (Figure 9)을 type A 금합금(Goldenian, Shinhung, Seoul, Korea)를

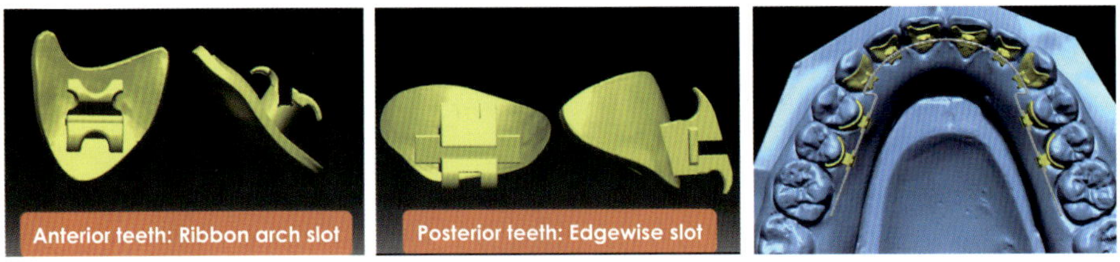

Figure 7. Design of customized brackets.

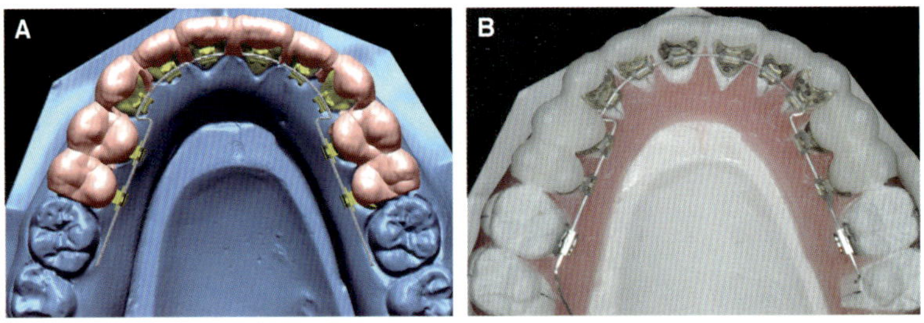

Figure 8. A, Design of the bracket positioning jig (oragne red). B, Casted brackets were positioned on the setup model using the bracket positioning jig (white plastic) and an archwire which had been bent using the archwire bending template of Figure 10.

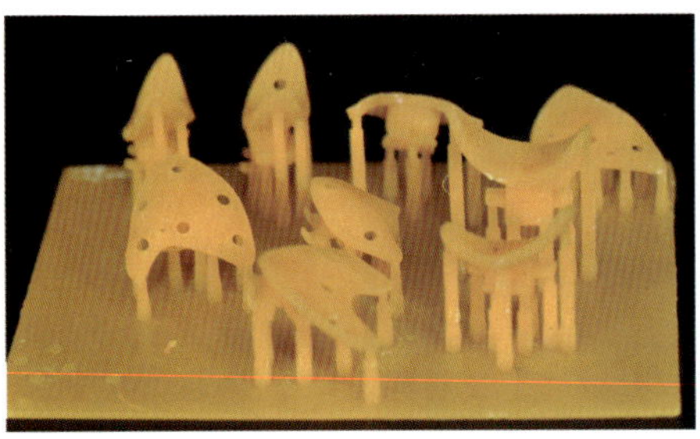

Figure 9. Wax patterns printed using a 3D printer.

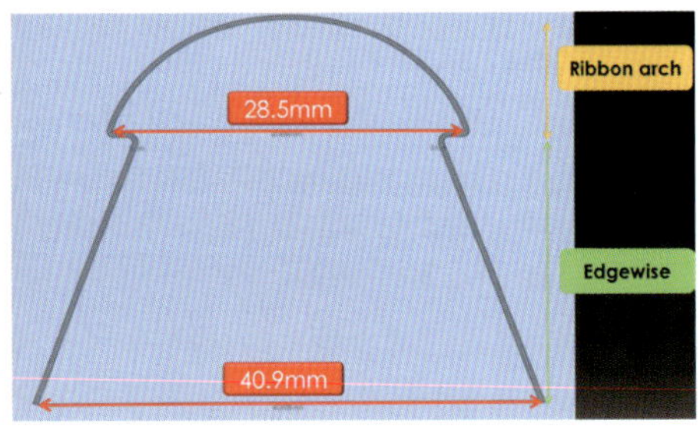

Figure 10. Archwire bending template

이용하여 주조하였다. Incognito의 경우에는 과거에 long bridge용 금합금(Degulor M, Degudent, Hanau-Wolfgang, Germany)을 이용하여 주조했던 것으로 알려졌다.

브라켓 설계 시 설계된 호선을 1:1 크기로 종이에 인쇄하여 호선 template (Figure 10)를 만들었으며, 이에 맞추어 손으로 호선을 접었다. NiTi 호선은 NiTi bending machine (Bend Soarer, Tomy, Tokyo, Japan)을 이용하여 접었다. Full size 호선에 브라켓들을 결찰하고, setup 모형에 위치시켰다(Figure 8B). 이때 상악 제1대구치에는 기성품의 .018" slot double tube (Strite Industries, Cambridge, ON, Canada)를 사용하였다. 설계 과정에서 이 튜브에 맞추어 소구치 브라켓을 설계하였기 때문에 wire bending 없이 튜브를 위치시킬 수 있었다. Setup 모형 상에 위치된 브라켓에 간접 부착을 위한 transfer jig를 flowable resin으로 형성하였다(Figure 11A). 이 방법은 KommonBase[4]에서 사용되는 방법을 맞춤형 브라켓에 맞추어 변형한 것이라고 할 수 있다. 이후 transfer jig를 이용하여 브라켓을 부정교합 모형 상에 위치시켜서 브라켓 또는 jig들 사이에 간섭이 있는지 확인하였다(Figure 11B). 간섭이 있으면 grinding하여 간섭을 제거하거나 인접 치아들의 배열이 진행된 이후 브라켓을 접착하는 방법으로 간섭을 피해야 한다.

금합금은 접착력이 약하기 때문에 접착력을 높이기 위한 처리가 필요하다. 이를 위해 silicatization (silica coating)을 위해 Rocatec 또는 CoJet (3M ESPE, Seefeld, Germany) 파우더를 이용하여 sandblasting 처리를 하는 것이 바람직하다(Figure 12). 이 파우더는 silica가 코팅된 파우더로, sandblasting 시 silica가 금합금 표면에 침착되게 된다. 이후 silanation을 위해 silane coupling agent (porcelain primer)를 도포하고 1분 이상 기다린다[5]. Incognito의 경우 과거에는 제조사에서 브라켓 베이스에 silicatization 및 silanation을 시행한 후 브라켓 베이스를 레진으로 코팅하여 공급하였으나, 현재는 이러한 처리를 하지 않은 상태로 공급하고 있다. 이는 간접 부착 과정에서 setup 모형을 사용하던 기존 방법에서는 이러한 레진 코팅을 쉽게 형성할 수 있었으나, virtual setup을 이용하는 새로운 방법의 경우 물리적인 setup 모형이 없기 때문에 브라켓을 모형에 재위치시켜 레진 코팅을 형성하기 어렵고, 3D 프린팅으로 제작한 새로운 간접부착용 tray에 브라켓을 조립하여 간접 부착을 시행할 경우 레진 코팅이 간섭을 일으킬 수 있기 때문으로 생각된다.

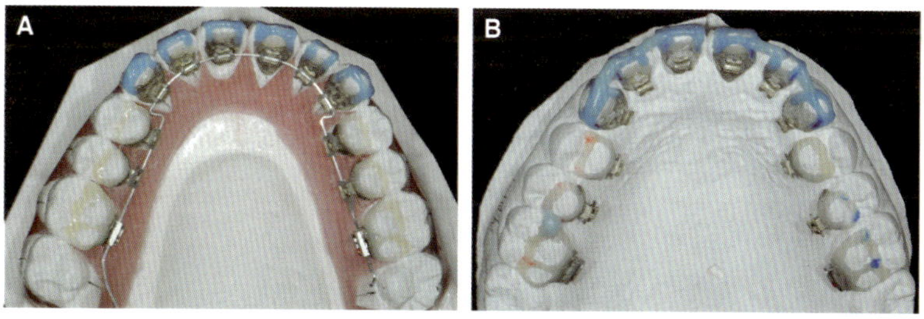

Figure 11. A, Transfer jigs were made using flowable resin. B, Brackets were transferred to the pretreatment model to check interferences among brackets or among jigs.

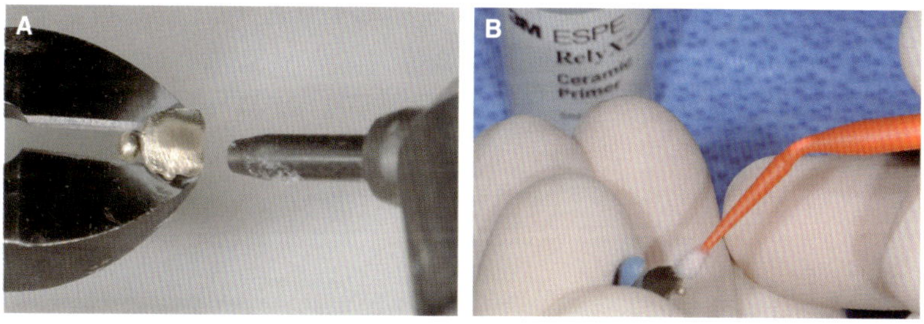

Figure 12. A, CoJet (3M ESPE) sand was applied to the bracket base for silicatization. B, Silane coupling agent (Rely X ceramic primer, 3M ESPE) was applied for silanation.

맞춤형 브라켓은 베이스가 넓어서 광중합이 용이하지 않으며, 베이스와 치면이 1:1로 대응되어 갭이 없이 밀착되어 접착되기 때문에 접착제 선택 시 일반적인 브라켓 접착용 브라켓보다는 dual cure 방식의 보철용 레진 시멘트를 사용하는 것이 더 바람직하다. 순측 맞춤형 브라켓인 Insignia의 경우에는 맞춤형으로 제작된 브라켓 스템에 일반 기성품 베이스를 조립하여 제작되므로, 브라켓 베이스와 치면 사이에 일부 갭이 있게 된다. 따라서 이 경우에는 일반 교정용 접착제를 사용하는 것으로 충분하다. 보철용 dual cure 레진 시멘트 중, NX3 (Kerr, Orange, CA, USA)의 경우 산부식 후 bonding agent를 도포하여 접착하나, Unicem (3M ESPE)의 경우 원래는 산부식을 하지도, bonding agent를 사용하지도 않는다. 그러나 브라켓 접착을 위해서는 통상적인 브라켓 접착 시와 마찬가지로 산부식 후 bonding agent를 도포하고 광중합시킨 후 레진 시멘트를 적용해야 한다. 보철용 레진 시멘트의 경우 교정용 레진 접착제에 비해 흐름성이 높으며, 작업 시간이 상대적으로 짧다는 점에 주의해야 한다.

본 환자에서는 transfer jig를 이용하여 브라켓을 환자의 구강 내에 간접 부착하고 호선 template에 맞춰서 접은 NiTi 호선을 삽입하였다. 상악 제1대구치 튜브의 보조 슬롯에는 .017" × .025" SS TPA를 삽입하였다. 상악 제1대구치의 후방 이동 및 압하를 위해 정중구개부에 plate를 위치시키고 미니-스크류로 고정하였으며, 탄성 체인을 TPA와 plate 사이

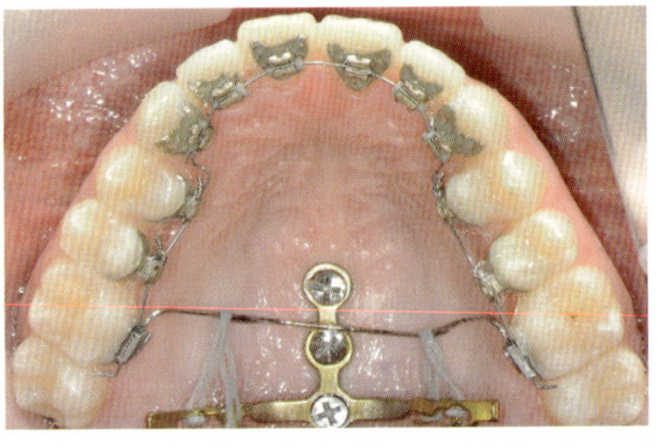

Figure 13. Indirect bonding of customized brackets. Transpalatal arch was inserted into the auxiliary slots and distalization forces were applied from the vertical levers of the skeletal anchorage plate.

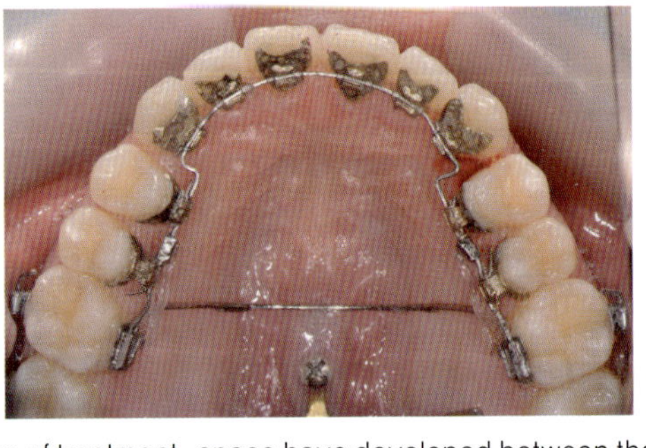

Figure 14. After 8 months of treatment, space have developed between the maxillary canines and 1st premolars on both sides, and between the right 1st and 2nd premolars.

에 연결하여 후방 견인력을 부여하였다(Figure 13). 하악에는 치아 이동이 많이 필요하지 않아 기성품 순측 레진 브라켓을 사용하였다. 치료 8개월째 상악 전치와 소구치 사이 및 우측 제1, 제2 소구치 사이에 공간이 형성되었으며, 개방교합이 폐쇄되었고, 대구치 교합 관계가 III급 경향이 되었다(Figure 14). 이후 공간 폐쇄 및 마무리를 진행하여, 치료 1년 7개월째 치료를 종료하였다(Figure 15). 이때 개방교합의 재발 방지를 위해 전치부 수직 고무줄을 3개월간 더 착용하도록 하였다.

초진 시의 flat smile arc가 치료 후 consonant smile arc로 개선된 것이 관찰되었으며(Figure 16), 치료 전후 측모 두부계측방사선사진 중첩에서 상악 대구치의 1mm의 후방 이동 및 상악 절치 절단연의 1.8mm 정출, 그리고 하악의 경미한 전상방 회전이 관찰되었다(Figure 17). 보정 1년 후 구내 사진에서 교합은 양호하게 유지되었다(Figure 18).

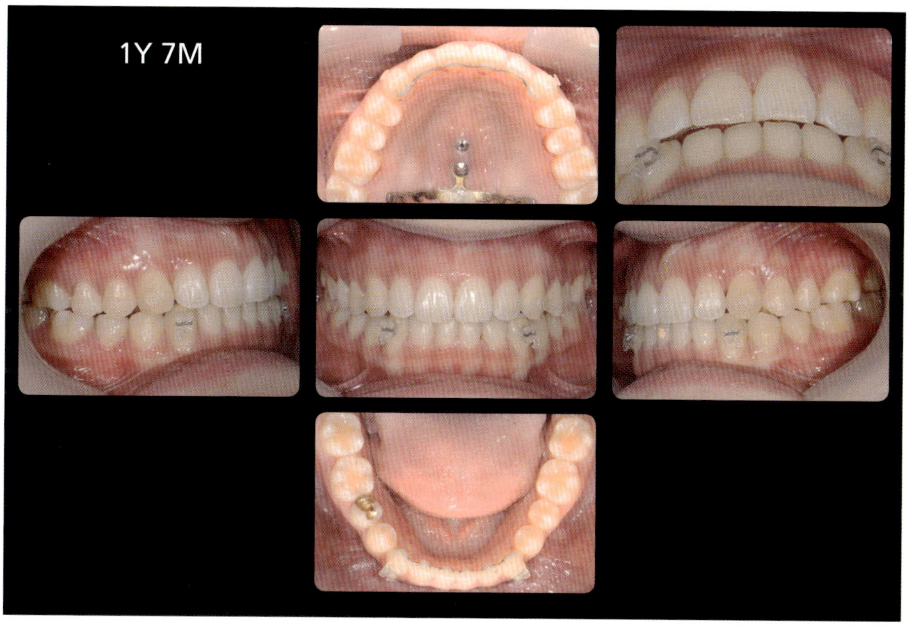

Figure 15. Posttreatment intraoral photographs. Vertical elastics were continued for 3 months after debonding.

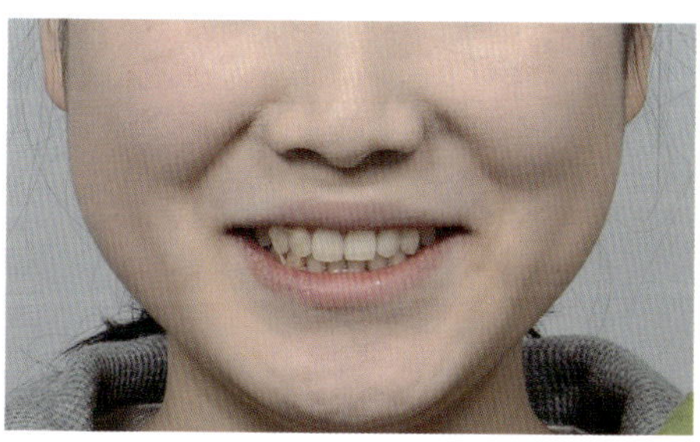

Figure 16. Posttreatment facial photograph showing consonant smile arc.

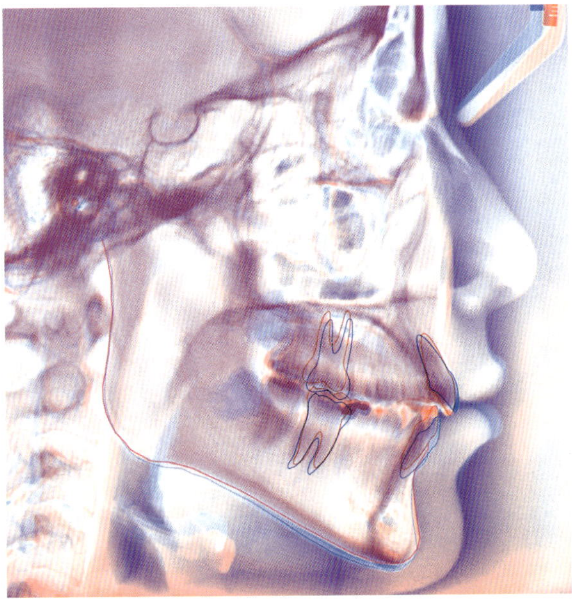

Figure 17. Superimposition of pre- and post-treatment cephalograms.
Blue: Pretreatment, Red: Posttreatment.

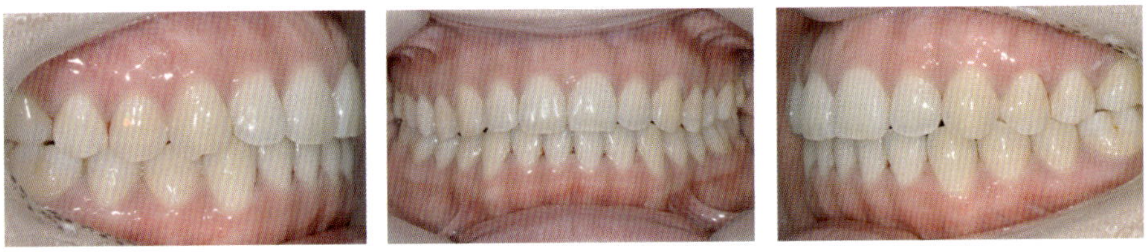

Figure 18. One year of retention. Occlusion was stable except slight decrease of overbite.

〈고찰〉

상기 증례에서는 수작업으로 setup한 모형을 스캔하여 맞춤형 브라켓을 제작하였으나, 최근에는 디지털 setup 프로그램(Maestro 3D Ortho Studio, AGE solutions, Pontedera, Italy)을 더 많이 사용하고 있다. 디지털 setup의 경우에는 교정치료 시 치아 이동량을 정확히 평가할 수 있다는 장점이 있으나, 좋은 교합을 형성하기는 더 어려우며, setup 시행 후 메쉬(stl) 파일의 해상도가 감소되고, 3D 프린팅으로 모형을 출력 시 정밀도가 더욱 저하된다는 단점이 있다. 따라서 현재의 기술 수준에서는, 특히 이동할 치아의 수가 적고 이동량이 적을 경우에는 수작업으로 setup하는 것이 더 좋다. 브라켓 설계를 위해서는 다양한 범용 3D 디자인 프로그램들을 사용할 수 있다. 이러한 프로그램들을 이용해서 브라켓을 설계하고 배치하는 데는 많은 시간이 소모되기 때문에, 치과의사나 기공사가 이러한 과정을 모두 하기는 어렵다. 미래에는 보철용 프로그램들처럼 교정용 브라켓 제작을 위한 전용 프로그램들이 개발되어 보급될 것으로 기대된다.

모형의 디지털 스캔과 3D printing의 문제점들로는 디지털 스캔 과정에서 날카로운 모서리(sharp edge)가 둥글게 표현되는 문제점이 있으며, 이러한 모서리가 3D 프린팅 시 더욱 둥글게 출력된다는 점이다(Figure19). 경우에 따라서는 인상채득 전 날카로운 모서리를 다듬거나,[6] 브라켓 베이스 영역 설정 시 날카로운 모서리 부위를 제외시키는 것을 고려해야 한다. 3D 프린팅에서의 어려움은 support를 제작하는 데 있다. 상기 증례에서 사용한 것과 같은 DLP 방식의 3D 프린터는 프린팅을 위해 출력물을 지지하는 support를 형성해 주어야 한다(Figure 9). 물론 이 support는 납형을 프린팅한 후 주조하기 전에 제거되어야 한다. 먼저 브라켓 설계 시부터 support 부착이 용이하도록 설계해야 하는 어려움이 있으며, support를 제거하는 과정에서 브라켓 자체가 파절되지 않도록 설계해야 한다. 또한 주조를 위한 sprue를 부착할 수 있는 부위가 확보되도록 설계하는 것도 잊지 말아야 한다. Support 제작의 번거로움을 피하려면, 모델용 재료와 support용 재료를 동시에 분사하기 때문에 별도로 support를 제작할 필요가 없는 계열의 3D 프린터를 사용할 수 있다. 이러한 프린터에는 Solidscape사의 프린터와 3D Systems사의 MultiJet 방식 프린터가 있다. 전자는 wax 자체를 분사(jetting)하는 방식이며, 후자는 레진을 분사한 직후 광중합하는 방식이다. 프린팅 후 support 재료는 용액에 담가서 녹이거나, oven에 가열하여 녹인다. 이 방식의 경우 support를 제작할 필요가 없어 편리하나, 재료의 소모량이 많고, 복잡한 부위에서는 support 재료를 완전히 제거하기 어렵다는 단점이 있다.

맞춤형 브라켓 제작 시 가장 큰 어려움은 납형을 주조하는 데 있다. 무엇보다도 주조된 브라켓 슬롯의 정밀도가 부족하다는 문제점이 있다. 중국 및 인도에서는 맞춤형 브라켓을 니켈 크롬 합금이나 코발트 크롬 합금으로도 제조하고 있다. 니켈 크롬 합금 중 Tilite(Talladium Inc., Valencia, CA, USA)는 과거 사용이 가능했던 베릴륨을 함유한 합금과 유사한 수준의 주조성을 보인다. 그럼에도 불구하고 거친 표면으로 인해 많은 연마가 필요하며 브라켓의 복잡한 형태로 인해 연마가 쉽지 않다. 크롬 코발트 합금의 경우 니켈 크롬에 비해 전해 연마가 잘 되는 장점이 있으나, 주조성은 니켈 크롬 합금보다 떨어진다. 결국 슬롯 정밀도를 위해서는 금합금이 최선의 선택이나 금합금으로 제조하게 되면 비용이 문제가 된다. 본 증례에서는 type A 금합금을 사용했는데, 이는 Incognito에 사용되는 금합금보다 금 함량이 훨

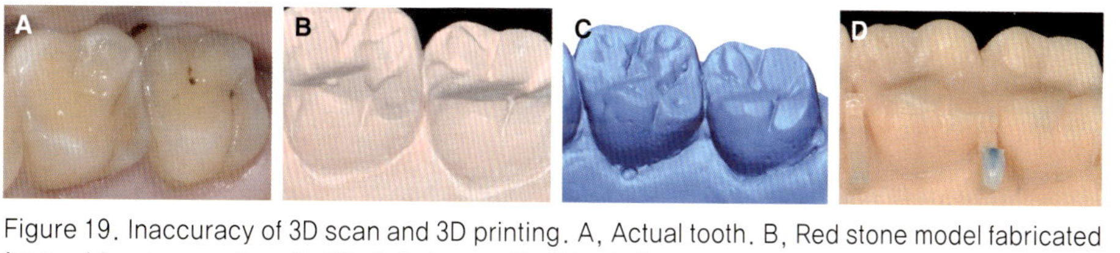

Figure 19. Inaccuracy of 3D scan and 3D printing. A, Actual tooth. B, Red stone model fabricated from rubber impression. C, 3D digital scan. D, 3D printing.

씬 적은 것이었다. 주조성 및 표면 거칠기는 양호하였으나, 브라켓 슬롯을 후가공을 통해 정밀하게 조절하기는 어려웠다. 다행히 본 증례는 토크 조절이 중요한 증례가 아니었기 때문에 특별히 문제가 되지는 않았다.

주조를 통해 브라켓을 제작할 때의 또 다른 문제는 표면 거칠기이다. 특히 슬롯 내부의 거칠기는 연마하기가 매우 어렵다. 슬롯 내부의 거칠기는 3D 프린팅 과정에서 적층 단계(printing layer) 사이에 형성되는 단차와 띠로부터도 발생하며, 특히 비귀금속합금으로 주조 시에는 산화막이 형성되면서 더욱 거친 표면이 형성된다. 따라서 비귀금속합금으로 주조된 브라켓의 경우, 브라켓 슬롯과 호선 사이의 마찰이 더 클 수 있다. 브라켓과 호선 사이의 활주에 대한 저항은 classical friction이 아니라 binding에 의해 주로 발생하므로,[7,8] 슬롯 거칠기가 활주 저항을 좌우하는 요소는 아니다. 그러나 다수 치아에 걸쳐 있는 총생이 펴지는 과정에서 이미 배열이 거의 완료되어 binding이 적은 브라켓에서도 활주 저항이 크다면 문제가 된다. 거친 슬롯 표면은 치아 배열 과정이나 활주 역학에 불리할 수 있으며, 향후 이 문제에 대한 연구가 필요하다.

Casting 대신 milling을 통해 브라켓을 제작할 수도 있는데, 이 경우에는 브라켓의 형태를 설계할 때 많은 제약이 따르기 때문에, 특히 더 복잡한 설측 교정장치 형태로는 가공이 쉽지 않다는 문제점이 있다. 이러한 문제 때문에 milling을 이용한 가공은 Insignia와 같이 이미 슬롯과 브라켓 윙 구조가 완성된 반제품에서 브라켓 스템 부분을 가공해서 맞춤형으로 만드는 수준에 머무르고 있다.

Direct metal printing을 통해 브라켓을 제작할 수도 있는데, 이 경우 사용되는 metal powder의 굵기와 sintering에 사용되는 레이저 또는 전자빔의 단면 크기에 따라 정밀도가 결정되는데, 아직까지는 casting에 비해 정밀도나 강도 면에서 떨어진다. Win 브라켓(DW Lingual Systems, Bad Essen, Germany)의 경우에는 direct metal printing을 통해 브라켓을 제작한 후 방전 가공으로 브라켓 슬롯을 추가로 가공하는 방법을 사용하여 브라켓을 제작하고 있다. 개발자에 따르면, 이 브라켓의 토크 조절성이 우수하다고 한다.[9] 그러나 이 브라켓의 경우 기존의 특허를 회피하기 위해 브라켓 베이스를 라이브러리에서 선택하여 불러오는 방식을 사용하기 때문에 브라켓 베이스가 두껍고, 이에 따라 프로파일이 더 큰 단점이 있다.

맞춤형 브라켓의 또 다른 문제점은 접착 강도가 부족하다는 점이다. 베이스 또는 브라켓 전체가 주조를 통해 맞춤형으로 제작된 브라켓들은 베이스에 메쉬를 부착하기 어렵다. 이 때문에 설측 맞춤형 브라켓들은 브라켓 베이스가 치아 설면을 거의 다 피개하는 형태로 제작되는데(Figure 2C), 이로 인해 구강위생 관리가 어려워진다. 주조로 제작되는 브라켓의 접착력을 증가시키는 방법으로 브라켓 베이스에 기계적인 유지력(mechanical retention)을 증가시킬 수 있는 형태를 부여하여 설계하는 방법이 있는데, 이 경우 유지력은 증가시킬 수 있지만 그만큼 베이스의 두께가 증가되어 맞춤형 브라켓의 장점이 감소될 수 있다. 향후 laser etching 등의 방법이 mechanical retention을 증진하는 데 도입될 수 있을 것으로 기대된다. Insignia의 경우에는 베이스 자체는 기성품을 조립하여 사용하므로, 기성 브라켓과 동일한 메쉬 베이스 구조를 가지고 있어 접착력이 양호하나, 구치부의 경우 브라켓 프로파일이 기성 브라켓보다 더 커서 교합력에 의해 탈락될 확률이 더 클 수 있다. 치아 순측의 형태는 설측에 비해 일정한 편이므로 이러한 방법이 효율적일 수도 있으나 대구치 협면은 형태가 복잡하기 때문에 기성 베이스는 맞춤형 베이스에 비해 적합성이 떨어진다. 맞춤형 브라켓을 레진으로 제작할 경우에는 접착 강도는 크게 문제되지 않는다. 레진 베이스의 가장자리를 제외한 나머지 표면을 diamond bur로 거칠게 하고, plastic conditioner로 1분간 처리하면 양호한 접착력을 얻을 수 있다. 그러나 레진으로 맞춤형 브라켓을 제작할 때는 낮은 파절 강도를 보완하기 위해서 두께를 두껍게 해야 하는 문제점이 있다. 충분한 두께를 확보하지 못하면, 브라켓 베이스는 치면에 부착되어 있는 상태에서 브라켓 바디 자체가 파절되는 경향을 보인다.

설측 교정의 장점으로 백색 병소 발생이 적다는 주장이 있지만,[10] 설면의 거의 전부를 피개할 경우 구강위생 관리가 어려워 치은 건강 측면에서는 불리하다(Figure 20). 따라서 구강위생 관리가 불량하거나 이미 치주질환이 있는 환자에서는 특히 설면을 넓게 피개하거나 설측으로 높게 돌출되는 설측 교정 장치는 사용하지 않는 것이 바람직하다. 이러한 장치는 칫솔모가 치은연 부위에 도달하는 것을 어렵게 할 뿐만 아니라, 타액의 흐름을 방해하여 타액에 의한 self-cleansing을 방해한다.[11] 이러한 문제를 최소화하기 위해서는 1st order bend가 제거된 straight-wire 형의 호선을 사용하기 위해서 custom resin base를 두껍게 함으로써 in/out을 보상하기보다는, 1st order bend가 부여되더라도, 치면에 호선을 최대한 근접시켜 setup하는 것이 보다 바람직하다(Figure 1). 이를 위해서는 종종 canine offset도 부여해야 하며, 이렇게 부여된 1st order bend는 사용하는 매 와이어마다 모두 동일하게 부여되어야만 한다. 그러나 이러한 번거로움은 미리 호선 template에 맞추어 호선들을 구부려 놓음으로써 어느 정도 해소할 수 있다.

맞춤형 교정장치 중 Incognito를 사용할 경우 setup 모형과 실제 치료 결과가 유사하다는 보고도 있고,[12] Insignia를 사용할 경우 치료 기간이 단축된다는 보고도 있다.[13] 그러나 맞춤형 브라켓과 맞춤형 호선을 사용하면 치아 배열이 setup과 거의 비슷하게 되고, 치료기간도

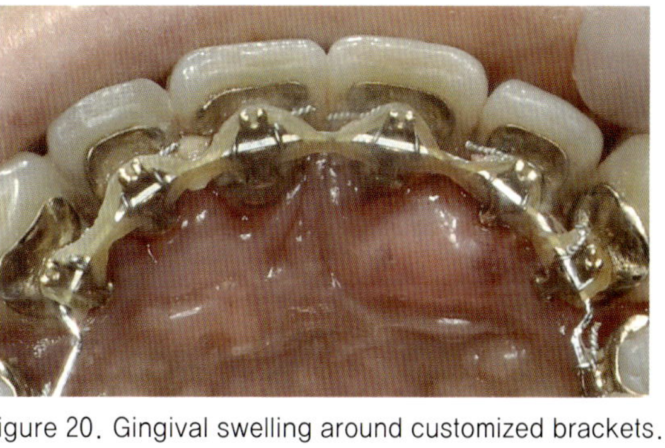

Figure 20. Gingival swelling around customized brackets.

단축될 수 있다고 결론 내리기에는 아직 근거가 충분치 않다. 여기에 소개한 증례에서도 맞춤형 교정장치를 사용하였기 때문에 더 효율적으로 치료할 수 있었다고 단언하기는 어렵고, 마무리 과정이 약간 단축되었을 것으로 추측한다. 맞춤형 교정장치를 제작하는 데 드는 상당한 비용과 작업 과정의 번거로움을 고려하면, 현재로서는 cost/benefit ratio가 나쁘다. 그러나 현재 맞춤형 교정장치가 지속적으로 개량되고 있고, 또한 3D 프린팅 기술이 급속히 발전하고 있기 때문에 결국 맞춤형 교정장치가 기존의 교정장치들을 대체하게 되고, 이를 이용하여 조금이라도 더 효율적으로 치료할 수 있게 될 것이다. 특히 고강도 레진 또는 세라믹을 정밀하게 3D 프린팅하는 기술의 발전이 기대된다. 장기적으로는 전용 프로그램의 개발을 통해 교정의사가 쉽게 맞춤형 교정장치를 설계· 제작하여 사용할 수 있게 될 것이다.

[참고문헌]

1. Mujagic M, Fauquet C, Galletti C, Palot C, Wiechmann D, Mah J. Digital design and manufacturing of the lingualcare bracket system. J Clin Orthod 2004;39:375-82.
2. Wiechmann D, Lingual orthodontics with completely Customized Appliances. In: Graber LW, Vanarsdall RL, Vig KWL, editors. Orthodontics: Current principle and technique. 5th ed. Saint Louis: Elsevier Mosby, 2011. p. 617-8
3. Arreghini A, Lombardo L, Mollica F, Siciliani G. Torque expression capacity of 0.018 and 0.022 bracket slots by changing archwire material and cross section. Progress Orthod 2014;15:53.
4. Komori A, Takemoto K, Shimoda T, Miyashita W, Scuzzo G. Precise direct lingual bonding with th KommonBase. J Clin Orthod 2013;47:42-9.
5. Jung MH, Shon WJ, Park YS, Chung SH. Effects of silanation time on shear bond strength between a gold alloy surface and metal bracket. Korean J Orthod 2013;43:127-33.
6. 조재형. 설측교정치료에서 고려해야 할 개별 치아의 형태학적 특성. In: 박영철 편. 최신설측교정. 서울: 대한나래; 2015. p. 19.
7. Proffit WR, Fiels HW, Sarver DM. Henry Contemporary orthodontics 5th ed. St Louis: Elsevier Mosby; 2013. p. 331.
8. Articolo LC, Kusy RP. Influence of angulation on the resistance to sliding in fixed appliances. Am J Orthod Dentofacial Orthop 1999;155:39-51.
9. Lossdöfer S, Bieber C, Schwestka-Polly R, Wiechmann D. Analysis of the torque capacity of a completely customized lingual appliance of the next generation. Head & Face Medicine 2014;10:4
10. Wiechmann D, Klang E, Helms H, Knösel M. Lingual appliances reduce the incidence of white spot lesions during orthodontic multibracket treatment. Am J Orthod Dentofacial Orthop 2015;148:414-22
11. Zhu P, Lin H, Han Y, Lin Y, Xu Y, Zhang Z. A Computational fluid dynamic analysis of peri-bracket salivary flow influencing the microbial and periodontal parameters. PLoS ONE 2013;8:e62242.
12. Grauer D, Proffit WR. Accuracy in tooth positioning with a fully customized lingual orthodontic appliance. Am J Orthod Dentofacial Orthop 2011;140:433-43.
13. Brown MW, Koroluk L, Ko CC, Zhang K, Chen M, Nguyen T. Effectiveness and efficiency of a CAD/CAM orthodontic bracket system. Am J Orthod Dentofacial Orthop 2015;148:1067-74.

08
CHAPTER

Modified C-Palatal plate 식립시 3D technology의 임상적 적용

Clinical applications of 3D technology in Modified C-Palatal plate placement

가톨릭대학교 서울성모병원 치과교정과 **국윤아**

서론

3D 기술이 치과교정학 분야에 이용되면서 기존의 2D적 접근에 비해 진단의 범주가 넓어졌으며 교정장치의 제작에 대해 새로운 시도가 가능해졌다.

Cone-beam CT, laser scanning, 그리고 stereophotogrammetry는 치과 영역에서 정확한 진단과 개별화된 치료 계획의 수립을 위해 자료를 캡쳐하고 분석할 수 있는 유용한 도구가 된다. 또한 3차원적 이미지를 바탕으로 한 3D프린팅 또는 밀링과정은 교정치료에서 쓰이는 appliance의 정밀한 제작을 가능하게 하며, 3차원적 로봇 와이어 밴딩기술은 정확성 뿐만 아니라 교정의사와 환자의 시간 및 노력을 줄여주고 있다. 또한 CBCT와 같은 3차원적 이미지를 통한 교정치료의 효과 분석은 측모 두부 방사선 사진을 통한 2D 분석의 단점들을 보완할 수있다.

본 단원에서는 3D 이미지인 CBCT를 통해 청소년기의 구개부위 골과 연조직 두께를 평가하여 Modified C-palatal plate(MCPP)의 가장 이상적인 식립 위치를 제시하고 MCPP의 디자인, 식립방법, 생역학적 고려사항을 기술하였다. 추가적으로 향후 3D 기술을 이용한 디지털 교정의 가능성을 제시하고자 한다.

Modified C-palatal plate(MCPP)

최근 들어 구개영역에 식립되는 palatal plate는 성인과 청소년의 전치열 후방이동을 위해 많이 사용되고 있는데,[1,2] 이중에서도 특히 MCPP는 절개를 하지 않고 식립 가능하기 때문에 식립 과정이 단순하며 환자의 불편감이 적고, 치아이동의 효율성을 증가시킨 장치이다(Figure 1).

MCPP를 이용한 상악치열 후방이동은 성인과 성장기 아동 모두에서 효과적인데, 그

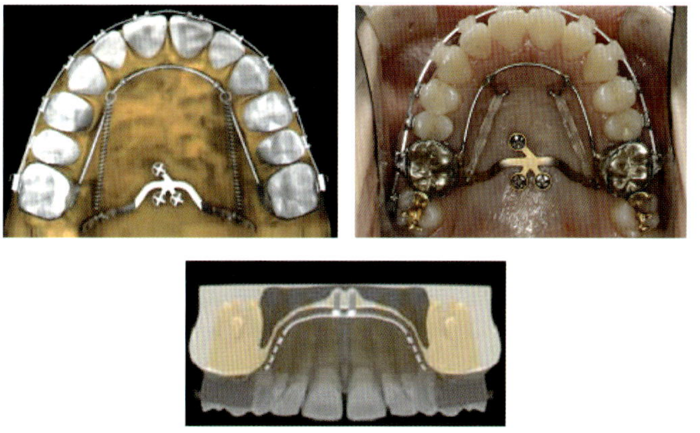

Figure 1.Design of Modified C-Palatal plate

효과는 문헌을 통해 Headgear와 비교되어 왔다. 3D CBCT 연구결과를 보면 성인의 경우 Palatal plate를 이용하여 상악 제1대구치의 평균 3.6mm 치체 이동과 3.4°의 원심경사및 1mm의 함입이 가능하다.[4] 성장기 환자의 경우는 MCPP를 통해 상악 제1대구치의 3.1mm 후방이동을 보였으나, 성인과 다르게 제1대구치의 함입량이 상악골의 하방 성장에 의해 가려지는 경향이 있었다.[3] 최근 3차원 유한요소로 Palatal plate와 Headgear 그리고 bone anchored Pendulum의 상악 제1대구치 후방이동 효과를 비교한 연구가 있었는데, 연구 결과에 따르면 제2대구치가 완전히 맹출하기 전 경부 견인 Headgear 군과 Pendulum 군은 상악 제1대구치의 원심경사 및 정출을 보였으나 Palatal plate를 사용한 군은 상악 제1대구치의 치근이 치관보다 더 많이 후방이동하였고 약간의 함입을 보였다.[5]

임상적으로 MCPP를 적용할때 CBCT를 포함한 3차원적 이미지가 제공할 수 있는 장점 및 가능성은 다음과 같다.

1. 개인의 CBCT 이미지를 통해 구개부위의 골과 연조직 두께를 측정하여,MCPP를 식립할 수 있는 구개의 가장 적절한 부위를 선택할 수 있다.
2. 구개면의 CBCT 이미지에 맞추어 MCPP의 개별적 3D 프린팅 또는 로봇을 통한 밴딩이 가능하다.
3. 상악의 3D 가상 모델을 통해 MCPP의 식립지그를 기공과정 없이 정밀하게 제작 가능하다.

CBCT를 통한 구개골의 두께 평가

구개부위는 골의 양이 많고 골질이 단단하기 때문에 미니 임플란트의 식립에 있어서 안정적이고 신뢰할 만한 부위가 된다. 이때 구개골의 두께는 미니 임플란트의 성공률에 영향을 주는 중요한 요소이다.[6-9] 연구에 의하면 정중 구개봉합에서 3mm 떨어진 부위의 골 두께가 성인에서 평균 9.2mm라고 하였으며 측방 및 후방으로 갈수록 두께는 감소한다. 또 성별간에는 남성이 여성에 비해 구개골의 두께가 더 큰 값을 보였다.[7]

CBCT를 이용한 또 다른 최근 연구는 구개부위 288mm^{2}의 면적을 49개의 동일한 격자로 분할하여 두께를 평가하였으며(Figure 2), 이때 모든 샘플은 초기 혼합치열기 (8.0세), 후기 혼합치열기 (11.5세), 영구치열기 (20.9세)로 분류되었다. 연구결과 초기 혼합치열기는 다른 두 그룹에 비해 상대적으로 얇은 구개골 두께를 보였으나, 후기 혼합치열기와 영구치열기그룹간에는 유의한 차이가 없었으며 성별간 차이 역시 없었다. Midline 부위를 제외하고는 Posterior region에 비해 anterior region의 골 두께가 더 컸으며, 전반적으로 lateral 부위가 medial과 midline 부위에 비해 상대적으로 두께가 얇았다(Figure 3)[10].

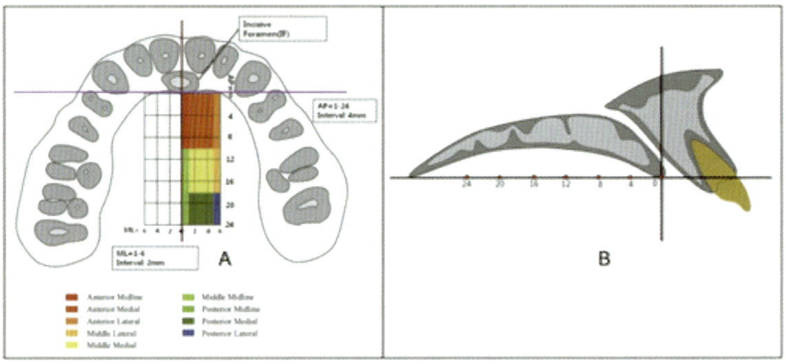

Figure 2. Palatal bone thickness: A, occlusal view; B, sagittal view

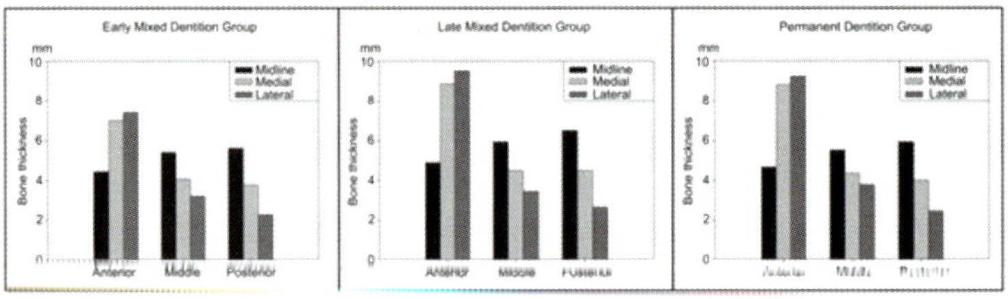

Figure 3. Comparison of palatal bone thickness according to the mediolateral and anteroposterior areas

MCPP의 경우 plate를 안정적으로 지지하기 위해 8mm 길이의 스크류가 구개부위에 식립되며, 구개 연조직의 평균적 두께 2mm를 고려할 때 적어도 5mm 이상의 골 두께가 필요하다. 따라서 위 연구 결과에서 얻은 palatal부위 골 두께만을 가지고 판단할 때 MCPP가 안정적으로 식립될 수 있는 부위는 구개의 anterior 부위나, medial 부위를 포함한 midpalatal suture 부위이다(Figure 4).

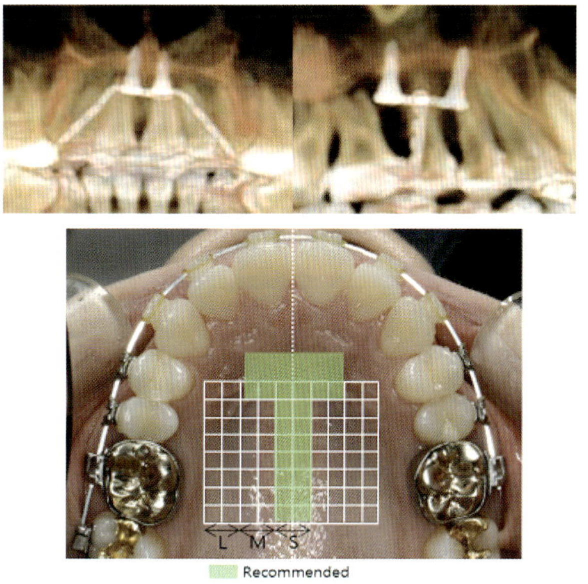

Figure 4. Recommended palatal area for MCPP according to bone thickness. (S: suture; M: medial; L: lateral)

CBCT를 통한 구개부위 연조직 두께 평가

CBCT를 통해 연조직 두께를 평가한 결과 anterior, middle, posterior 부위에서 연조직의 두께가 유의성 있는 차이를 보이지 않았다. 그러나 Lateral 부위는 가장 두꺼운 연조직 두께(2.5-3.0mm)를 보였고 midpalatalsuture 부위는 가장 얇은 연조직 두께(1.2-1.4mm)를 가지고 있었다(Figure 5)[11]. 구개의 midpalatal suture 부위와 medial 부위는 평균 연조직 두께가 1~2mm 사이로 lateral 부위에 비해 MCPP의 식립에 적절하다고 보여진다(Figure 6).

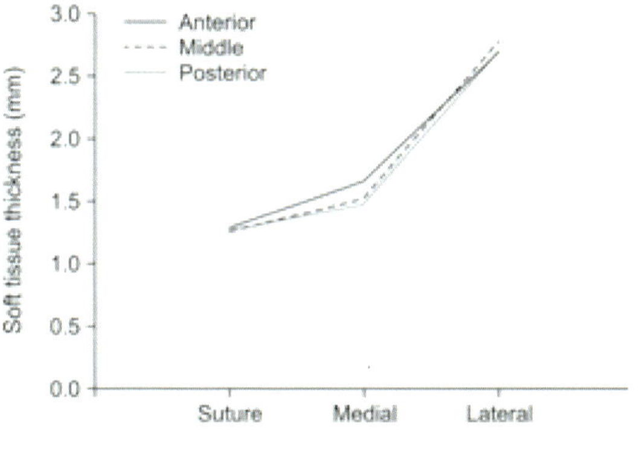

Figure 5. Changes in the palatal soft tissue thickness according to the mediolateral positions.

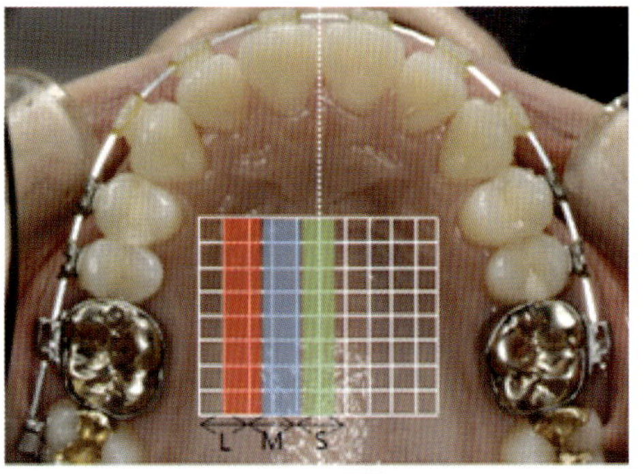

Figure 6. Recommended areas for MCPP according to palatal soft tissue thickness. (S: suture; M: medial; L: lateral)

결론적으로 구개골의 두께와 연조직 두께를 모두 고려했을 때 MCPP의 식립을 위한 가장 적절한 부위는 제2소구치(혹은 제2유구치)와 제1대구치 사이에 midpalatal suture 근방 2mm로 보여진다(Figure 7). 하지만 성장기 환자의 경우 midpalatal suture부위가 덜 성숙되어 있을 수 있기 때문에 MCPP에 사용되는 3개의 screw는 midplatal 부위의 정중앙을 피해 바로 근방에 식립되도록 디자인 되었다.

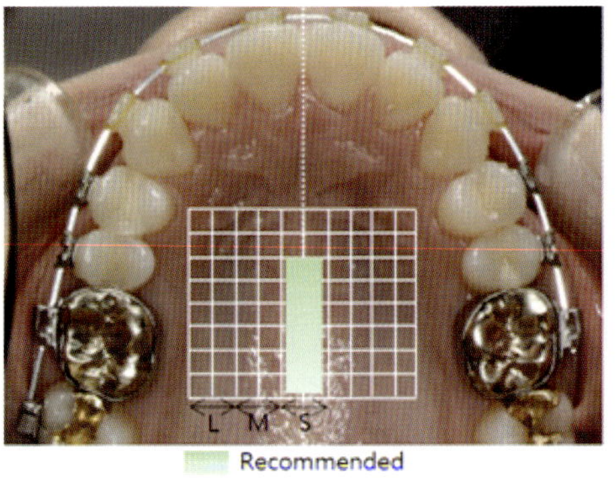

Figure 7. Recommended areas for MCPP according to palatal bone and soft tissue thickness. (S: suture; M: medial; L: lateral)

MCPP 식립을 위한 지그의 제작

MCPP의 lever arm이 구개의 연조직에 가능한 근접하면서도 일정 거리를 두고 위치되기 위해 실리콘 지그가 식립시 사용된다. 지그는 다음과 같은 방법으로 만들어진다.

1. CBCT 자료 및 임상 검사를 통해 MCPP가 식립될 적절한 위치를 선택한 후, 환자의 구개부위 만곡에 맞게 plate형태를 조절한다. 3개의 스크류 튜브가 cast의 구개 표면에

접촉할때 1.5mm 두께의 홀을 Bur를 이용하여 cast상에 형성해주는데, 이때 Bur로 삭제한 두께만큼 실제 MCPP식립시 튜브가 연조직을 밀어내면서 구개골 표면에 접촉하게 된다. Plate의 lever arm은 cast의 외형을 따라 제1대구치와 제2소구치 사이까지 연장하며 (Figure 8A) 구개 표면과는 1-2mm의 일정 간격을 둔다.

2. Plate를 제거한 후 3mm 두께의 실리콘 재료를 구개를 가로질러 구치부교합면을 덮도록 cast에 적용하며 Plate의 전후방 2-3mm 정도까지 구개를 덮을 수 있도록 충분히 연장해준다.

3. Plate를 아직 굳지 않은 실리콘에 가벼운 압력으로 눌러 위치시키며, 이때 Plate의 위치는 cast에 표시된 스크류 튜브 indentation을 통해 가이드 할 수 있다(Figure 8B).

4. 실리콘이 경화되면 지그-Plate 복합체를 cast로부터 분리한다.

5. 스크류 튜브에 들어가 있는 여분의 실리콘을 제거하고, Plate 식립후 지그를 쉽게 제거하기 위해 지그의 중앙부위를 사선형태로 slice cutting 한다(Figure 8C).

6. 지그-Plate 복합체는 식립전 ethylene oxide gas를 사용해 24시간동안 소독한다.

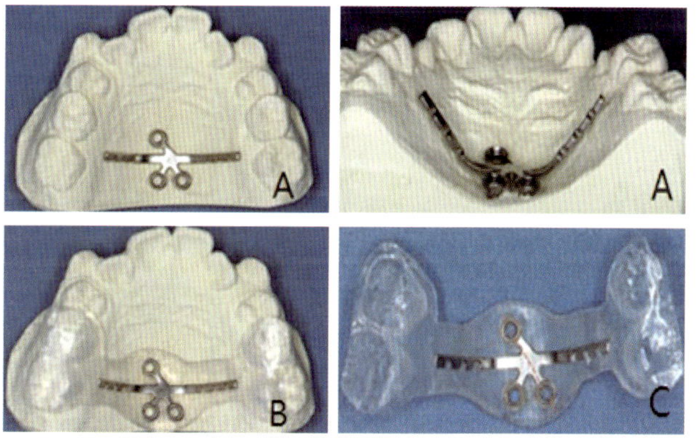

Figure 8. A. Plate contoured to working cast with2mm space between palate and lever arms. B. Plate pressed gently into position on uncuredsilicone. C. Silicone sliced diagonally (dashedline) for easy removal

MCPP 식립 과정

구개부위에 국소마취를 시행한다. 지그에 인기되어 있는 구치부 교합면 치아 indentation에 맞추어 지그-Plate 복합체를 구강내에 위치시킨다. 술자가 스크류를 rotary screw driver를 이용해 식립할 동안 1명의 보조자가 검지 손가락을 이용하여 지그를 옆에서 눌러주어야 지그가 변형되지 않고 Plate가 올바른 위치에 식립될 수 있다. 이때 rotary instrument는 특별한 경우가 아니면 30rpm의 속도와 30Ncm 토크로 사용한다(Figure 9).

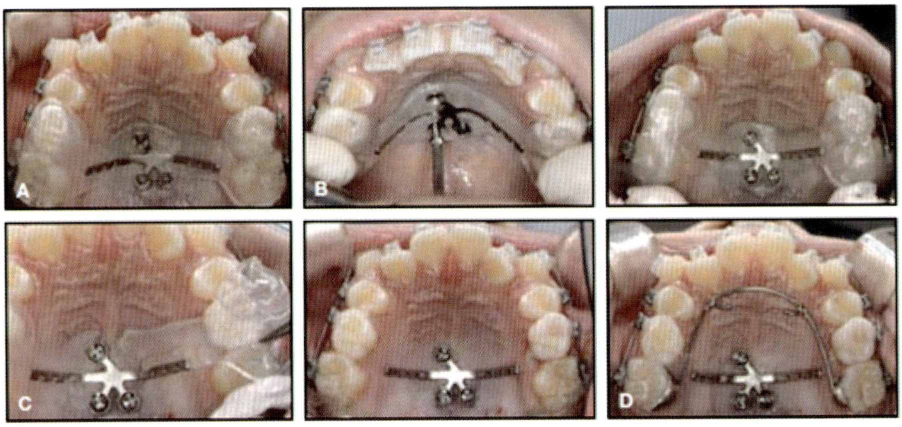

Figure 9. A. Jig with plate placed in mouth by fitting onto occlusal surfaces of second deciduous molars andfirst molars. B. Self-drilling miniscrews inserted through screw tubes. C. Jig removed with utility plier.D. Palatal wire with hooks bonded to first molars to begin distalization.

3D 기술을 이용한 MCPP 용 지그제작

CBCT, 3D laser scanner, 3D intra-oral camera를 통해 상악 cast의 가상 모델을 얻을 수 있는데,[12,13] 이때 MCPP 식립 지그는 특정 소프트웨어 프로그램 상에서 Surgical guide나 wafer를 제작하는 것과 비슷하게 3D 가상모델을 이용해 제작할 수 있다.[14]

임상적으로 적용하기 위해서는 우선 MCPP의 형태 및 폭경에 대한 정보를 소프트웨어에 저장하고, 3D 가상 모델상에 만들어진 지그 위에 MCPP를 소프트웨어상으로 위치시킨다. 이렇게 Plate의 음형이 인기된 지그는 3D 프린팅을 통해 제작될 수 있다. 이때 지그의 재질은 Plate를 유지할 만큼 충분히 견고하면서도 Plate를 식립한 후 구강내에서 쉽게 제거될 수 있도록 어느 정도의 유연성을 가지게 된다. 이후 만들어진 지그의 음형인기에 맞게Plate 외형을 조절하여 지그-Plate 복합체를 제작한다. 이러한 지그 제작방식의 디지털화는 이전 방법에 비해 기공과정에 소요되는 시간과 비용을 절약할 수 있으며, 특정 케이스에서는 환자에게 한번 내원으로도 Palatal plate를 식립할 수 있으므로 환자에게 편리한 방법이 될 수 있다.

3D 자료에 기반한 개별화된 MCPP 제작

CBCT 또는 3D intra-oral camera로 얻은 구개골 및 연조직 두께를 통해 개개인의 가장 적절한 MCPP 식립 위치가 결정될 수 있다. 이때 3D 소프트웨어 상에는 미리 MCPP의 기하학적 구조 및 특성이 입력되어 있으며(Figure 10), 원하는 위치의 구개면을 따라 SureSmile® 또는 Orametrix systems에서 사용하는 로봇 밴딩 과정과 비슷하게 Plate 외형을 조절할 수 있다.[15-17]

더 나아가 CBCT나 3D 모델을 통해 얻은 환자 개개인의 구개 만곡형태에 맞게 제작되는 3D 메탈 프린팅기술도 가능하다.

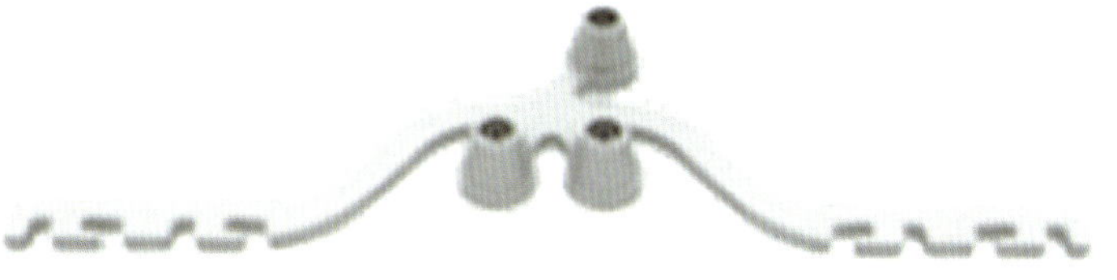

Figure 10. Third-generation plate with full tubes, distally curved arms, and additional indentations on each arm.

MCPP의 Biomechanics

최근의 연구에 따르면 MCPP를 통한 상악 제1대구치의 후방이동은 치체이동과 함께 약간의 함입이 일어나며, 반면 협측에 식립되는 미니스크류의 경우는 상악 제1대구치의 원심경사와 정출이 일어난다(Figure 11).

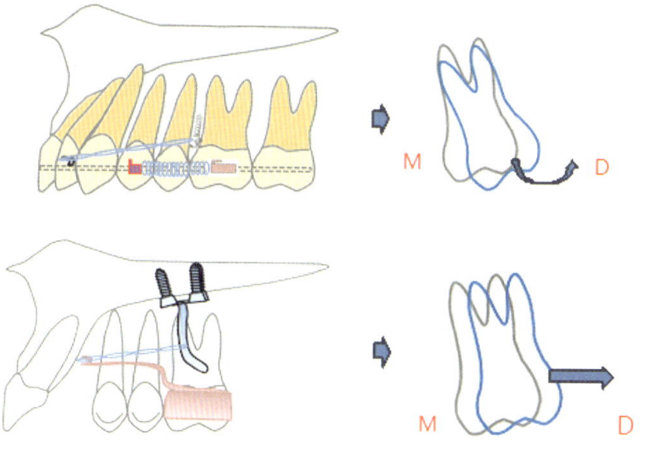

Figure 11. Biomechanical analysis of the movement of the maxillary 1st molar under buccal mini screw distalization force and MCPP force

MCPP는 plate arm에 여러 개의 notch를 가지고 있어서 대구치의 후방이동에 사용되는 힘의 벡터를 조절하기에 용이하다(Figure 12). 함입과 경사이동의 정도는 Powerchain 또는 Niti coil spring을 어느 notch에 연결하는지에 따라 달라진다.

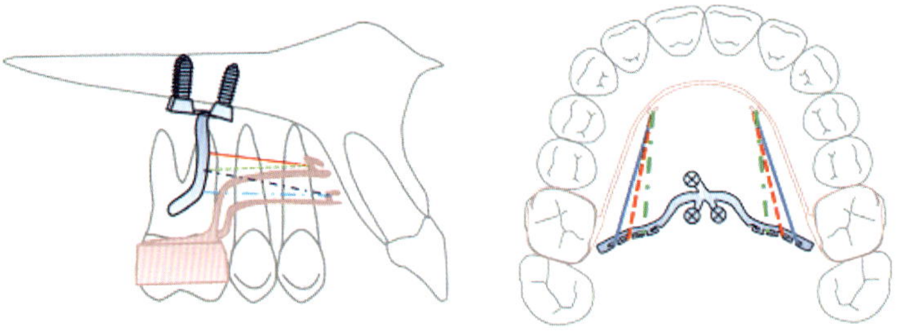

Figure 12. Engagement of the elastic power chain through different MCPP hooks result in changing the force vector

MCPP를 이용하여 힘의 방향이 상악골 저항 중심보다 교합면쪽으로 지나는 경우, 결과적으로 상악 치열의 시계방향 회전이 나타나게 된다. 이 시계방향 회전은 후방 구치의 상방이동을 의미하며 하악골의 반시계방향 회전으로 인해 일부가 전방이동 하는 효과가 있다. 또한 상악 제1대구치의 저항중심과 힘의 관계에서 plate arm의 가장 근단측에 위치한 notch에 힘이 가해지면 힘의 방향이 상악 제1대구치의 저항중심을 지나게 되어 어느 정도의 함입과 함께 적은 후방경사 경향을 보이게 된다. 반대로 가장 치관측에 위치한 notch에 힘이 적용되면 후방경사 경향이 보다 커지며 정출이 일어난다.

MCPP를 이용한 상악 치열 후방이동시 제2대구치에 브라켓이 부착되지 않은 경우는 제2대구치의 원심 경사 경향을 보인다. 이것은 제1,2대구치의 접촉점이 적용되는 힘의 방향에 비해 교합면쪽에 위치하기 때문이며, 동시에 제2대구치는 상대적으로 골의 저항이 적은 협측으로 경사되기 때문이다.또 제2대구치와 호선으로 연결되지 않은 제1대구치는 보다 많은 함입이 일어나게 되므로 그림에서 보듯이 제1,2대구치의 교합면에는 step이 형성된다 (Figure 13).

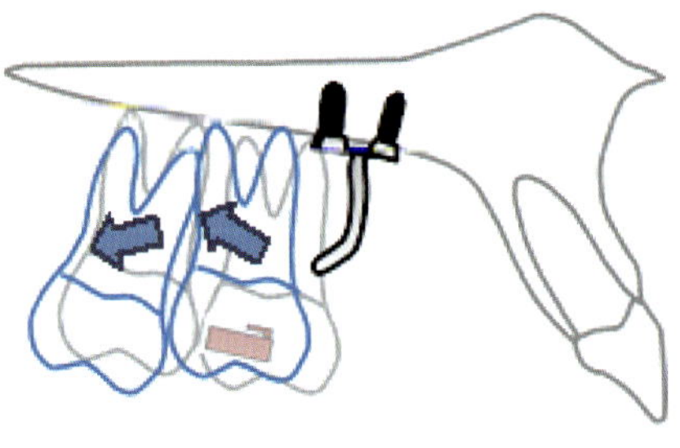

Figure 13.Biomechanical analysis of the effect of the MCPP when excluding the 2nd molar from the arch wire

제2대구치가 호선에 포함될 경우 원심경사나 교합면에서의 step이 방지될 수 있다(Figure 14).

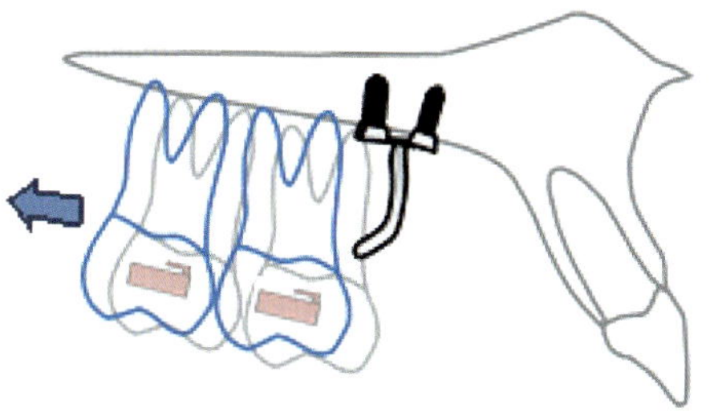

Figure 14. Biomechanical analysis of the effect of the MCPP when including the 2nd molar

일반적으로 하악치열이 상악치열에 비해 상대적으로 전방에 위치한 환자들은 class III elastic 을 통해 하악 치열의 전체 후방이동을 얻을 수 있다. 이때 반작용인 원하지 않는 상악치열의 전방이동 경향은 MCPP를 통한 상악 제1대구치의 후방견인력을 통해 상쇄 될 수 있다(Figure 15).

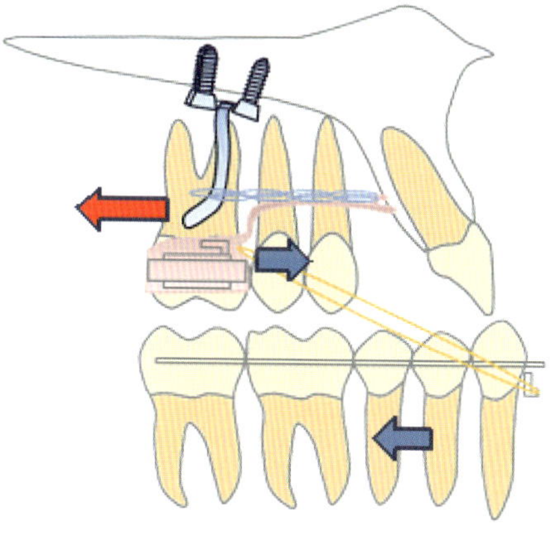

Figure 15. Class III elastic application for total lower arch distalization

구개궁의 형태 및 크기는 MCPP의 힘의 방향을 결정하는데 있어서 매우 중요하며 이는 치료의 결과로 귀결된다. 따라서 환자의 구개궁 형태에 따른 MCPP의 치료효과에 관한 연구가 추후 필요해 보인다.

결론

상악치열의 효율적인 이동을 가능하게 하는 MCPP는 CBCT, 3D 가상모델 이미지를 이용하여 보다 정확하고 안정적인 위치에 식립이 가능하다. 또한 종래의 기공 과정에 비해 Plate와 지그를 소프트웨어를 이용해 제작한다면, 보다 정확하게 수행할 수 있을 것으로 예상된다. 더불어 구개의 형태를 반영한 Biomechanics를 치료에 반영함으로써 효과적인 상악치열의 후방이동이 가능하다.

[참고문헌]

1. Kook YA, Park JH, Kim Y, Ahn CS, Bayome M. Sagittal correction of adolescent patients with modified palatal anchorage plate appliances. Am J Orthod Dentofacial Orthop 2015;148:674-84.
2. Kook YA, Park JH, Kim Y, Ahn CS, Bayome M. Orthodontic Treatment of Skeletal Class II Adolescent with Anterior Open Bite using Mini-Screws and Modified Palatal Anchorage Plate. J Clin Pediatr Dent 2015;39:187-92.
3. Sa'aed NL, Park CO, Bayome M, Park JH, Kim Y, Kook YA. Skeletal and dental effects of molar distalization using a modified palatal anchorage plate in adolescents. Angle Orthod 2015;85:657-64.
4. Kook YA, Bayome M, Trang VT, Kim HJ, Park JH, Kim KB et al. Treatment effects of a modified palatal anchorage plate for distalization evaluated with cone-beam computed tomography. Am J Orthod Dentofacial Orthop 2014;146:47-54.
5. Kang JM, Park JH, Bayome M, Oh M, Park CO, Kook YA et al. A three-dimensional finite element analysis of molar distalization with a palatal plate, pendulum, and headgear according to molar eruption stage. Korean J orthod 2016.
6. Deguchi T, Nasu M, Murakami K, Yabuuchi T, Kamioka H, Takano-Yamamoto T. Quantitative evaluation of cortical bone thickness with computed tomographic scanning for orthodontic implants. Am J Orthod Dentofacial Orthop 2006;129:721 e7-12.
7. Kang S, Lee SJ, Ahn SJ, Heo MS, Kim TW. Bone thickness of the palate for orthodontic mini-implant anchorage in adults. Am J Orthod Dentofacial Orthop 2007;131:S74-81.
8. King KS, Lam EW, Faulkner MG, Heo G, Major PW. Vertical bone volume in the paramedian palate of adolescents: a computed tomography study. Am J Orthod Dentofacial Orthop 2007;132:783-8.
9. Stockmann P, Schlegel KA, Srour S, Neukam FW, Fenner M, Felszeghy E. Which region of the median palate is a suitable location of temporary orthodontio anchorage devices? A histomorphometric study on human cadavers aged 15-20 years. Clin Oral Implants Res 2009;20:306-12.
10. Ryu JH, Park JH, Vu Thi Thu T, Bayome M, Kim Y, Kook YA. Palatal bone thickness compared with cone-beam computed tomography in adolescents and adults for mini-implant placement. Am J Orthod Dentofacial Orthop 2012;142:207-12.
11. Vu T, Bayome M, Kook YA, Han SH. Evaluation of the palatal soft tissue thickness by cone-beam computed tomography. Korean J Orthod 2012;42:291-6.
12. Menezes CC, Janson G, da Silveira Massaro C, Cambiaghi L, Garib DG. Precision,

reproducibility, and accuracy of bone crest level measurements of CBCT cross sections using different resolutions. Angle Orthod 2015.

13. Nedelcu RG, Persson AS. Scanning accuracy and precision in 4 intraoral scanners: an in vitro comparison based on 3-dimensional analysis. J Prosthet Dent 2014;112:1461-71.
14. Cousley RR, Turner MJ. Digital model planning and computerized fabrication of orthognathic surgery wafers. J Orthod 2014;41:38-45.
15. Rummel V, Wiechmann D, Sachdeva RC. Precision finishing in lingual orthodontics. J Clin Orthod 1999;33:101-13.
16. Saxe AK, Louie LJ, Mah J. Efficiency and effectiveness of SureSmile. World J Orthod 2010;11:16-22.
17. Muller-Hartwich R, Prager TM, Jost-Brinkmann PG. SureSmile--CAD/CAM system for orthodontic treatment planning, simulation and fabrication of customized archwires. Int J Comput Dent 2007;10:53-62.

** Acknowledgment

원고 작성에 도움을 주신 **김윤지**(가톨릭대학교 서울성모병원 치과교정과 부교수), **정창윤**(가톨릭대학교 서울성모병원 치과교정과 전공의), Mohamed Bayome(가톨릭대학교 의과대학 연구교수), **김성훈**(경희대학교 치과대학 교정학교실 교수), 정규림((전)아주대학교 임상치의학대학원장) 님께 감사를 드립니다.

09 CHAPTER 3D digital model을 이용한 surgical wafer의 제작

Fabrication of surgical wafer with 3D digital model

구올담 치과 **박재우**

1. 서론

21세기에 들어서면서 CBCT가 개발되고[1], Align사가 3D digital model을 이용해서 clear aligner를 상용화한 이래로[2] 많은 연구자들이 3차원 영상을 교정 진단 및 치료에 이용하기 위해 많은 연구를 하였다. 특히, 기존의 두부방사선 사진만으로는 정확한 분석 및 평가가 어려운 안면 기형 환자를 위해 CBCT를 이용한 분석법을 제시하고 있으며,[3,4,5] 임상에서의 활용도를 높이기 위해 다양한 3차원 영상을 정합하는 방법이 소개되고 있다.[6,7]

3D digital data는 3차원적 분석이 가능하고 자료의 관리가 쉬우며 저장공간이 크게 필요하지 않는 등 여러 장점을 가지고 있으나 아직까지는 임상에서 광범위하게 사용되지 못하고 있다. 그 이유는 주로 3D data를 다루는 프로그램이 복잡하고 조작이 어렵기 때문이다. 또한, 한가지 digital data에서 얻을 수 있는 임상정보가 제한적이기 때문에 여러 임상 데이터를 통합해야 하지만 파일간의 호환성이 낮아서 다양한 방법으로 채득한 digital data를 하나로 정합하기도 어렵다. 요즘에는 3D digital image의 경우 stl file의 형태로 open하는 것이 일반적이지만 이를 기존의 방사선 자료나 DICOM data와 연동하는 것은 또 다른 문제이다. 또한, 3D data로 분석한 결과를 실제 치료에 직접 적용하는 방법에 대한 논의가 부족했기 때문에 임상에서의 활용도가 떨어질 수 밖에 없다.

악교정 수술에서의 오차는 방사선 사진에서 작성한 수술계획을 얼마나 정확하게 실제 수술에 반영하는지에 따라 결정된다[8]는 것을 감안하면 정확한 surgical wafer를 제작하는 것이 성공적 수술을 위한 전제조건임을 충분히 이해할 수 있다. Surgical wafer는 모형수술을 통해 제작되는데 기존의 방법(conventional method)으로는 많은 기공단계와 복잡한 수작업을 거쳐야 하기에 3D digital image를 이용하려는 시도가 있었다.[9] 악교정 환자를 3차원적으로 분석하거나 surgical wafer의 제작을 위해 완전한 3D digital orthodontic patient가 필요한 것은 아니다. 3차원 영상의 한계를 이해한다면 간단한 정합과정을 통해 직접적으로 치료에 유용한 장치를 제작할 수 있다. 이 장에서는 3D digital model을 방사선 사진과 정합하여 surgical wafer를 만드는 방법에 대해 알아보고 기존의 방법(conventional method)과 비교하여 장,단점을 논의하고자 한다.

3. Manual Model surgery(MMS)에 의한 surgical wafer의 제작(conventional method)의 한계

MMS의 경우 그 작업과정이 복잡할 뿐 아니라 여러 단계를 거치는 기공과정에서 매 단계마다 오차의 발생은 필연적이다. 먼저 MMS를 통해 surgical wafer를 만드는 법을 알아보고 각 단계에 따른 오차 발생 가능성을 확인해보자. MMS의 경우에도 정확성을 높이기 위해 다양한 방법이 제안되었으나 그 중에서 정확성을 잘 파악할 수 있는 Ericson model surgery platform을 이용한 MMS를 기준으로 설명하면 다음과 같다[10,11].; 1) 술전 자료를 채득한다. 2) 두부방사선 계측사진을 이용해서 수술계획을 수립(STO)한다. 3) 두부 방사선 계측사진상에서 기준선을 정하고 방사선 사진의 확대율을 고려하여 수술계획에 따른 치아의 이동량을 계산한다. 4) 환자의 구강모형을 face-bow transfer하여 교합기에 mounting한다. 5) mounting한 plaster부분의 일부를 제거하고 utility wax로 고정한 후 Ericson model surgery plantform(Great Lakes Orthodontic LTd, Tonawanda, NY)에서 수술계획에 따라 골편의 이동을 재현한다. 6) 이동된 모형을 다시 mounting해서 surgical wafer를 제작한다.

이처럼 복잡한 과정을 거치는 MMS는 매 단계마다 오차가 누적되어 발생할 수 있으며,그 중에 가장 중요한 원인은 mounting 과정에서의 오차라 할 수 있다. 방사선 사진의 확대로 인한 오차는 확대율을 보정함으로써 줄일 수 있으며 인상체의 변형이나 wafer제작시 레진의 변형은 작업자가 좀 더 주의하면 감소시킬 수 있다. Mounting 오차는 face bow transfer 과정에서 발견이 쉽지 않은데다가 발생할 경우 mounting 작업을 처음부터 다시 해야 하는 어려움이 있다. 더구나, 교합기는 정확한 보철물 수복을 위해 악운동을 재현하기 위한 기구로 개발되었으므로 태생적으로 오차를 피할 수 없다.[12,13] 이를 악교정 수술에 응용하기 위해 다양한 보정 방법이 제안되었으나 복잡한 장치들로 인해 조작이 힘들고 다양한 수술 방법을 모두 재현하기가 힘들었다.[14]

4. 3D digital model을 이용한 surgical wafer의 제작 방법(2.5D Method)

1) 2.5D method의 개념

2.5D method는 기본적으로 두 장의 두부 방사선 사진을 이용해서 두개저에 대한 치열의 위치를 설정하고 3D digital model과 정합하려는 것이다. 즉, face bow transfer를 통한 mounting과정을 생략함으로써 mounting에서의 오차를 줄이고 STO에 따른 골편

의 이동을 digital model로 재현함으로써 surgical wafer제작시 오차를 줄이기 위해 고안하였다. 그와 더불어 교정의들이 두부방사선 사진에서 평가하는 계측치(주로 각도로 표시됨)와 구강외과 의사들이 수술장에서 평가하는 계측치(주로 길이로 표시됨)를 동시에 표시함으로써 교정의와 구강외과 의사들 사이의 소통을 원활하게 만들 수 있을 것으로 기대하였다.

2) 2.5D method의 방법[15]

두 장의 두부방사선 계측사진은 서로 직각으로 촬영된 biplanar image이다(Figure 1). 각각의 방사선 사진과 digital model의 시상면, 전두면을 일치 시킨 후 동일한 계측점을 치아에서 선정하면 3차원 공간에서 두부의 위치에 대한 digital model의 상대적인 위치를 얻을 수 있다.(방사선 사진과 digital model의 정합) 이 때 digital model에서 선정된 계측점은 시상면과 전두면에 투사해야 한다. 그리고, digital model에서 시상면과 전두면에 투사된 계측점 간의 길이를 기준으로 방사선 사진의 크기를 보정함으로써 방사선 사진의 확대에 의한 오차를 제거할 수 있다(Figure 2).

두 장의 두부 방사선 계측사진과 3D digital model의 정합이 완료되면 방사선 사진을 tracing하고 STO를 한다. 이 때 정모 방사선 사진에서 canting correction을 먼저 하고, 측모 방사선 사진에서 STO를 해야 한다. 측모 두부 방사선 사진에서의 tracing은 좌,우측 구조물을 평균해서 tracing하기 때문에 상악골의 canting으로 인한 좌,우차이를 구별할 수 없다. 따라서 상악골의 canting이 있다면 이를 먼저 수정하고 측모 두부 방사선 사진에서 STO를 해야 digital model의 위치를 수술계획에 따라 정확히 이동시킬 수 있다. Canting을 수정하기 위한 모형의 이동량은 STO시 모형의 이동량과 합산된다.

STO에 따라 수술 결과를 검토한 후 최적의 수술계획을 결정한다. 최종 수술계획이 결정되면 술후 상악골의 위치를 따라 이동한 상악 치열과 술전에 위치한 하악 치열 사이를 지정하고 3D printer를 이용하여 출력한다(Figure 4).

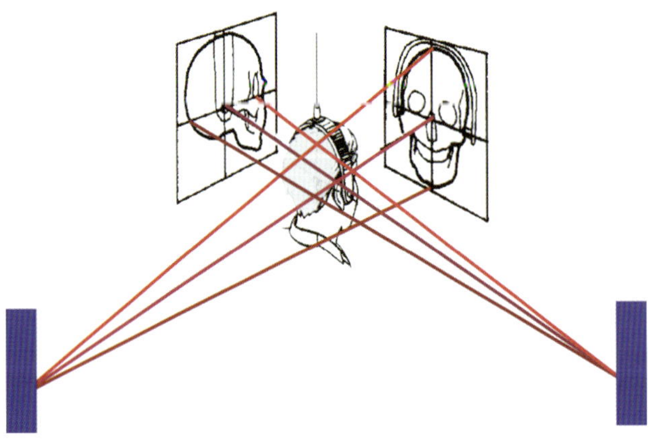

Figure 1. Biplanar images for 2.5D method.

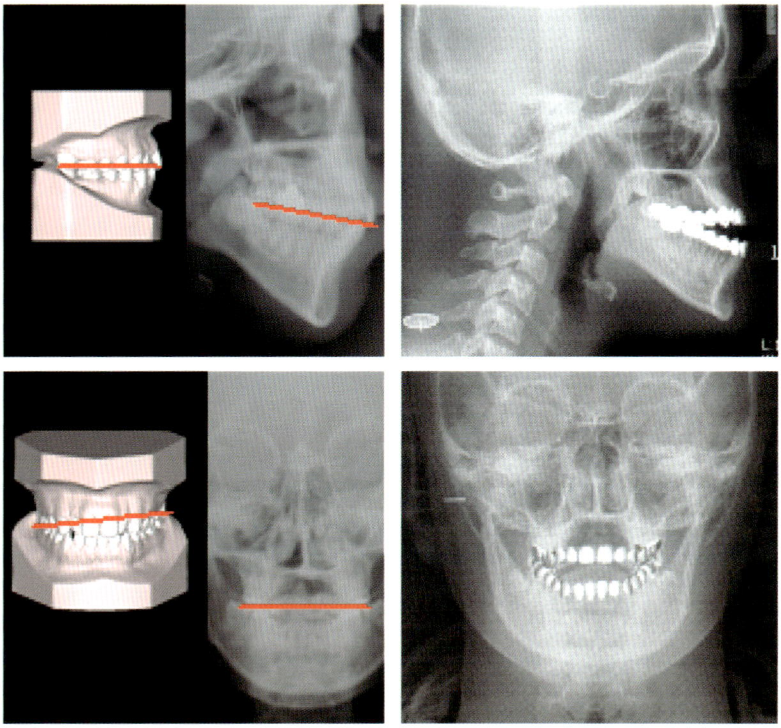

Figure 2. Registration of 3D digital models to cephalograms.

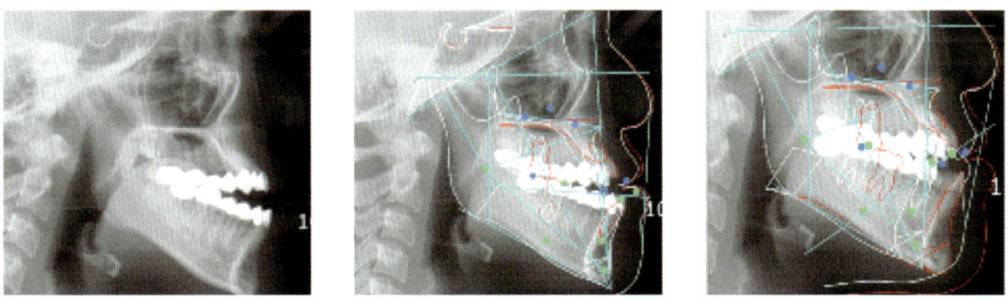

Figure 3. Movements of digital models according to the results of STO. A. initial state, B. after maxillary movement, C. final results.

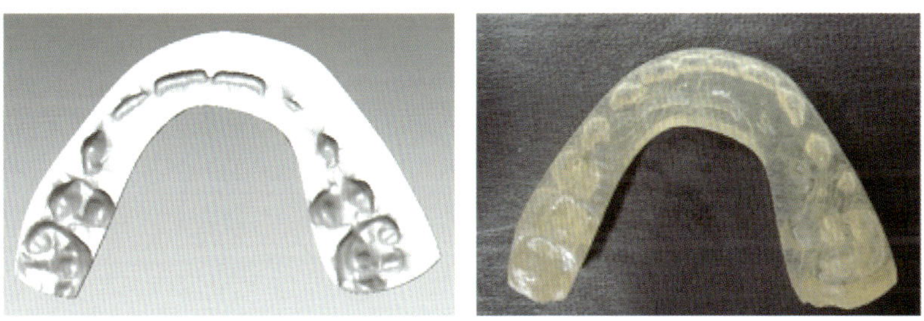

Figure 4.Fabrication of surgical wafer.
A. digital image of surgical wafer, B. printed surgical wafer.

STO를 할 때 상악의 위치를 먼저 설정한 후(상악 수술을 먼저 시행하는 경우), 하악의 위치를 이동 시킬 때는 프로그램에서 3D model을 조작하는 것 보다는 모형을 술후 교합상태로 위치시키고 스캔한 후에 상악 치열을 기준으로 하악 치열이 이동하도록 하는 것이 편리하다. 이때, 하악 치열과 정합된 하악골과 하순이 치열을 따라 같이 이동하게 되면 최종적인 안모의 형태를 보다 쉽게 파악할 수 있다.

프로그램상에서 3차원 객체간의 위치를 미세하게 조정하는 것은 매우 힘든 일이다. 또한 치열간에 교합간섭을 일일이 확인해야 하므로 시간이 많이 걸리는 일이기도 하다. 이를 감소시키기 위해서는 최종 교합상태를 미리 스캔하는 것이 좋다. STO시 이동한 상악치열을 기준으로 최종 교합상태의 digital model을 중첩하고 최종 교합상태의 하악 치열을 기준으로 술전 하악 digital model을 중첩하면 간단히 최종 교합상태로 digital model을 이동시킬 수 있다. 아직까지는 구강 내에서 장기간 착용할 수 있는 3D printing 재료가 없기 때문에 final surgical wafer는 기존의 방식으로 제작해야 한다. Final wafer를 제작하기 전에 모형 scan을 실행함으로써 프로그램의 조작을 크게 줄일 수 있다. 경우에 따라서는 final wafer를 제작하고 scan해도 큰 문제가 되지 않는다.

3) 2.5D method의 한계

2.5D method는 mounting에 의한 오차를 줄일 수 있고[16] 복잡한 기공 작업을 감소시킬 뿐만 아니라 MMS를 할 때보다 훨씬 더 다양한 수술계획을 비교할 수 있다는 점에서 임상적 효용성이 높다고 할 수 있다. 또한, multi-segmental osteotomy를 포함한 복잡한 수술에서도 오차의 발생을 최소화 할 수 있다는 점에서 응용할 수 있는 범위가 더욱 크다고 할 수 있다. 그러나 2.5D method가 항상 정확한 결과를 보장하는 것은 아니므로, 사용자들은 오차가 발생할 수 있는 요소들을 검토하여 최선의 결과를 얻을 수 있도록 해야 한다. 2.5D method에서 오차가 발생하는 원인은 다음과 같다.

먼저 두부 방사선 계측사진이 서로 직각으로 촬영되지 못한 경우이다. 대부분의 경우 정모와 측모 두부 방사선 사진을 동시에 촬영하지 않는다. 하나의 방사선 사진을 촬영한 후 몸을 90도로 회전하여 나머지 사진을 촬영하는데 이때 두 사진을 촬영하는 기준 평면이 서로 90도로 정렬하지 못하는 경우가 있다. 이는 ear rod의 사용으로 최소화 할 수 있으나 귀이 기형이나 비대칭이 있는 사람의 경우는 좀더 세심한 촬영이 요구된다. 또한, 정모와 측모 방사선 사진 촬영시 시선의 높이가 달라질 경우 digital model을 정합하는데 오류가 생기게 된다.

두부 방사선 사진의 확대 및 왜곡에 의한 오차를 고려해야 한다. 정모 및 측모 방사선 사진 촬영시 자세를 90도로 선정했다 하더라도 실제 방사선이 90도를 이루는 부분은 central ray뿐이다. 방사선은 방사상으로 확대되므로 두 장의 방사선 사진을 나란히 놓고 비교해보면 central ray이외의 부분은 90도를 이룰 수 없다. (Figure 5) 이러한 오차는 방사선 자체의 특성에 의해 발생하여 이를 수정하려면 프로그램내에서 복잡한 계산식을 수행해야 할 뿐 아니라[17] 촬영 조건과 환자의 상황에 따라 서로 다른 오차 요소를 고려해야[18] 하기 때문에 프로그램의 조작이 복잡해진다. 그러나 이러한 오차가 face bow transfer에 의한 오차보다 적다면 임상적으로 충분히 받아들일 수 있을 것이다.[16,19]

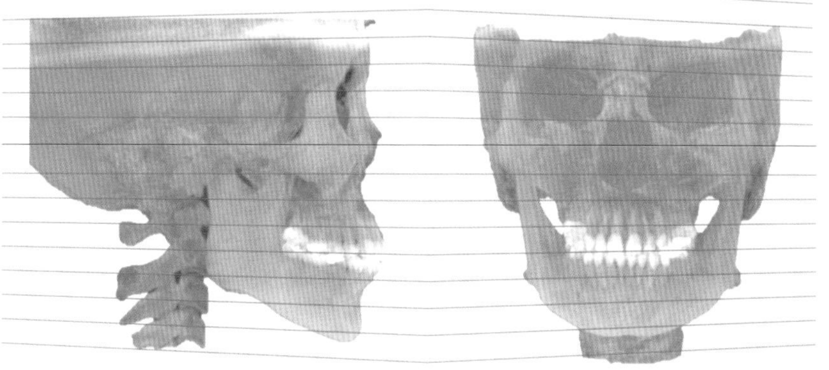

Figure 5. Error from the magnification of cephalograms.

심한 안면 기형이 존재하는 경우에 오차의 가능성이 증가한다. 특히, 악골의 yawing이 심한 경우 방사선 사진에 digital model을 정확히 위치시키기도 힘들 뿐 아니라 정확히 위치하는지 확인하는 것도 어렵다. 물론 submentovertex view(SMV)를 추가하면 yawing에 대한 정보를 추가 할 수 있지만, SMV를 나머지 두 장의 방사선 사진에 수직으로 촬영하는 것은 매우 어려운 일이다. 만일 세 장의 방사선 사진이 서로 90도가 되도록 촬영하지 못한다면, 프로그램상에서 또 다른 오류가 발생할 수 있다. 다시 말하면, 좀더 복잡한 수술이 요구되고 좀더 정확한 수술이 필요한, 심한 안면 기형 환자일수록 정확도가 떨어진다는 의미로 향후 개선이 필요하리라 생각된다.

프로그램 자체의 부정확성은 임상의가 검증하기 어려운 부분이며 이에 대한 검증이 완료되지 못했다. 3D digital model의 시상면과 전두면의 생성 과정이나 STO시 골편의 이동량에 대한 계산기준에 대해 개발자로부터 정확한 답변을 듣지 못했으며 2013년 이후로 추가적인 update에 대한 정보는 확인하지 못했다. 자세한 내용은 4)에서 설명하겠다.

4) Declaration of interest

필자는 2008년부터 2011년까지 2.5D method를 구현하기 위한 프로그램 개발의 자문으로 활동하였다. 당시 개발사는 individualized bracket제작을 위한 model set-up프로그램과 indirect bonding을 위한 transfer jig를 제작하던 중이었다. 이에 필자는 완전한 3D 분석법이 나타나기 전이라도 3D digital model을 임상에 응용하는 방법을 고심하던 중 2.5D method에 대한 아이디어를 제공하고 개발을 자문하게 된다.

프로그램 개발 당시 각각의 정보가 어떻게 처리되는지 충분히 논의되었다 하더라도 개발 과정에서 변경되거나 부정확한 의견 교환으로 인해 개발자가 임의로 수정하는 경우가 드물지 않게 발생한다. 더구나 이 프로그램은 처음부터 2.5D method를 염두에 두고 개발한 것이 아니라 기존에 존재하던 tooth set-up 프로그램에 추가된 것이다. 따라서, 프로그램에 대한 사후 검증은 필수적이었으나, 몇몇 임상 증례의 성공에 가려서 프로그램의 검증이 완전히 끝나지 못했다. 개발사에서 주력으로 개발하던 tooth set-up 프로그램에 부차적으로 삽입된 형태라 기본적인 자료의 확인이 원활하지 못했으며 프로그램을 직접 검증해서 논문화하려는 노력이 무산되었다.

중소기업을 통한 프로그램의 개발은 인력 관리의 어려움과 개발 비용의 증가 등으로 인해 늘 만족할 만한 결과를 얻을 수 있는 것은 아니다. 필자는 2.5D method의 임상적 유용성을 확신하고 있었던 반면 프로그램상의 단점도 절실히 느끼고 있었다. 그러나 개발사에서 프로그램 개발을 담당하던 핵심 인력의 퇴사 후 프로그램의 upgrade는 점차 흐지부지 되어버렸다.

이후 필자는 기존의 단점을 보완해줄 개발자를 물색하던 중 한 대학 연구실과 연계된 개발 회사와 함께 2.5D method의 단점을 보완할 방법을 찾아보기로 했다. 그러나, 이전의 개발사가 2.5D method에 대해 특허 등록을 함으로써 새로운 기회는 어이없이 사라져 버렸다. 이후 필자는 3D digital model과 CBCT를 이용한 프로그램의 개발을 진행 중이며, 필요한 경우 본인의 권리행사를 계획중이다.

5) Conventional method와 2.5D method의 비교 (Figure 6)

Conventional method에서는 술전 자료를 채득한 후 모든 자료를 일정한 기준선(대개 FH plane)에 대해 정렬하는 과정을 거친다. 구외 사진의 경우 기준선에 정렬한 상태로 촬영을 하고, 구강 모형의 경우 face-bow transfer를 통해 교합기에 정렬한다. 그에 반해 2.5D method에서는 특정 프로그램을 이용해서 구강 모형을 scan해서 digital model로 전환하고 이것을 두 장의 두부 방사선 계측사진 사이에 위치시킨다.

Conventional method에서는 MMS를 하기 전에 STO를 시행한다. 주로 각도로 표시되는 계측치를 이용해 적절한 수술계획을 작성하고 이를 기준선에 대한 치아의 이동량으로 전환한 후 확대율을 보정하여 골편의 최종적 이동량을 계산한다. 2.5D method에서는 두부 방사선 계측사진 상에서 STO를 시행하면 골편의 이동량에 따라 3D digital model이 자동적으로 이동하게 된다. 이때 거리의 기준은 3D digital model이며, 프로그램상에서 방사선 사진의 확대율이 자동으로 보정된다.

Conventional method에서는 다양한 수술계획을 수립하더라도 surgical wafer를 제작하기 위해서는 매번 MMS를 반복해야 한다. 2.5D method에서는 다양한 수술계획을 수립한 뒤 저장하면 필요한 계획만 따로 불러내서 인쇄할 수 있다. 이로 인해 다양한 치료옵션을 고려해야 할 때 모든 경우의 wafer를 제작해서 수술실에서 직접 적용해 보기가 쉽다.

Conventional method에서는 수술계획에 따라 MMS를 시행하며 복잡한 기공 과정에서 오차가 생길 가능성이 증가한다. 하지만 2.5D method에서는 STO에서 설정한 digital model의 위치 관계를 그대로 인쇄하므로 오차가 생길 가능성을 줄일 수 있다.

Conventional method가 2.5D method에 비해 우위를 갖는 것은 작업시간이라고 생각된다. 2.5D method의 경우는 digital model를 scan하고 wafer를 인쇄하는 시간이 반드시 필요하기 때문에 최소한 2일의 시간이 소요될 것이다. (물론 직접 digital model을 scan한다면 1일정도로 줄일 수 있을 것이다.) 따라서 적어도 수술 2일 전에는 술전 자료를 채득해야 하지만, conventional method의 경우 환자만 옆에 있다면 수술 전날 저녁에 작업을 시작하더라도 다음날 수술 전까지 wafer를 제작할 수 있다.

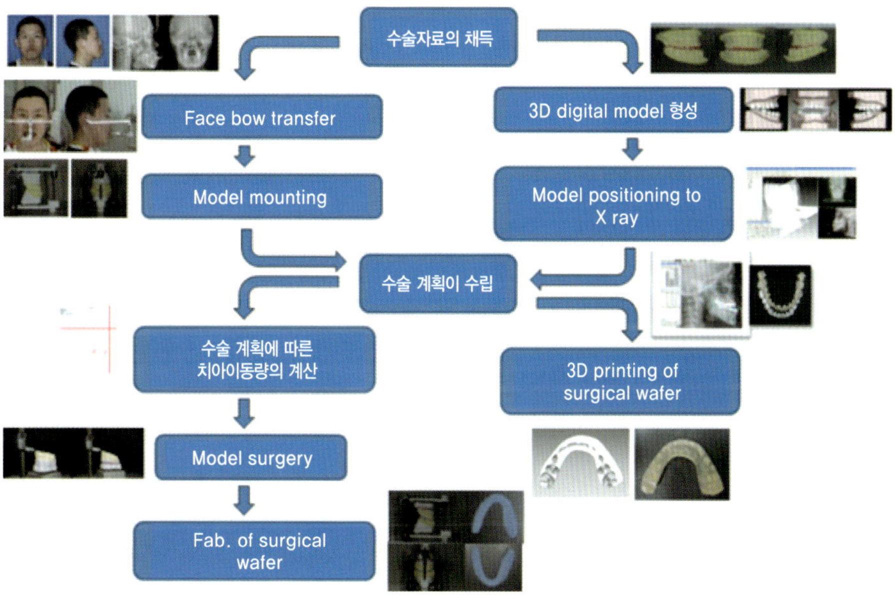

Figure 6. Comparison between manual and 2.5 dimensional method for wafer fabrication.

5. 앞으로의 전망

많은 연구자들이 CBCT를 이용한 교정분석법에 대해 논의하고 있지만 대개는 2차원적 계측을 3차원으로 단순히 확장하는데 그치고 있으며[20,21,22] 3차원 공간상에서 계측치는 2차원 공간에서의 계측치보다 다양한 공간배치를 보이기 때문에 주의해서 해석해야 한다.[5] 또한 shape analysis를 이용한 분석은 교정의가 쉽게 해석하기 힘들어[23]진단에 응용할 만한 자료를 얻기가 힘들다. 보다 쉽고 직관적인 분석법이 개발되지 않는 이상 당분간 3차원 자료에서 교정의에게 익숙한 2차원 자료를 추출해서 쓰는 것이 더 실용적이라 판단된다. 그 방법은 위에서 소개한 2.5D method를 기준으로 볼 때 다음과 같은 두 가지 방향으로 진행되리라 생각하며 그 중심에 CBCT가 있을 것으로 보인다.

CBCT와 3D digital model을 정합한 뒤 2.5D method와 유사한 방식으로 wafer를 제작하는 것이다. 이때 모든 digital data를 정합하여 digital orthodontic patient를 만드는 것[6]은 over-engineering으로 생각된다. 이 부분을 3차원 분석법 개발을 위한 연구분야로 남겨놓는다면, 3차원 자료에서 2차원 자료를 추출하는 것이 임상적으로 더 유용할 것으로 보인다. CBCT를 digital model과 정합한다면 심한 안면 기형이 있다고 해도 2.5D method에 비해 훨씬 더 쉽고 정확하게 정합이 가능하다. 두 data를 정합한 상태에서 CBCT data를 parallel projection하여 cephalogram image를 추출한다. (필요하면 기존의 방사선 사진과 같은 방식으로 projection할 수도 있다) 추출된 cephalogram image상에서 통상적인 방법으로 STO를 시행하고 digital model의 위치를 연동하면 보다 정확하면서도 2.5D method의 장점을 잘 살릴 수 있다. CBCT에서 cephalogram image를 추출할 때는 CT촬영시 natural head posture를 유지함으로써 그 과정을 단순화 시킬 수 있다. 그러나, 이런 경우 CBCT를 촬영해야 한다는 것이 단점이 될 수 있다.

2.5D method를 더 보완하는 것도 좋은 방법이다. 기존의 교정 진단과정과 가장 유사한 방법이므로 교정의나 구강 외과의가 쉽게 받아 들일 수 있을 것으로 생각한다. 이 경우는 CBCT를 촬영하지 않아도 된다는 장점이 있으므로 현재 나와있는 단점을 보완한다면 현실적인 대안으로 발전할 가능성이 크다고 생각한다. Digital model과 두부 방사선 사진간의 기준선을 정확히 선정하고 임상적으로 발생할 수 있는 오차를 보정하는 tool을 적용한다면 기존의 프로그램보다 오차는 줄이면서도 더 많은 안면 기형 환자를 다룰 수 있을 것이다. 특히, yawing의 경우 SMV를 정합하는 대신 방사선 사진상에서 yawing된 정보를 수정할 수 있는 tool을 추가한다면 적용범위를 크게 넓힐 수 있을 것으로 기대한다.

또한, CBCT와 3D digital model을 정합한 후 방사선 사진을 추출하고 방사선 사진과 digital model과의 관계를 계측하고, 2.5D method를 이용해서 digital model을 정합한 방사선 사진의 위치와 비교한다면 2.5D method의 단점을 좀 더 보완할 수 있는 결과를 얻을 수 있을 것이다.

[참고문헌]

1. Jaffray DA, Siewerdsen JH. Cone-beam computed tomography with a flat-panel imager: initial performance characterization. Med Phys 2000;27:1311-23.
2. Boyd RL, Miller RJ, Vlaskalic V. The Invisalign system in adult orthodontics: mild crowding and space closure cases. J Clinc Orthod 2000;34:203-12.
3. Katsumata A et al. 3D-CT evaluation of facial asymmetry. Oral Surg Oral Med Oral Pathol Oral Radiol Endod 2005;99:212-20.
4. Cevidances LHS et al. Three-dimensional quantification of mandibular asymmetry through cone-beam computerized tomography. Oral Surg Oral Med Oral Pathol Oral Radiol Endod 2011;111:757-70.
5. Gateno J, Xia JJ, Teichgraeber JF. New 3-dimensional cephalometric analysis for orthognathic surgery. J Oral Maxillofac Surg 2011;69:606-22.
6. NakasimaA et al. Three-dimensional computer-generated head model reconstructed from cephalograms, facial photographs, and dental cast models. Am J Orthod Dentofac Orthop 2005;127:282-92.
7. Jung W, Park S, Shin H. Combining volumetric dental CT and optical scan data for tooth modeling. Computer-Aided Design 2015;67-68:24-37.
8. Sharifi AR et al. How accurate is model planning for orthognathic surgery? Int J Oral Maxillofac Surg 2008;37:1089-93.
9. Baek et al. Fabricating a surgical wafer splint by three-dimensional virtual model surgery. In: Bell WH and Geurrero CA editor. Distraction osteogenesis of the facial skeleton. Hamilton: BC Decker Inc; 2007. p. 115-30.
10. Ellis E III. Accuracy of model surgery: evaluation of an old technique and introduction of a new one. J Oral Maxillofac Surg 19990;48:1161-7.
11. Omura T, Glickman RS, Super S. Method to verify the accuracy of model surgery and prediction tracing. Int J Adult Orthod Orthognath Surg 1996;11:265-70.
12. Gateno J, Forrest KK, Camp B. A comparison of 3 methods of face-bow transfer recording: implications for orthognathic surgery. J Oral Maxillofac Surg 2001;59:635-40.
13. Nattestad A, Vedtoffe P. Pitfalls in orthognathic model surgery. J Oral Maxillofac Surg 1994;23:11-5.
14. Wong BW. Innovations in orthognathic splint construction. J Clin Orthod 1985;19:750-6.
15. Oh JY, Park JW, Baek SH. Surgery-first approach in Class III open-bite. J Craniofac Surg 2012;23:e283-7.
16. Choi JY, Hwang JM, Baek SH. Virtual model surgery and wafer fabrication

using 2-dimensional cephalograms, 3-dimensional virtual dental models, and stereolithographic technology. Oral Surg Oral Med Oral Pathol Oral Radiol Endod 2012;113:193-200.

17. Rousset MM, Simonek F, Dubus JP. A method for correction of radiographic errors in serial three-dimensional cephalometry. Dentomaxillofacical Radiology 2003;32:50-9.
18. Gateno J, Xia JJ, Teichgraeber JF. Effect of facial asymmetry on 2-dimensional and 3-dimensional cephalometric measurements. J Oral Maxillofac Surg 2011;69:655-62.
19. Song KG, Baek SH. Comparison of the accuracy of the three-dimensional virtual method and the conventional manual method for model surgery and intermediate wafer fabrication. Oral Surg Oral Med Oral Pathol Oral Radiol Endod 2009;107:13-21.
20. Park SH et al. A proposal for a new analysis of craniofacial morphology by 3-dimensional computed tomography. Am J OrthodDentofacial Orthop 2006;129:600.e23-600.e34.
21. Terajima M et al. Three-dimensional analysis system for orthgnathic surgery patients with jaw deformities. Am J Orthod Dentofacial Orthop 2008;134;100-11.
22. Dong Y et al. Three-dimensional anthropometric analysis of Chinese faces and its application in evaluating facial deformity. J Oral Maxillofac Surg 2011;69:1195-206.
23. AlHadidi A et al. 3D quantification of mandibular asymmetry using the SPHARM-PDM tool box. Int J CARS 2012;7:265-71.

10 CHAPTER

개인 맞춤형 설측 교정장치의 (Incognito™) 개발 및 임상 적용

Clinical application of individualized lingual bracket system (Incognito™)

경희대학교치의학전문대학원 치과교정학교실 **박영국, 김경아**

교정치료의 목표는 골격 및 치열의 부조화에 대한 정확한 진단과 이에 상응하는 치료 역학을 통하여 치열 및 안모의 심미성을 회복하는데 있다. 이를 위해 경험적이고 관념적인 치료계획에서 벗어나, 개별 상황에 따라 최적의 교정장치를 고안하고, 삼차원적 치아이동을 수학적으로 산출하는 과정이 필요하다.

최근 몇 년간 3차원 컴퓨터 공학 기술을 치과영역에 접목하여 임상치료에 적용하는 경우가 증가하고 있다. 3차원 디지털 기술의 응용은 교정학 영역에서 진단과 치료 기법의 발전에 큰 영향을 끼치고 있으며, 특히 환자들의 심미적 요구 증가와 더불어, 이러한 3차원 디지털 기술은 설측 교정치료에 많이 응용되고 있다.

설측 교정치료의 경우, 순측 교정치료와 달리 직접 장치를 부착하기 어려울 뿐 아니라, 와이어 조작을 통한 치아의 위치수정이나 브라켓의 재부착이 어려워, 정확한 위치에 브라켓을 부착하는 것이 매우 중요하다. 과거 Set-up(셋업) 모형을 제작하고, Set-up 모형상에서 모형상에서 브라켓 레진 베이스의 두께를 조절함으로써 제작된 개인맞춤형의 prescription을 가진 브라켓을 간접 부착(indirect bonding)하여 치료를 진행해 왔다. 하지만, 다양한 변이를 가진 설측면의 형태로 인해 싱글브라켓의 두꺼운 레진 베이스가 사용됨으로써, 환자의 불편함과 발음장애는 물론, 짧은 브라켓간 거리 등으로 역학적 효율이 낮아 치료과정에서 많은 어려움들이 제기되었다.

이를 극복하기 위해 독일의 Dirk Wiechmann은 환자들의 심미적 요구와 교정의사의 설측치료시 어려움을 해결하기 위해 CAD/CAM 기술을 이용한 개인 맞춤형 설측 교정 장치(Incognito™시스템)를 개발하였다. Incognito™시스템은 0.2~0.3 mm 두께의 얇은 브라켓 베이스와 전체 1.5mm 내외의 낮은 프로파일(profile)을 가지며 개개인의 설측면을 고려한 개인 맞춤형 브라켓으로 제작되어, 기존의 기성 설측브라켓보다 매우 넓은 접착면으로 접착강도의 증가 및 적합성을 증가시켜 탈락된 브라켓의 직접 재부착(direct bonding)이 가능해졌다. 로봇공학에 의해 1차 오더가 부여된 와이어를 함께 사용하여, 치료과정에서 개개 치아의 3차원적 치아이동을 가능하게 함으로써, 교정치료의 효율성을 높이며, 술자의 숙련도와 치아의 해부학적 형태 등에 따른 영향을 최소화 하여 전통적 방식의 설측 교정장치보다 예측된 치료결과를 보장하고 있다.

1. 개인 맞춤형 설측 교정 장치의(Incognito™) 제작 과정

개인 맞춤형 설측 교정 장치인 Incognito™ 의 전체적인 제작과정은 표 1과 같다. 과거에는 전통적인 방식으로 기공지 작성과 셋업 모형제작 후 장치를 제작하는 일련의 과정을 거쳤

Table I. Incognito™ 제작과정

<table>
<tr><th></th><th>단계</th><th>아날로그 프로세스</th><th>디지털 프로세스 (TMP program)</th></tr>
<tr><td>1</td><td>인상 채득</td><td>2 단계의 실리콘 인상</td><td>True Definition Scanner(3M™)를 이용한 구강내 백색광 스캐너</td></tr>
<tr><td>2</td><td>order form 작성</td><td>교정과 의사가 환자의 치료 계획을 고려하여 작성</td><td>웹 기반의 TMP(Treatment Management Portal) 상에서 치료계획 입력</td></tr>
<tr><td>3</td><td>환자 개인별 셋업 (setup)</td><td>기공실에서 셋업모형 제작</td><td rowspan="2">부정교합 디지털 모형으로부터 3D 이미징 기술에 의한 3차원 디지털 셋업모형 형성</td></tr>
<tr><td>4</td><td>셋업 모형 스캐닝</td><td>3-D 스캐너 이용</td></tr>
<tr><td>5</td><td>개인 맞춤형 브라켓 설계</td><td colspan="2">CAD/CAM프로그램을 이용하여 디지털 set-up 모형상에서 브라켓과 베이스의 3D 이미지 설계</td></tr>
<tr><td>6</td><td>브라켓 주조</td><td colspan="2">prototyping 기계를 이용한 왁스 몰드 제작 후 매몰, 브라켓 주조 후 제작</td></tr>
<tr><td>7</td><td>트레이 제작</td><td>브라켓 베이스에 얇은 레진 막을 입히고, 치료 전 모형에 위치시킨 후 2단계의 실리콘 작업을 통해 트레이(Transfer tray) 제작</td><td>최근 브라켓 포지셔닝 및 트레이 제작과정의 디지털화→Incognito™ Clear Precision Tray 개발</td></tr>
<tr><td>8</td><td>개인 맞춤형 와이어 설계</td><td colspan="2">CAD-controlled bending 로봇 이용, Pro-bending 프로그램은 브라켓을 위치시키는 과정에서 얻어진 STL(standard triangulation language) 데이터에 기초하여 와이어 형태를 정확하게 계산</td></tr>
</table>

으나, 최근에는 기공지의 작성에서부터 셋업모형 제작 및 검토까지의 과정을 디지털화시켜 교정의사와 셋업모형의 제작간의 의사소통을 보다 간편화시킨 TMP(Treatment Management Portal)가 개발되어 이용되고 있다.

TMP(Treatment Management Portal)를 이용하는 순서는 다음과 같다.

1) Order Wizard 화면에 나와 있는 데이터를 차례로 입력 (Figure 1)

인상 채득일, set-up 리뷰 유무, 디지털 셋업 여부, 셋업의 범위, 현재 치아상태를 기본 정보로서 입력한다. 이후 셋업시 정중선, 견치 및 대구치 관계, Interproximal Reduction의 유무와 양, 상악과 하악의 Arch form의 확장 유무 및 arch form의 형태 변형 유무, 상악 절치의 레벨, overbite의 양과 전치부 torque 조절여부를 결정한다.

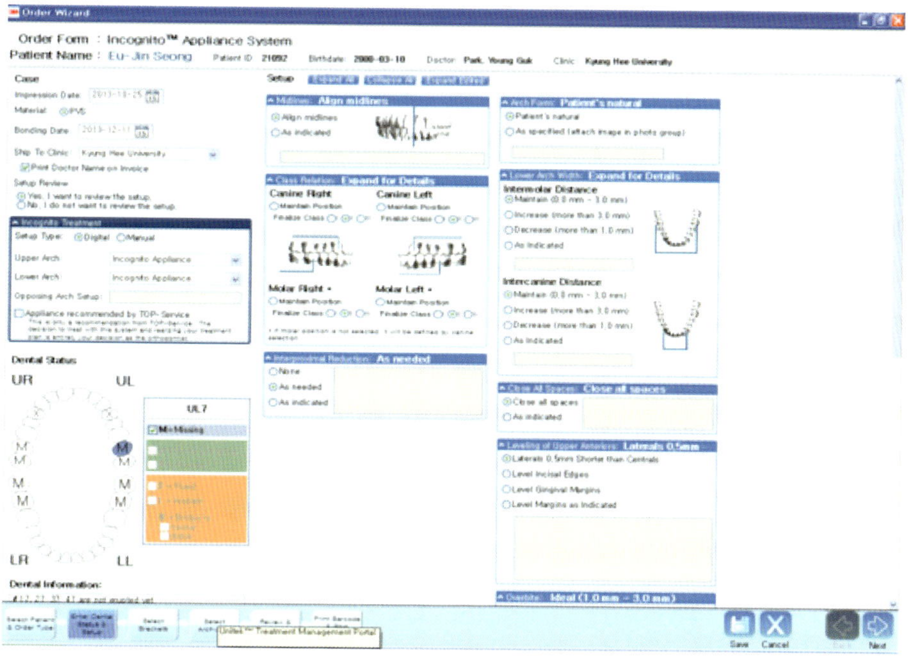

Figure 1. The main page of Treatment Management Portal (TMP)

2) 각 치아에 적합한 Bracket과 indirect bonding를 위한 tray의 선택

Tray를 결정하고 각 치아마다 브라켓과 tube 선택 및 band와 occlusal pad의 유무 등을 결정한다(Figure 2).

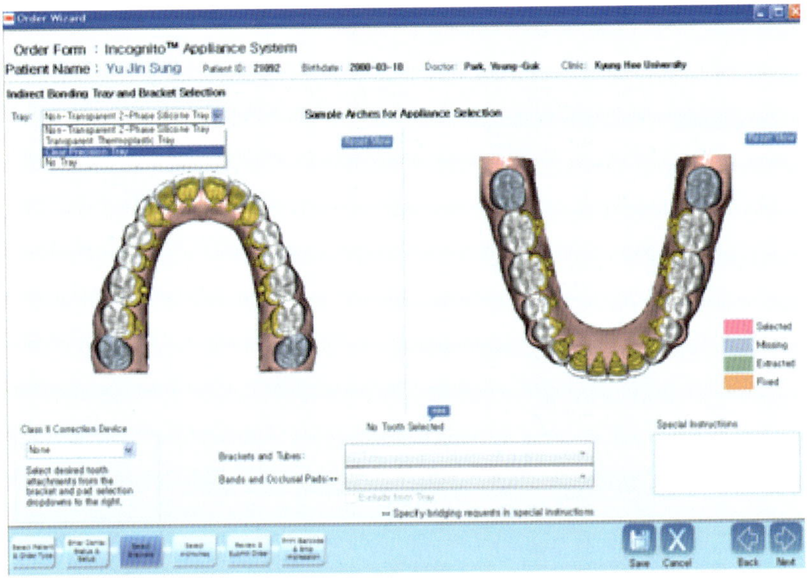

Figure 2. Selection process: bracket and indirect bonding tray

3) 발치와 비발치 케이스에 따른 와이어의 선택

상악과 하악의 와이어를 선택한다. 이때 발치 및 비발치 케이스에 따라 와이어를 달리 선택할 수 있다. 발치와 비발치 여부에 따라 크게 구치부는 구치부 와이어가 직선이거나, 1차 오더가 들어간 경우로, 전치부는 상악 전치부에 extra torque(ET)를 필요할 경우 부여할 수 있다(Figure 3).

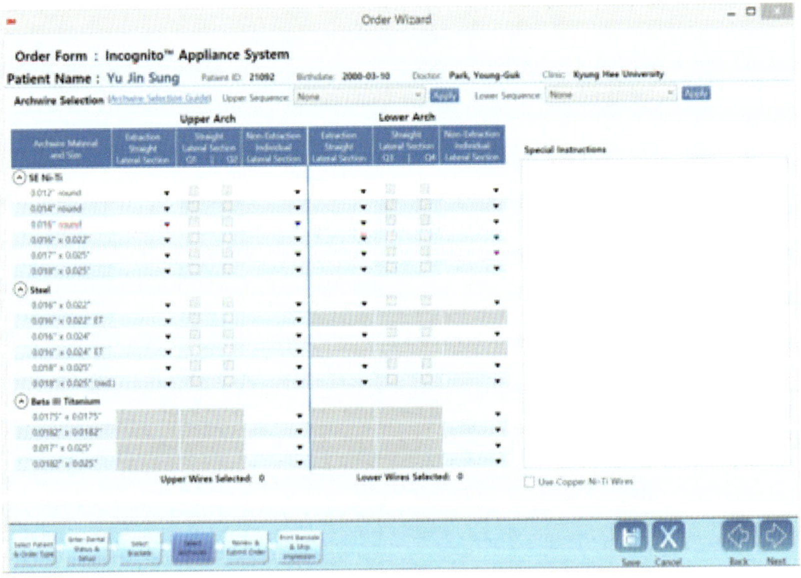

Figure 3. Select the upper and lower archwires

4) 디지털 셋업의 확인 (Figure 4)

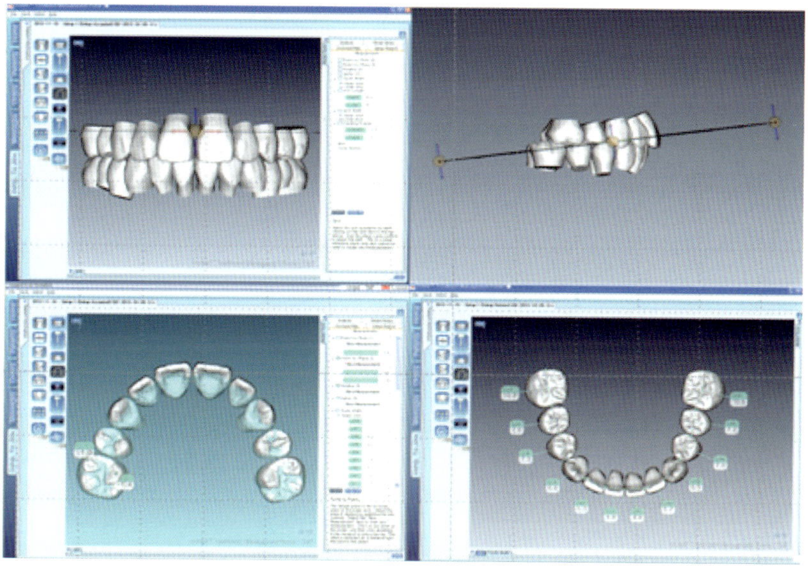

Figure 4. Analyzing the setups through Unitek™ Treatment Management Portal(TMP)

5) 개인 맞춤형 브라켓의 제조

CAD/CAM 프로그램을 통해 디지털 상에서 개인 맞춤형 브라켓을 설계하게 된다. 브라켓의 슬롯 평면을 설정한 후에, 치아의 설측면을 덮을 베이스의 디자인을 결정한다(Figure 5). 고해상도 (0.02mm) 스캐닝을 통해 브라켓의 베이스는 치아의 설측면과 정확하게 일치

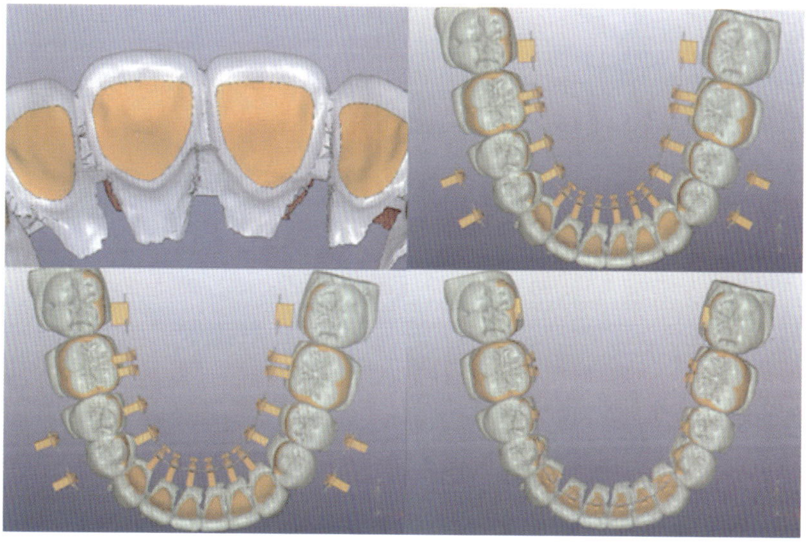

Figure 5. Computer-aided design of individualized Incognito™ bracket

하게 된다. 이로 인해 브라켓 베이스는 치면과의 정밀한 적합이 가능해 브라켓을 정확히 위치시킬 수 있으며, 탈락시 직접 재부착도 가능하게 한다. 또한 베이스의 두께는 0.2~0.3mm으로 접착제의 양을 최소화하여 안정적인 본딩력을 제공하도록 한다.

그 후 브라켓 몸체(body)가 먼저 설정된 슬롯 평면을 유지하면서 슬롯이 최대한 치면에 가까이 위치하도록 브라켓 베이스에 합쳐진다. 수직적 높이, 경사도, 토크를 각각 브라켓 안에 부여함으로써 환자에게 개별화된 처방을 브라켓에 부여하게 된다. 훅(hook)과 윙(wing)과 같은 기능적 요소들은 컴퓨터 프로그램을 이용하여 환자 개인별 조정이 가능하다. 그 후, 브라켓은 prototyping 기계를 통해 금 함유율이 높은 합금으로 주조 되어 브라켓의 형태가 형성된다.

이후 기존의 수작업으로 진행되었던 브라켓 포지셔닝 및 트레이 제작과정을 디지털화시켰고, 투명한 열가소성 재료로 개발된 Incognito™ Clear Precision Tray를 이용한 indirect bonding을 통해 구강 내에 위치된다(Figure 6).

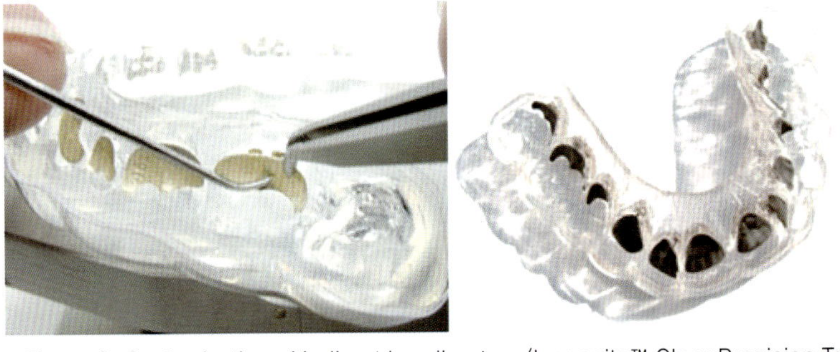

Figure 6. Customization of indirect bonding tray (Incognito™ Clear Precision Tray)

6) 개인 맞춤형 와이어

개인 맞춤형 와이어는 CAD-controlled bending 로봇에 의해 브라켓 슬롯에 맞도록 3

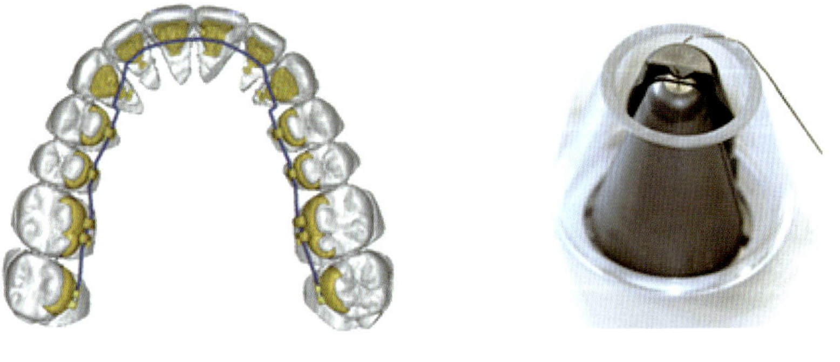

Figure 7. Archwire bending using CAD-controlled wire bending robot

차원적으로 설계된다(Figure 7). Pro-bending 프로그램은 브라켓 포지셔닝 과정에서 얻어진 STL(standard triangulation language) 데이터를 이용하여 와이어의 형태를 정확하게 계산한다. 2차 오더와 3차 오더의 정보는 브라켓에 내재되어 있으므로 와이어는 1차 오더상에서 개인 맞춤형으로 제작된다. 마무리 과정에서 사용되는 최종 와이어에 1차 오더, 2차 오더, 3차 오더 bend를 부여하기도 한다.

2. Incognito™ 시스템의 구성; 브라켓과와이어의 종류

1) 브라켓

Incognito™시스템에서 브라켓은 018x025 리본와이즈(ribbonwise)슬롯으로서 전치부는 수직 슬롯, 구치부는 수평 슬롯으로 구성되며, 금을 67% 함유한 합금으로 제작된다(Figure 8). 모형 셋업에 의하여 치아의 경사와 토크 등의 삼차원 위치가 설정되면 이에 대한 개별화된 브라켓 구조가 형성된다. 특히 하악 전치부의 브라켓에는 부가적인 자가결찰 수직슬롯이 있어 총생이 심한 경우라도 용이하게 와이어 삽입이 가능하여 초기 배열에 도움을 준다. 자가결찰 슬롯을 구성하고 있는 클립은 조작이 쉽고, 부가적인 결찰이나 플라이어를 통해 개폐가 필요하지는 않다. 모든 브라켓에는 고무줄 등의 부속 장치를 걸 수 있는 훅(hook)을 가지고 있으며, 필요한 경우에 따라 여러 가지 유형의 장치 옵션을 선택해서 브라켓을 처방할 수 있다.

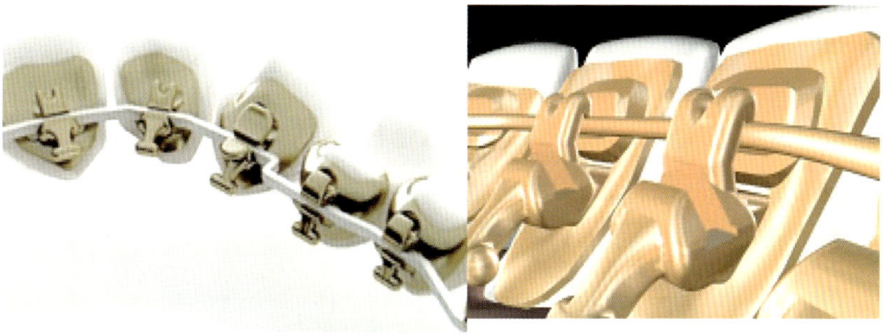

Figure 8. Ribbonwise slot: The vertical insertion of wire in the anterior and horizontal insertion of wire in the posterior section.

2) 와이어

브라켓 내에 1차, 2차, 3차 오더를 부여하여 셋업하는 경우 브라켓 하방의 레진 베이스의 두께에 의해 보상되나 이로 인해 장치의 두께가 증가해 환자의 불편감을 증가시킬 수 있는 단점이 있으나, straight wire의 사용으로 부가적인 와이어의 벤딩을 줄인다는 장점이 있다. Incognito™시스템에서 와이어는 개별화된 브라켓 시스템에 2차, 3차 오더 처방(prescription)이 내장되어 있는 반면 1차 오더에 대한 처방 값은 와이어에 내장되어 설계된다. 와이어의 종류는 재료와 단면 크기 및 형태에 따라 선택한다. 또한 모든 와이어는 전치들과 최후방 구치까지 1차 오더 값이 부여된 "individual lateral segment" 형태와 구치부에는 1차 오더 값이 부여되지 않고 직선상으로 활주하는 형태를 가진 "straight lateral segment" 형태를 치료 계획에 따라 선택할 수 있다.

(1) 공간 폐쇄 와이어

활주역학을 이용하여 발치 증례에서 공간을 폐쇄하거나 구치부의 후방 이동을 시행할 경우, 작업 와이어는 구치부에 1차 오더 값이 부여되지 않은 "straight lateral segment"를 선택한다. 또한 전치부의 후방 견인(en-masse retraction) 시, 브라켓과 와이어의 유격으로 인해 발생하는 토크의 상실을 보상하거나 부가적인 토크 조절이 필요할 때 작업와이어에 부가적인 토크(extra-torque)를 처방한다.

작업 와이어는 주로 016 x 024 SS 와이어가 사용되며 상악 6전치 부위에 치관 순측 토크를 부가적으로 13도 부여하거나, 상악 중절치에만 치관 순측 토크를 15도 부여하기도 한다. 보통 상악 전치부의 후방 견인 시 전치부에 13도를 부가적으로 부여한 016 x 024 extra-torque SS 와이어를 흔히 사용하나, 증례에 따라 부여되는 토크 값을 가감할 수 있다.

(2) 마무리 와이어

치료의 마무리 과정에서는 0182 x 0182 Beta III Titanium 와이어가 사용되며, 전치부와 구치부 모두 1차 오더 값이 부여된 "individual lateral segment"를 선택해야 한다. 특히 발치 증례에서 공간폐쇄 후 구치부의 치아들이 최종 위치로 수정될 수 있도록 구치부의 개별적인 벤드(bend)가 부여된 "individual lateral segment"를 사용해야 한다.

3. Incognito™ 시스템을 이용한 치료 역학

1) Aligning & leveling stage

비발치 치료 증례에서 공간획득을 위해, compressive wire를 효과적으로 사용할 수 있다. 호선의 템플릿을 이용하여 round Niti호선에 crimpable stop을 양측 소구치 근심

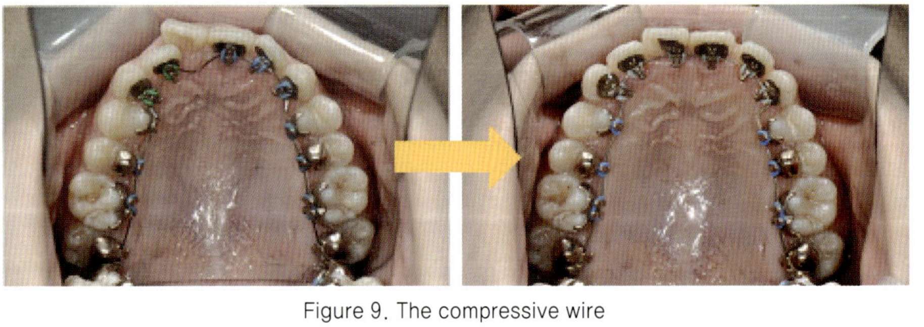

Figure 9. The compressive wire

에 위치시킨 후 호선을 삽입하면 호선의 전방부위가 압축되고,이로 인해 공간이 획득된다. (Figure 9)

발치증례에서 'chicane' 결찰법을 이용하면, 견치의 부분견인을 통한 전치부 크라우딩 해소와 견치의 rotation control이 가능하다. 또는 'lasso' 결찰법을 이용한다면 크라우딩이 심해 와이어에 결찰되지 않은 치아의 rotation control이 가능해진다.

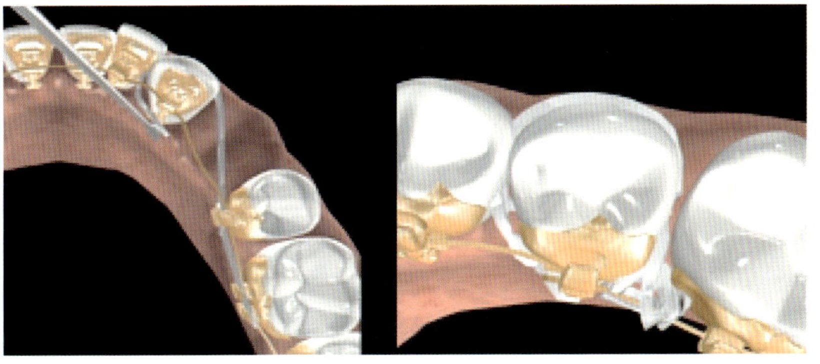

Figure 10.A, The chicane tie B, The lasso tie.

2) En-masse retraction

Incognito™에서는 공간폐쇄시 016 x 024 SS 와이어를 이용해 en-masse 견인을 시행한다. 016 x 024 SS 와이어는 슬라이딩 역학이 용이하도록 구치부 분절에서는 직선으로 이루어지며, 전치부 견인시 발생할 수 있는 토크 상실을 보상하기 위해 전치부에 부가적인 토크가 부여되어 있다. 작업 호선은 ribbonwise이므로 상악 전치부의 후방 견인 시에 설측에서만 견인을 지속하게 되면 transverse bowing이 발생하게 되어 구치부의 수평 피개에 문제가 발생하게 된다. 따라서 이를 방지하기 위하여 설측과 협측에서 모두 견인하는 double cable를 적용하여 견인해야 한다(Figure 11). 고정원 조절을 위해서는 순측 교정치료에서처럼 미니-스크류(mini-screw)와 같은 골격성 고정원이 사용될 수 있다.

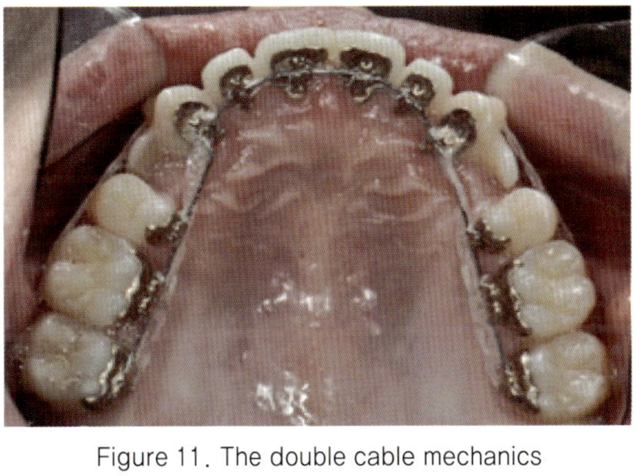

Figure 11. The double cable mechanics

Incognito™의 경우 브라켓 하방에 레진베이스가 없으므로 치아 저항 중심에서 가까이 교정력의 적용이 가능하다. 그러므로 부가적인 함입 호선의 사용이나 역스피만곡의 호선 사용 없이도 전치부의 함입이 효과적으로 발생해, 이는 스피만곡의 레벨링이 보다 쉽게 일어날 수 있다.

2) Finishing stage

공간이 완전히 폐쇄되면, 0182 x 0182 Beta III Titanium Finishing 와이어가 삽입된다. 발치 증례와 비발치 증례에서 모두 구치부 분절이 직선이 아니고 1차 오더가 부여되어 있는데, 이로 인해 구치부의 교합 정착을 도모함으로써 교합을 개선시키기 위함이다.

4. Incognito™ 시스템을 이용한 증례

1) 환자의 주소: 상악 전치 돌출감과 치아 배열 불규칙

2) 문제점

(1) 안모 분석: 정모에서 비대칭 소견은 보이지 않으며 mesoprosopic한 안모를 보이며, 볼록한(convex)한 측모를 보인다. 평균보다 두꺼운 하순 두께로 인해 하순이 돌출되어 보인다.

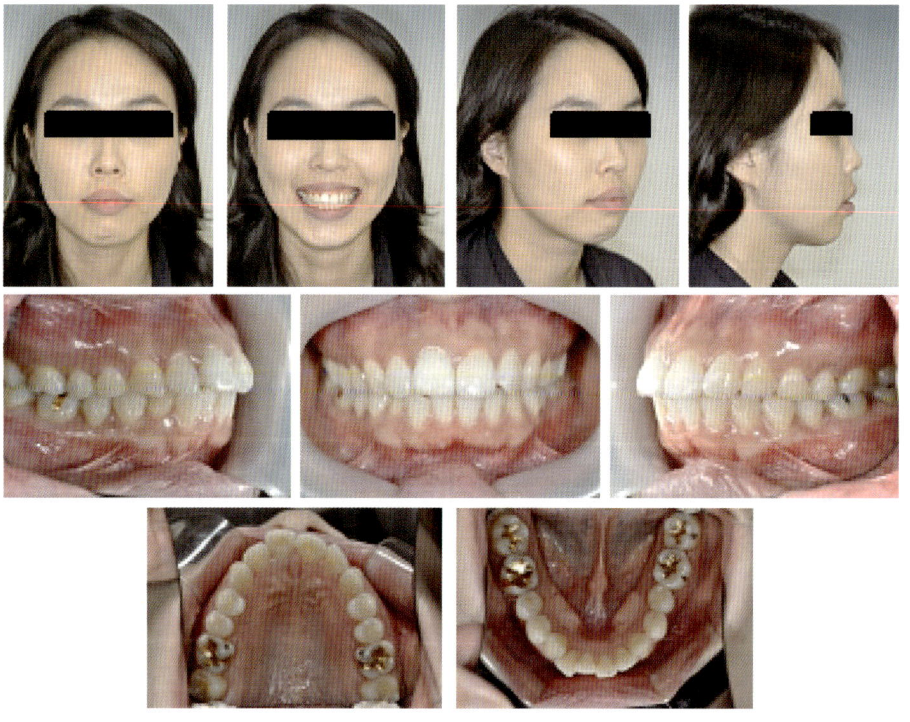

Figure 12. Facial and intraoral photo at pretreatment

(2) 치아치조 분석: I급 견치 및 구치 관계를 보인다. 상악 치열의 치열궁부조화(ALD)는 -1.6mm로 경도의 crowding을 보이며 하악 ALD 또한 -2.5mm로 경도의 crowding을 보인다. 5mm의 수평피개와 0.5mm의 수직피개를 보인다. Bolton's ratio는 전치부 76.8%, 전체 91.1%로 평균범위에 있다(Figure 12).

(3) 방사선 분석

① 측모 두부 방사선사진: 평균보다 큰 안모이개도(divergency)를 보이며, 상악골은 전후방적으로 정상 위치이나 하악골은 후퇴되어 있다. 전치 노출도가 측모두부방사선 사진에서 6mm로 과도한 편이다. FH에 대한 상악 절치의 각도는 120°로 전방 경사되어 있으며, 하악 전치각도는 MP에 대해 98°로 전방 경사되어 있다. 평균보다 작은 절치 간 각도를 가진다(Figure 13).

② 파노라마 방사선사진: 상악 좌측, 하악 우측에 2개의 제3대구치가 존재하며 전반적인 치조골 흡수 소견을 보인다. 2개의 상악 중절치가 신경치료 되어있는 상태이다(Figure 14).

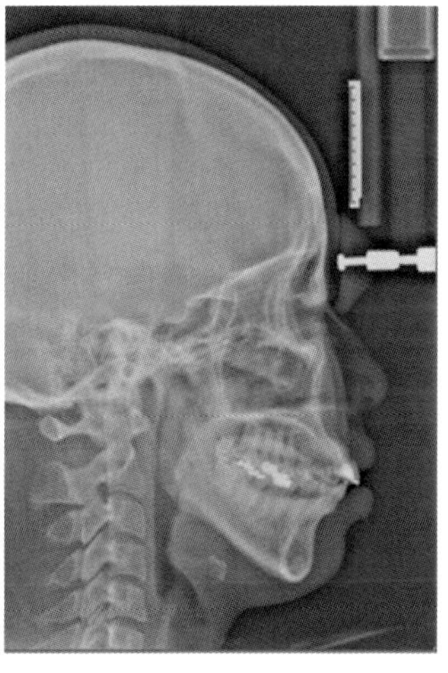

	Pt value	Mean
DIVERGENCY		
SUM(°)	408	391.8
PFH/AFH(%)	58	68.5
OP-FH(°)	6	8.3
MP-FH(°)	36	23.5
Maxilla-Mandible Relation		
ANB (°)	6	2.3
AB-FH (°)	79	80.6
APDI(°)	77	85.6
MAXILLA		
SNA(°)	81	82
N perp-Pt.A(mm)	4	1
MANDIBLE		
SNB(°)	75	79.8
N perp-Pog(mm)	-5	-2.2
DENTURE		
IIA(°)	105	124.1
U1-FH(°)	120	116.2
IMPA(°)	98	91.4

Figure 13. Lateral cephalometric analysis (Pre-treatment)

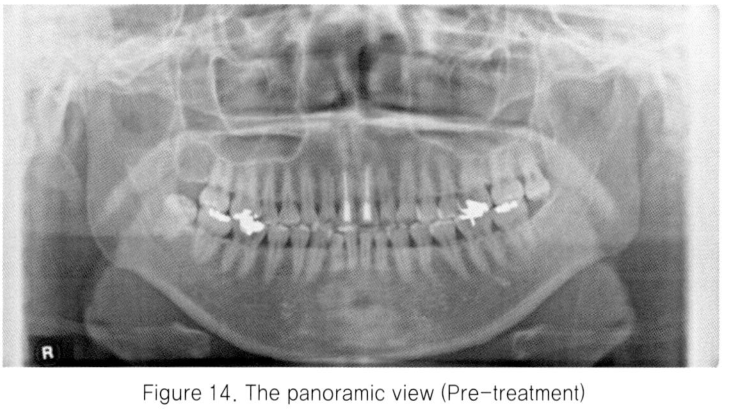

Figure 14. The panoramic view (Pre-treatment)

3) 진단 및 치료계획

(1) 진단: 상하악 전치의 전방 경사를 가지며 하악후퇴증을 동반한 골격성 II급 부정교합

(2) 치료 계획: 상하악 좌우 제1소구치 발거

하악골이 전후방적으로 후방 위치 되어 있지만 턱 부위의 두꺼운 연조직으로 인하여 측모에서 골격적 II급 경향이 크게 표현되지는 않았다. 상하악에서 전치부의 전방 경사를 해소하기 위하여 좌우 제1소구치 발치를 결정하였다. 과도한 수평피개를 해소하기 위하여 상악에 절대 고정원, 하악에 최대 고정원을 적용하여 상하악 전치의 돌출감을 개선하기로 하였다.

(4) 치료 경과

Incognito™ 교정장치를 부착하고 1개월 후 상 하악 좌우 제1소구치 발치를 시행하고 초기 호선으로 상악에 016" 초탄성 NiTi(SENiTi) 호선을, 하악에 014" SENiTi를 삽입하였다. 3개월 후 상하악 치열의 배열이 좀 더 진행되었으며 상악에는 018x025" SENiTi 호선을, 하악에는 016x022" SENiTi 호선을 삽입한 뒤 상악 전치부에는 power tie, 하악 전치부에는 over tie를 적용하였다. 상악의 절대 고정원 확보를 위하여 협측에는 제2소구치와 제1대구치 사이, 구개측에는 제1,2대구치 사이에 미니 스크류를 식립하였다. 치료시작 6개월 후 상하악 치열의 배열이 완료되었으며 상하악에는 016x024" SS 호선을 삽입한 뒤 상하악 6전치에는 steel ligature를 적용하였다(Figure 15). 17개월 후 상악은 협설측에 식립한 미니 스크류를 사용하여 견인을 지속하였고 하악은 제2대구치를 고정원으로 하여 전치부의 견인을 계속 실시하였다. 브라켓 접착 23개월 후 상하악에 모두 마무리 과정을 위한 0182x0182" TMA 와이어가 삽입되었다. 마무리 과정을 거친 뒤, 27개월 후 치료를 종료하였다(Figure 16-18). 안모상에서 상하순의 돌출감이 개선되었으며 치료종료 시 상하악 치열의 정중선과 얼굴의 정중선이 일치하였으며 I급 견치 및 대구치 관계를 확립하였다. 상악에는 가철성 유지장치를, 하악에는 좌우 제2소구치를 연결하는 고정식 설측 유지장치를 적용

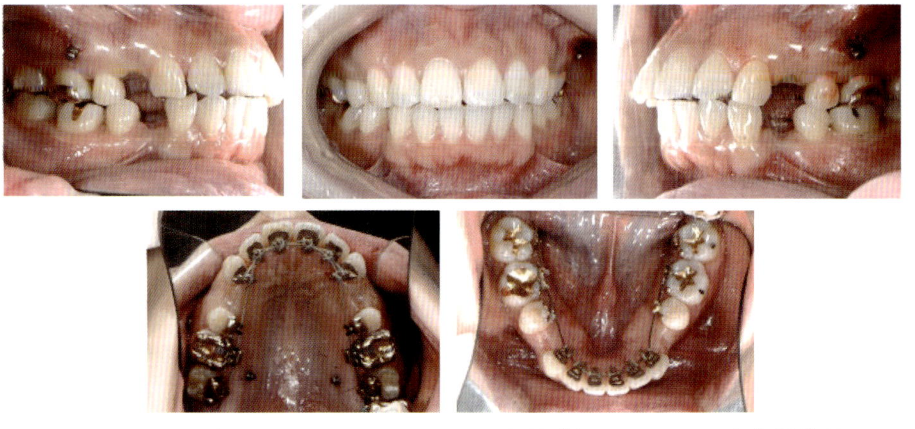

Figure15. Progress 3 months. Archwire: Maxilla 018x025" SENT, Mandible 016x022" SENT

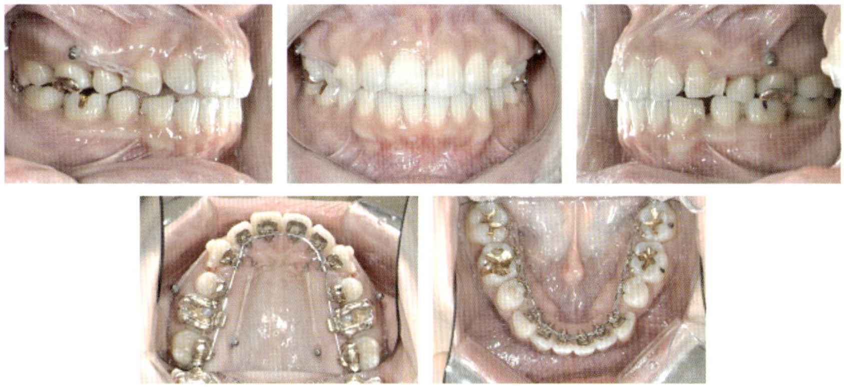

Figure 16.Progress 17 months. Archwire: Maxilla 016x024" SS, Mandible 016x024" SS

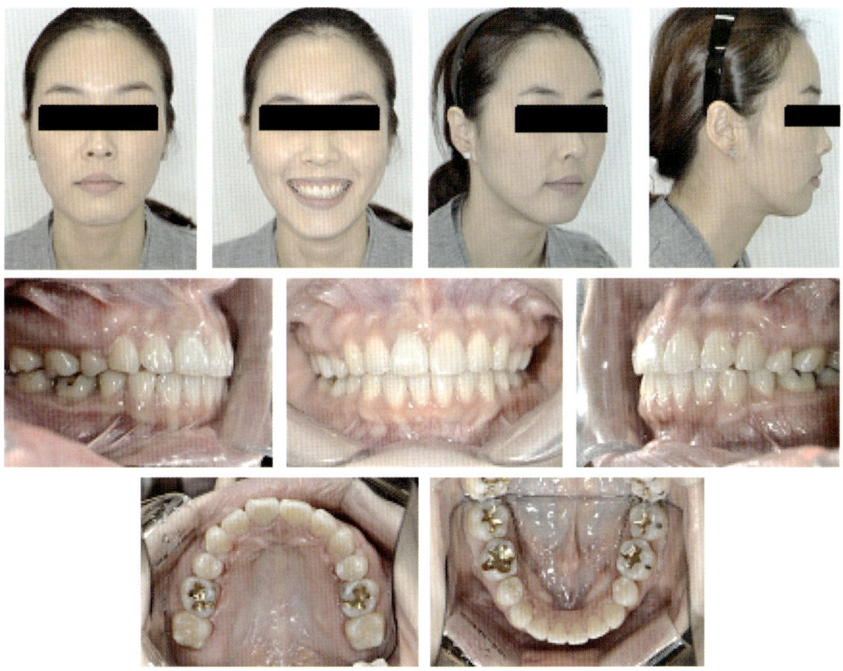

Figure 17. Facial and intraoral photo at Post-treatment

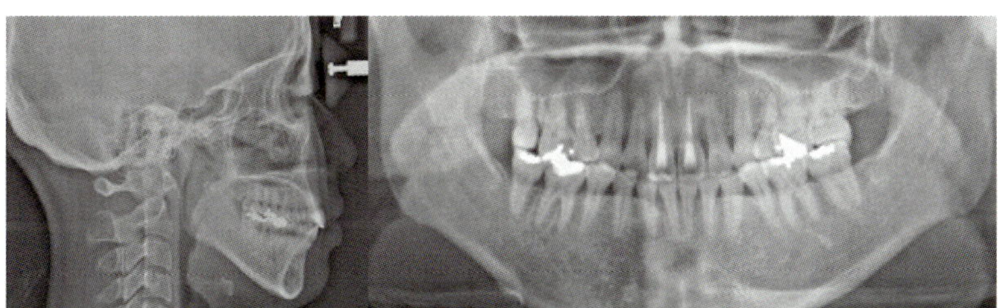

Figure18. Lateral cephalometric and Panoramic view (Post-treatment)

하였다. 교정치료 시작 시와 치료 종료 후의 측면 두부 방사선 사진을 중첩해 본 결과 입술의 돌출도가 상순에서 3mm, 하순에서 3.5mm 감소하였으며 상악 전치는 7.5mm 정도 조절성 경사 이동을 하였고 하악 전치는 6mm 정도 조절성 경사이동 하였다. 상악 구치는 전방으로 1.5mm 이동하였으며 하악 구치는 2mm 전방이동 하였다. 과도한 수평 피개가 적절하게 개선되었다(Figure 19). 치료 종료 13개월 후의 관찰에서 상하악 치열의 배열이 안정적으로 유지되고 있었다(Figure 20).

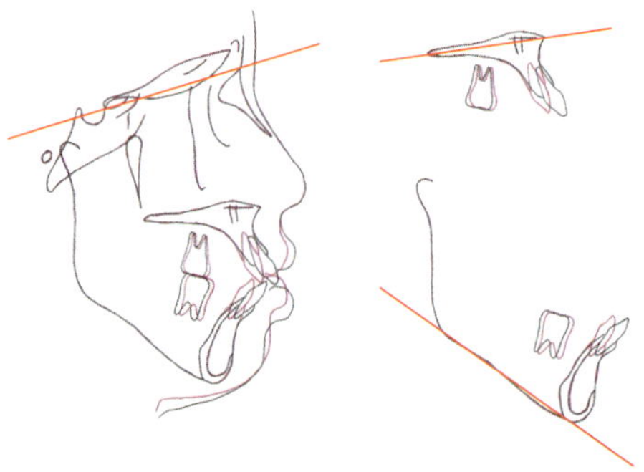

	Pretreatment	Posttreatment
SNA(°)	81	81
SNB(°)	75	75
ANB (°)	6	6
MP-FH(°)	36	36
U1-FH(°)	120	107
PP-U1(°)	117	108
IMPA(°)	98	90
Nasolabial A(°)	82	109
Upper lip thickness	10	12
Lower lip thickness	15	17

Figure 19. Superimposition between initial and final and post-treatment analysis

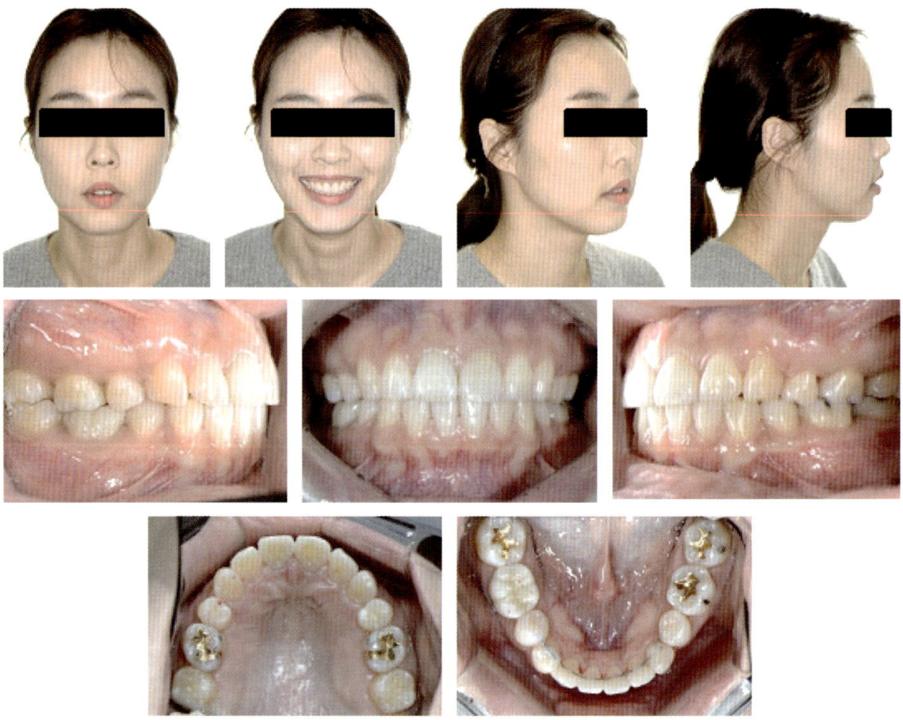

Figure 20. Retention: 13 months.

[참고문헌]

1. Wiechmann D. A new bracket system for lingual orthodontic treatment. Part 1: Theoretical background and development. J Orofac Orthop 2002;63:234-45.
2. Takemoto K, Scuzzo G. The straight-wire concept in lingual orthodontics. J Clin Orthod 2001;35:46-52.
3. Mujagic M, Fauquet C, Galletti C, Palot C, Wiechmann D, Mah J. Digital design and manufacturing of the Lingualcare bracket system. J Clin Orthod 2005;39:375-82
4. Wiechmann D, Rummel V, Thalheim A, Simon JS, Wiechmann L. Customized brackets and archwires for lingual orthodontic treatment. Am J Orthod Dentofacial Orthop 2003;124:593-9
5. Wu A, McGrath C, Wong RW, Wiechmann D, Rabie AB.Comparison of oral impacts experienced by patients treated with labial or customized lingual fixed orthodontic appliances.Am J OrthodDentofacialOrthop. 2011;139:784-90.
6. Stamm T, Hohoff A, Ehmer U.A subjective comparison of two lingual bracket systems. Eur J Orthod.2005 ;27:420-6.
7. Hohoff A, Stamm T, Goder G, Sauerland C, Ehmer U, Seifert E.Comparison of 3 bonded lingual appliances by auditive analysis and subjective assessment.Am J OrthodDentofacialOrthop. 2003;124:737-45.
8. Wiechmann D, Gerss J, Stamm T, Hohoff A.Prediction of oral discomfort and dysfunction in lingual orthodontics: a preliminary report.Am J OrthodDentofacialOrthop. 2008;133:359-64
9. Pauls AH.Therapeutic accuracy of individualized brackets in lingual orthodontics.J Orofac Orthop. 2010;71:348-61.
10. Grauer D, Proffit WR.Accuracy in tooth positioning with a fully customized lingual orthodontic appliance.Am J Orthod Dentofacial Orthop. 2011;140:433-43.

11 CHAPTER

Insignia Orthodontic System의 효율적인 간접부착술식 방법과 주의사항

Efficient indirect bonding method and its consideration for Insignia orthodontic system

서울대학교 치의학대학원 치과교정학교실 **백승학**

최근 3차원 컴퓨터 공학 기술을 치과 영역에 접목하여 임상치료에 적용하는 사례들이 많이 늘어나고 있다. 이 같은 흐름은 교정 분야도 예외가 아니어서 3차원 Digital Model과 Cone-beam CT를 이용하여 진단과 치료에 활용하려는 시도가 있어 왔으며, Ormco사에서는 Insignia Orthodontic System을 개발하여 상용화하였다.

진단과 치료계획 수립이 어려운 증례를 만날 경우, 과거에는 석고 모형에서 개개 치아를 분리한 후 Set-up Model을 만들고 평가하는 등 애로사항이 많았다. 그러나 현재에는 3차원 Digital Model을 이용하여 손쉽게 진단하고 치료 계획을 수립할 수 있게 되었으며, 환자에게 가상치료 결과를 미리 보여주어 치료 동의율을 높일 수도 있게 되었다. 아울러 customized base를 가진 bracket을 indirect bonding (IDB) jig를 사용하여 정확하게 위치시키는 것이 가능하게 되었고, 그 결과 치아 이동시 round tripping 이나 finishing 단계에서의 실수를 줄여 교정치료의 효율성을 높이는 것이 가능해졌으며, 술자의 숙련도와 치아의 해부학적 형태 등에 따른 영향을 최소화할 수 있게 되었다. 그러나 술자 입장에서는 그 동안 익숙했던 환경과 진료방식으로부터 벗어나 Digital Orthodontic Treatment에 빨리 적응하려는 노력이 필요할 것이다.

Insignia Orthodontic System의 효율적인 이용을 위해서는 다음과 같은 몇 단계의 준비와 개념의 이해가 필요하다.

첫째, 환자 정보, 선호하는 치료 계획, 임상사진, 파노라마와 두부계측 방사선사진, impression과 bite registration을 제출하여야 한다.

1) Fixed appliance 선택을 위하여 slot 크기, bracket 선택, hook 위치, archwire 종류와 순서, jig grouping, arch form, 이상적인 절치의 위치, 하악 구치부의 정렬, 치료

우선 순위, Overbite, 치열궁 확장 여부와 양, interproximal reproximation (IPR) 및 치료계획의 개요 등을 지정한다.

2) 특히 치료계획은 구치의 전후방과 수직이동, 전치의 치관 torque, 발치여부와 anchorage 정도, 정중선 개선, archwire plane 변화 등으로 나누어 상세하게 기술하여야 한다.

3) PVS로 인상체와 bite registration을 채득하여 제출하거나 Lithos intraoral scanner 를 사용해서 digital data를 upload 해야 한다.

둘째, Insignia 에서 증례의 승인을 요청해오면, Approver program 을 이용하여 거시적 변화와 미시적 변화를 단계별로 평가하고 치료 계획을 승인한다.

1) 거시적인 변화에서는 본인이 제출했던 '치료계획'과 note의 검사, Insignia 기공사가 보내온 note 의 확인, IPR 검토, 동영상과 중첩의 검토 (치아이동 방향에 중점을 두고 관찰), arch form과 하악 구치부 직립의 평가, smile arc 평가, bracket height와 archwire plane 평가로 이루어진다.

2) 미시적인 변화는 IPR의 재검토, 개별 치아의 tip, rotation, torque의 조절, Torque table의 검사, 치아의 수직 높낮이 차이 확인, 중심교합 접촉의 확인, 치열궁의 대칭성 확인, 구치부 marginal ridge의 배열을 검토한다.

3) 승인된 치료 계획에 따라 Insignia는 bracket, wire, IDB jig를 제작한다.

셋째, Insignia에서 보내온 서류, IDB Jig, bracket, archwire를 확인한다.

넷째, IDB Procedure을 시행한 후, 정해진 순서에 따라 archwire를 삽입하여 치료를 시행한다.

위에서 설명한 모든 과정이 중요하겠지만 실제 임상치료의 성공 여부는 bracket과 tube가 치아에 계획대로 정확하게 위치되었는 지가 결정한다고 볼 수 있다. 따라서 본 장에서는 Insignia system의 clear type IDB jig를 사용한 간접 부착술식의 방법과 주의사항을 설명하고자 한다.

진료실에서 환자 파일을 열고 교합면과 bracket 또는 tube 사이의 불필요한 간섭(interference)이 없는지 확인한다(Figure 1).

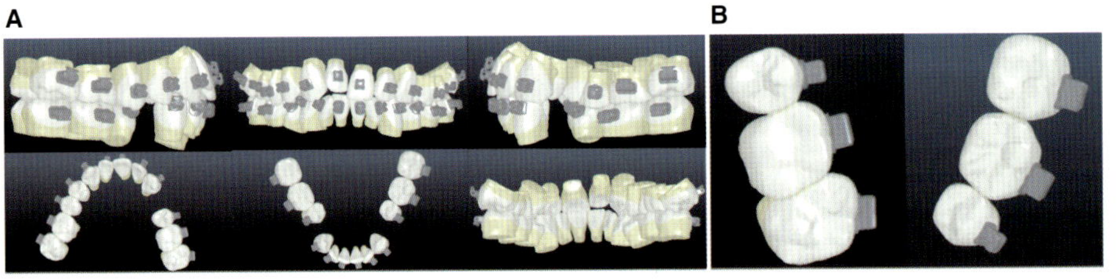

Figure 1. A. Check the presence of unnecessary occlusal interference between bracket/tube and tooth from the frontal, side and occlusal views. B. Check the presence of interference between bracket/tube base and tooth surface from the occlusal view

그 후 Bonding시 불필요한 간섭이 발생할 경우의 지시서(operator comment)를 읽어 보고 진행한다(Figure 2).

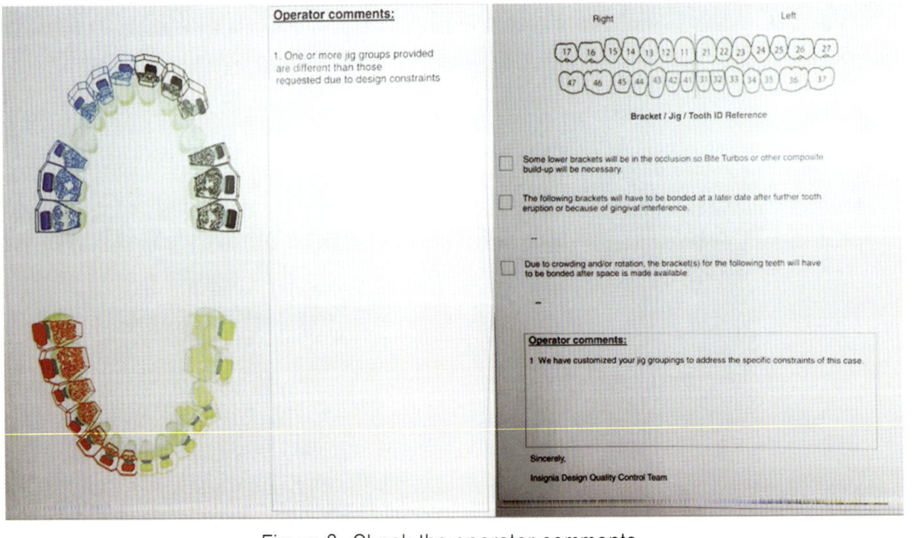

Figure 2. Check the operator comments.

Insignia에서 bracket은 1 set를 제공하나 tube는 2 set를 제공한다. Clear type jig는 2 set 가 제공되는데 첫번째 set는 group jig이고 bracket과 tube 가 모두 삽입되어 있다. 혹시 배송중 group jig의 위치가 잘못된 것이 있으면 bonding 전에 위치를 바로 잡아 놓아야 한다. 두번째 set는 각 치아의 개별 jig이며, bracket은 삽입되어 있지 않으므로 분실시 별도의 주문을 해야 한다. 그러나 제1 대구치와 제2 대구치의 개별 jig에는 tube 가 삽입되어 있다(Figure 3).

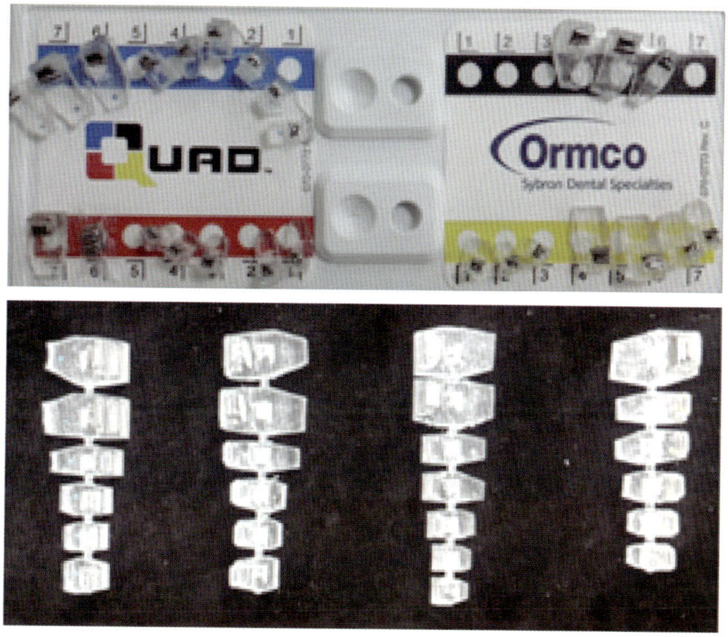

Figure 3. Group jig (upper) and individual jig (lower).

Jig는 2부분으로 구성되는데 (1) receiver part는 bracket 이나 tube가 삽입되며, (2) anatomic part는 교합면을 덮게 된다. Jig는 10um의 정밀도로 milling 되어 제작된다 (Figure 4).

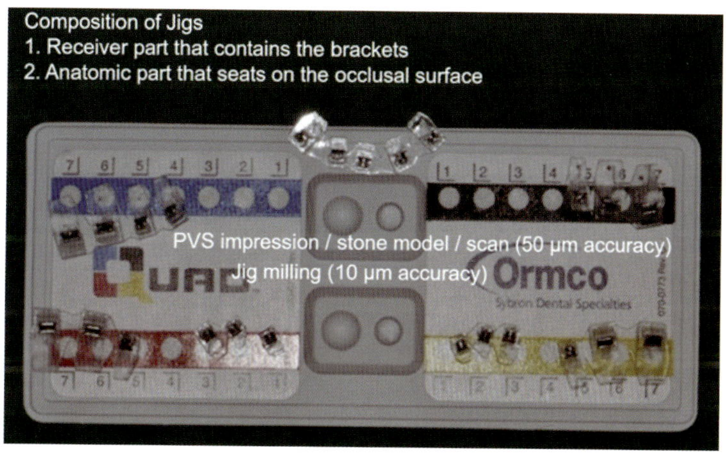

Figure 4. Composition of IDB jigs

최근 Ormco 에서 발표한 jig의 개선 사항은 다음과 같다. (1) receiver arm에 홈을 파서 bracket이나 tube에 대한 유지력 (retention)을 증가시켰고, (2) anatomic part는 교합면을 완전히 cover하고 설측 교두의 설측 경사면 쪽으로 1.3 mm 정도 연장된 형태로 바꾸었다. 그리고 water-soluble glue를 사용하여 receiver arm과 bracket / tube 사이의 유지력을 증가시켰다(Figure 5. A, B and C).

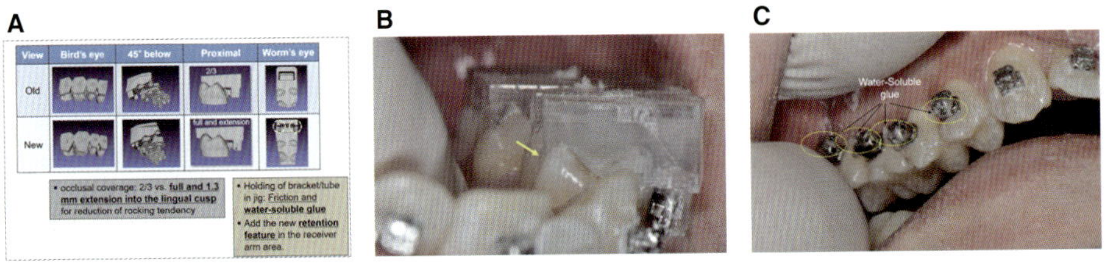

Figure 5.A, Recent improvement of the molar jigs.
B, extension of the anatomical part of Jig into the lingual surface of the lingual cusp.
C, Remained water-soluble glue around bracket after bonding

Bracket/tube는 receiver arm에 90도로 삽입되어야 하며, 삽입이 안 되어 있는 경우에는 bonding 전에 손가락으로 눌러서 삽입하여야 한다(Figure 6).

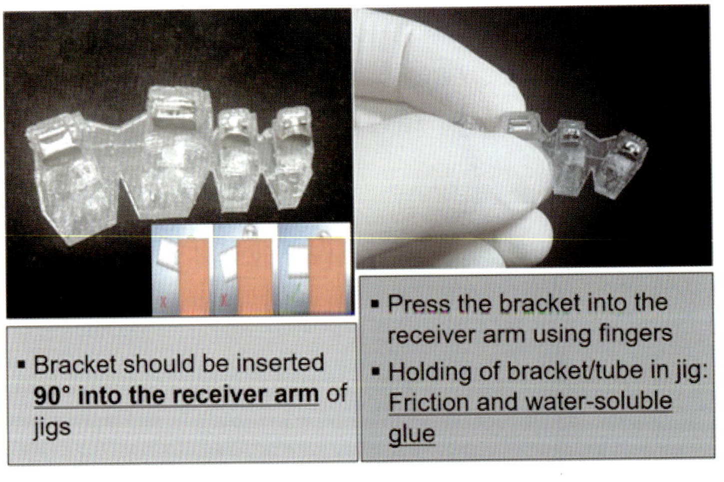

Figure 6. Check and correction of the insertion status of bracket/tube into the receiver arm of jigs.

Plaster model에 group jig를 시적하여 적합도를 확인하고, 잘 맞지 않을 경우에는 group jig를 잘라서 몇 개로 나누어 bonding하는 것이 좋다(Figure 7. A, B and C).

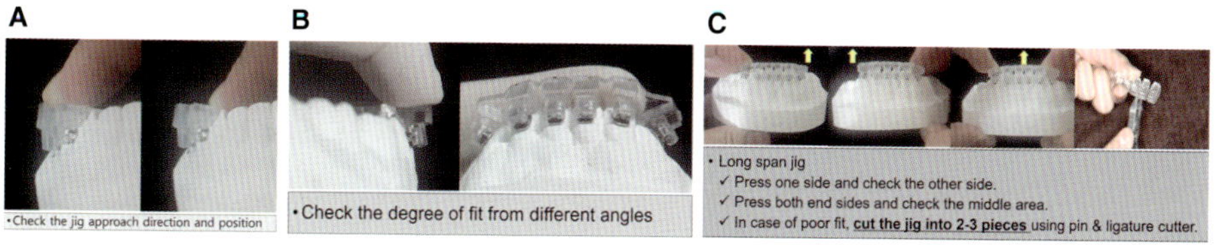

Figure 7. Seating and adjustment of group jigs. A,Direction. B,Fitness. C,Long span jig.

통상 사용하는 방법과 동일하게 etching과 primer 도포를 시행한다(Figure 8. A and B).

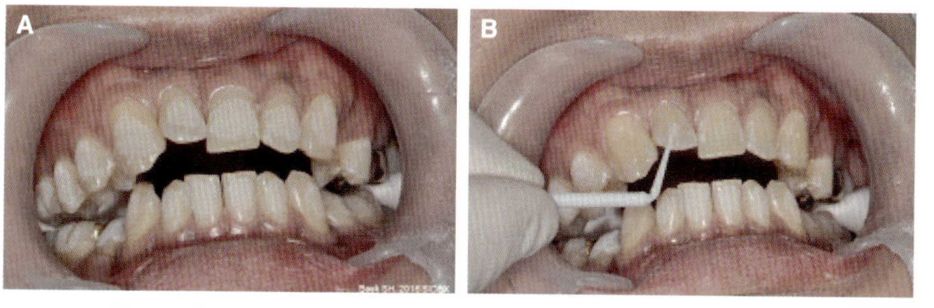

Figure 8.A,Result of enamel etching. B,Application of primer

Low to Medium viscosity를 가지는 adhesive (Transbond™ Supreme LV Low Viscosity Light Cure Adhesive, 3M Unitek; Enlight low viscosity unidose refill, Ormco)를 bracket/tube base에 도포한다. 그 후 primer를 적신 microbrush를 사용하여 근원심보다 중간 부분의 resin이 더 두껍게 되도록 형태를 잡아준다(Figure 9. A-C). 이때 resin 전용의 flat instrument를 사용할 수도 있다(Figure 9-D).

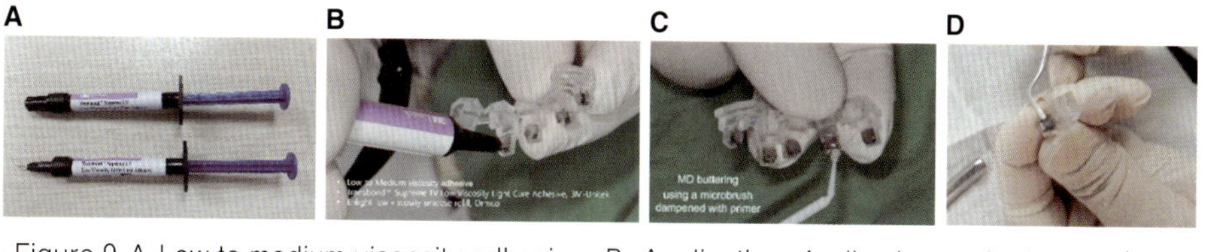

Figure 9.A,Low to medium viscosity adhesive. B, Application of adhesive on the bracket/tube base. C,Molding of adhesive using a microbrush dampened with primer.D, Molding of adhesive using a flat instrument.

Receiver arm을 가진 Clear type jigs의 장점은 다음과 같다. (1) 4면 중 3면에서 치아를 직접 관찰할 수 있다. (2) 광중합 (light curing) 전에 bracket/tube가 정확히 위치되었는지 볼 수 있다. (3) 광중합 (light curing) 전에 excessive resin을 제거할 수 있는 공간을 부여한다(Figure 10).

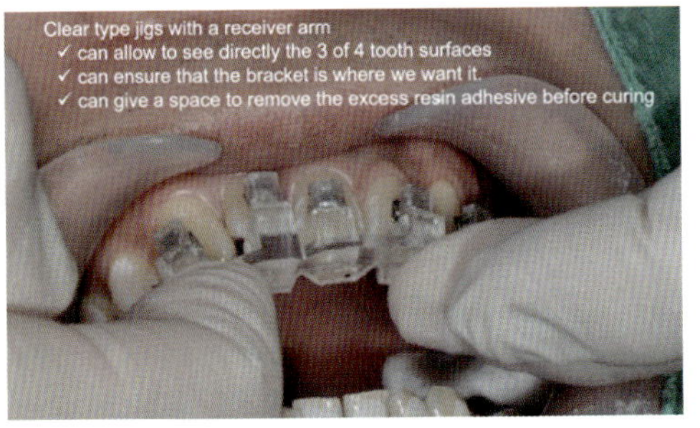

Figure 10. Advantages of clear type jigs.

Jig를 치아에 위치시킨 후 광중합을 시행한다. 필요할 경우 jig를 제거한 후 광중합을 한 번 더 할 수도 있다(Figure 11).

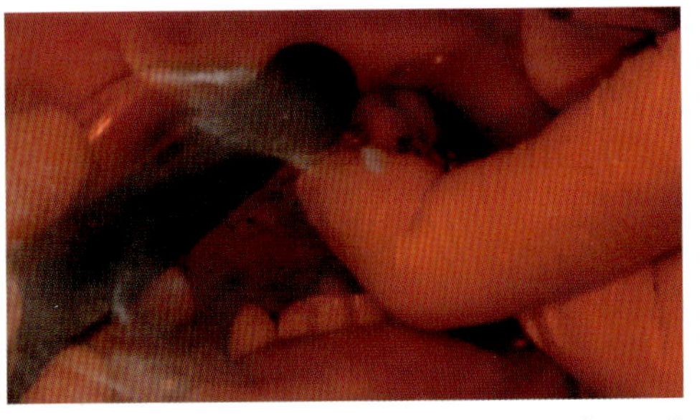

Figure 11. Light curing of the maxillary anterior teeth.

Weingart plier를 사용하여 group jig의 후방부에서 전방부로 옮겨가며 조금씩 차례로 흔들어서 제거한다(Figure 12. A and B).

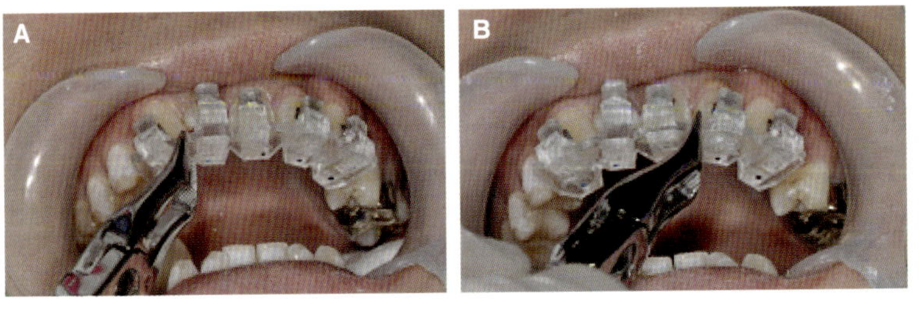

Figure 12. A and B, Jig removal by jiggling motion from the distal to mesial areas using a plier.

Group jig를 제거한 후 #13 에서 bonding 실패가 발생하였다. 따라서 #13 bracket이 receiver arm에 남아 있는 것을 볼 수 있다(Figure 13. A and B).

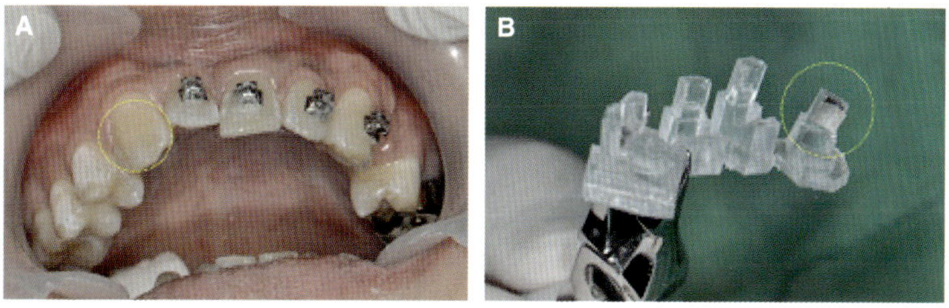

Figure 13. A,Bonding failure of #13. B, #13 bracket remained in the receiver arm of jig.

Bonding이 실패했을 경우 해결책은 다음과 같다. (1) Group jig를 다시 사용하는 방법: 성공적으로 bonding이 된 치아 부분의 receiver arm를 잘라서 제거하고 rebonding을 시행하거나, (2) Single jig를 사용하는 방법: 탈락된 bracket을 해당 치아 single jig의 receiver arm에 삽입하고 rebonding을 시행한다(Figure 14. A, B, and C).

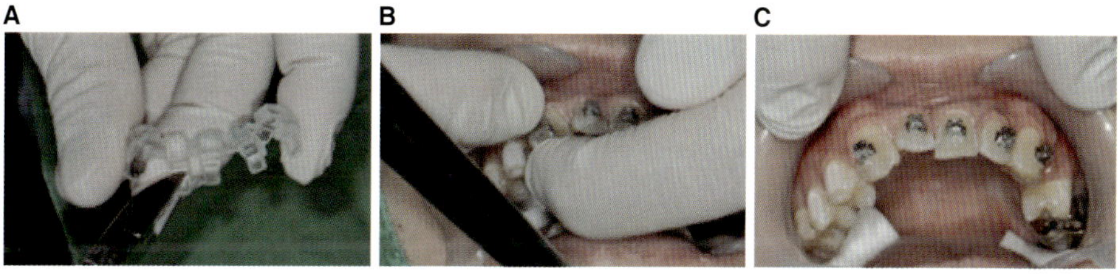

Figure 14. A,Removal of the receiver arms of group jig in successfully bonded teeth.
B, Application of single jig on #13. C, Result of #13 rebonding

Jig와 bracket/tube 사이의 유지력을 높여주기 위하여 water-soluble glue를 사용한다. 따라서 jig를 제거하기 직전에 water spray로 씻어주는 것이 jig 제거에 유리하다. 그리고 jig 제거 후에 bracket/tube base 주변에 남아 있는 water-soluble glue는 water spray로 씻어주어야 한다(Figure 15. A and B).

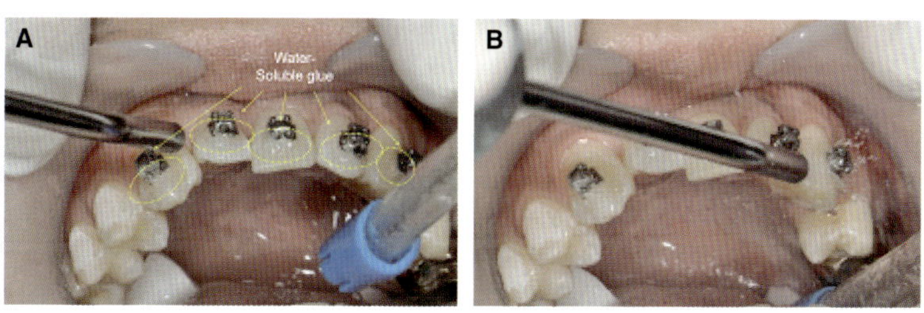

Figure 15. A,Water-soluble glue remained around the bracket after jig removal.
B, Wash-out of water-soluble glue and air dry of brackets.

그 후 bracket/tube base 주변에 남아 있는 잔여 adhesive는 low speed bur로 제거한다(Figure 16).

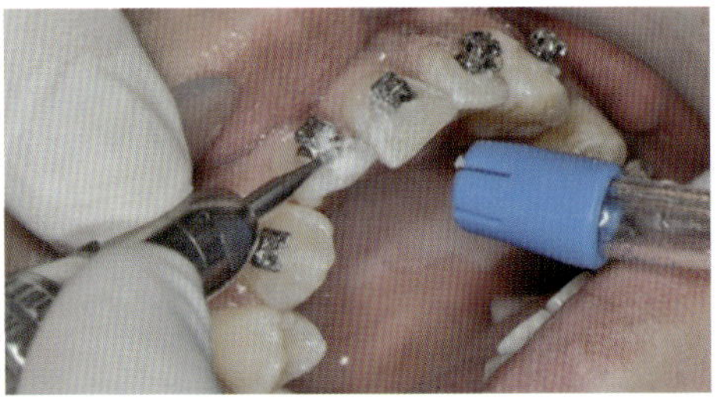

Figure 16. Removal of excessive adhesive around the bracket base.

다음 bonding 하고자 하는 부위(상악 우측 구치부)에 etching, primer 도포 및 광중합을 한다(Figure 17).

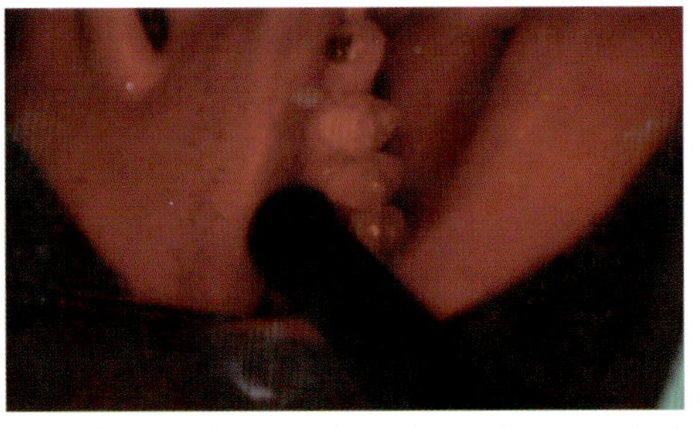

Figure 17. Curing of primer on the right maxillary posterior teeth.

Adhesive 를 bracket/tube base에 도포할 때, bracket/tube base의 상방부위와 교합면 사이에 adhesive 가 흘러 들어가지 않도록 해야 하고, 필요하다면 vaseline을 도포할 수도 있다(Figure 18).

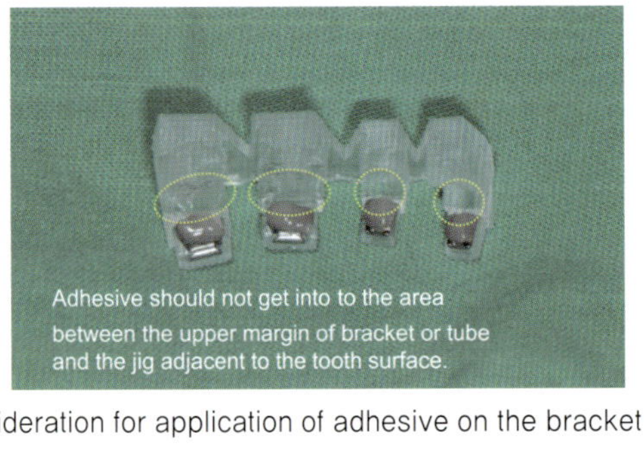

Figure 18. Consideration for application of adhesive on the bracket and tube base.

Jig를 치아 위에 적합시켰을 때 bracket/tube base 가 순측 치면에 90도로 위치하는지 확인해야 한다(Figure 19. A and B).

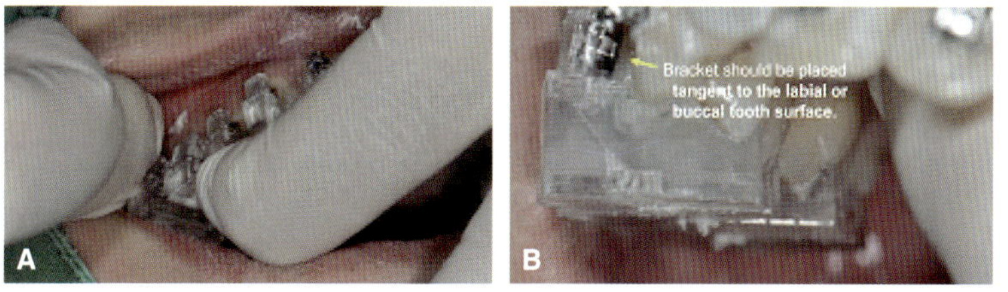

Figure 19. A,Jig delivery on the right maxillary posterior teeth.
B,Confirmation of the bracket/tube position in relation with the labial or buccal tooth surface.

Primer에 적신 microbrush를 사용하여 bracket/tube base 주변의 과잉 adhesive를 제거한다(Figure 20). 그 후 광중합을 시행한다.

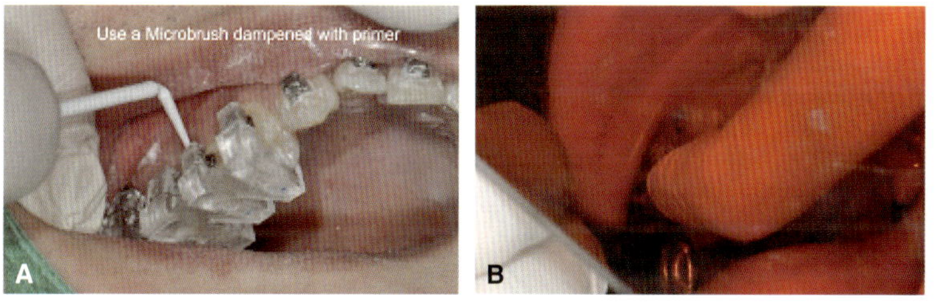

Figure 20.A,Removal of excessive adhesive using a microbrush.
B,Light curing of the right maxillary posterior teeth.

다음 bonding 하고자 하는 부위 (상악 좌측 구치부)에 etching, primer 도포 및 광중합을 한다. 만약 gold crown 등의 보철물이 있다면 sandblasting을 시행하고 metal primer 로 처리하는 것이 필요하다(Figure 21).

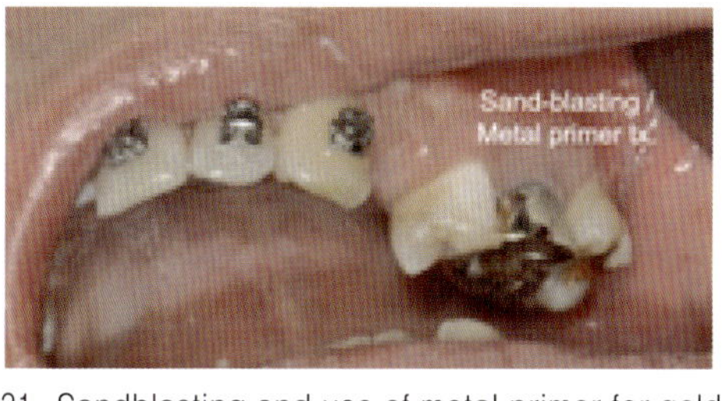

Figure 21. Sandblasting and use of metal primer for gold crown

Adhesive를 bracket/tube base에 도포하고 group jig를 치아에 적합시킨 후 광중합을 시행한다(Figure 22. A and B).

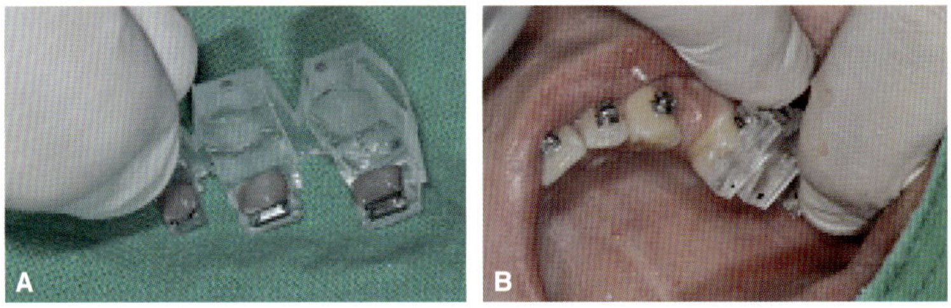

Figure 22. A, Application of the adhesive on the bracket/tube base.
B, Jig delivery on the left maxillary posterior teeth.

Insignia 에서는 타액 (Saliva) 오염을 피하기 위하여 bonding 순서를 다음과 같이 권장하고 있다. (1) 편측 상악/하악 구치부, (2) 반대측 상악/하악 구치부, (3) 상악/하악 전치부. 그리고 bonding 에 소요되는 시간을 절약하기 위해서 동측 상악을 먼저 bonding 하고 하악을 etching 한 후 동시에 water spray 하고 상악 jig를 제거한 후 하악 bonding 을 시행하는 것도 고려할 수 있다(Figure 23).

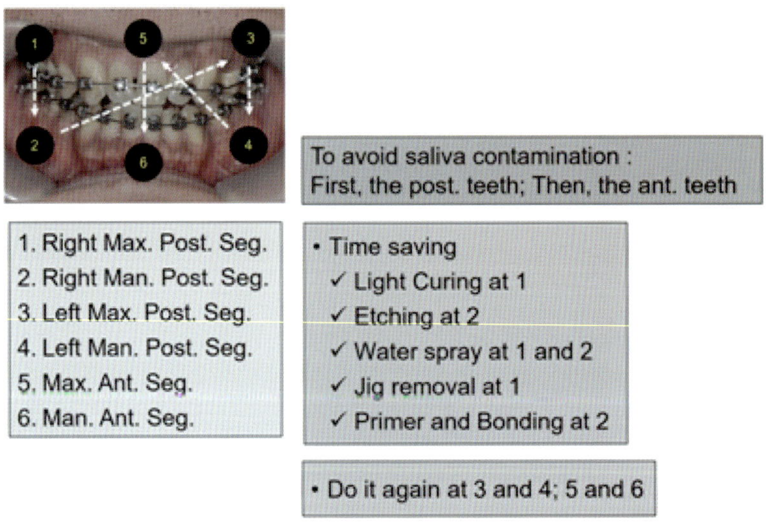

Figure 23. Recommendation of bonding sequence from Insignia

최적의 결과를 얻기 위해서 간접부착용 jig는 computer-designed slot 을 계획한 위치에 정확히 위치시켜야 한다(Figure 24).

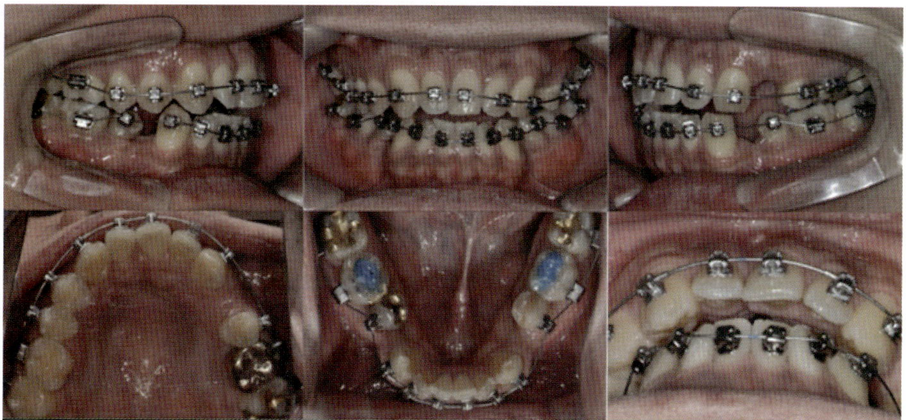

To achieve optimal results,
the IDB transfer jigs must accurately position
the computer-designed slots as planned.

Figure 24. Result of bonding

그리고 Virtual bonding과 실제 bonding 결과를 비교하는 것이 중요하다(Figure 25).

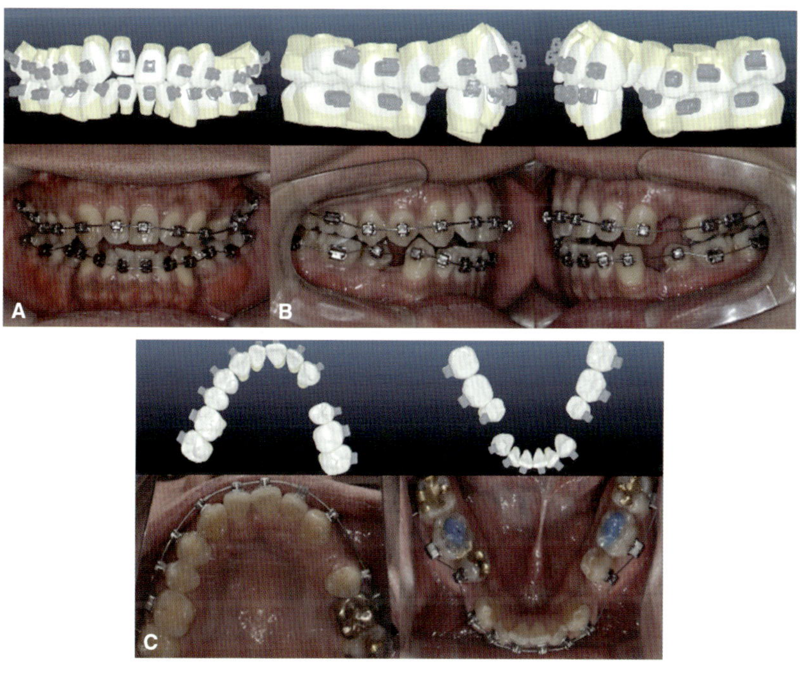

Figure 25. Comparison of the results from virtual bonding and real bonding.
A, Frontal view. B, Right and left side view. C, Maxillary and mandibular occlusal view.

[참고문헌]

1. 백승학, 김기달, Ashley Smith, Daimatsu Ko. Insignia orthodontic system의 효율적인 사용법 A to Z. Dental Wisdom. (주)예낭아이앤씨 2016. Seoul, Korea
2. http://ormco.com/education/on-demand/insignia-bonding-webinar/
3. 070-5656 Insignia_Bonding_Guide.pdf

12 CHAPTER

효과적이고 효율적인 치료의 지름길, 슈어스마일의 다양한 응용

Shortcut to effective and efficient treatment with SureSmile

트리베일러치과 **박서정**, Hayashi Orthodontics Nihonbashi **Hayashi Kazuo**

서론

슈어스마일은 디지털 이미징, 컴퓨터모델링, 그리고 로봇 기술 등이 통합 적용되어, 교정 환자가 처음 내원해서부터 치료가 다 마무리되어 유지 장치를 낄 때까지, 즉 교정치료의 처음부터 마지막까지를 총 망라하는 통합 솔루션을 제공한다. 다시 말하자면, 치료 시작 단계에서부터 치료의 전체적인 상황을 사전 계획함으로써 위험 인자들을 사전 예측하고 미리 차단할 수가 있기 때문에 의사가 모든 단계를 적극적으로 주도할 수 있도록 보조해주는 시스템이다.

슈어스마일을 이용한 교정치료 과정은 슈어스마일 프로그램을 이용해 진단하고 통상적인 방법으로 Leveling과 Alignment를 하는 1단계, 구강내 스캔에 의해 제작된 치료용 디지털 모델을 바탕으로 셋업을 완성하고 슈어스마일 와이어로 치료를 마무리하는 2단계, 마지막으로 치료 후 결과를 평가분석하여 피드백으로 이용하는 3단계로 크게 나눠볼 수 있다 (Figure 1).

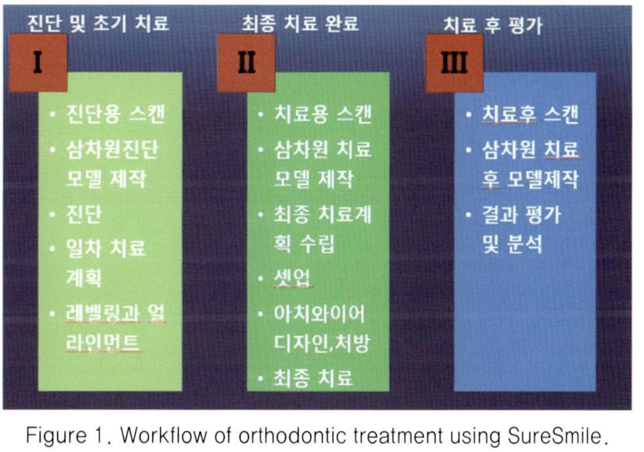

Figure 1. Workflow of orthodontic treatment using SureSmile.

슈어스마일에 의해 제작되는 3차원 디지털 모델의 이미지 범위는 CBCT를 사용했는지 Scanner를 사용했는지, 또는 Labial Treatment인지 Lingual Treatment인지에 따라 다양해진다. CBCT를 이용했을 경우, 치관과 치근은 물론 치조골을 포함하는 3차원 모델을 얻을 수 있는 반면, 스캐너를 이용했을 경우는 치관과 치은을 포함하는 3차원 모델을 얻을 수가 있다. 이 3차원 모델을 이용하면 치아 하나하나를 개별적으로 이동시키는 것은 물론 수술 교정 환자의 경우라면, 수립된 수술 계획에 따라 나뉘어진 Bone segment를 개별적으로 자유롭게 이동시키는 가상 시뮬레이션도 가능하다. 또 이를 바탕으로 정밀한 디지털 셋업과 맞춤형 Arch Wire를 주문하여 실제 환자진료에 사용할 수가 있다. 특별히 슈어스마일 Arch wire는 1st, 2nd, 3rd order bending이 모두 가능하기 때문에 치료 초기부터 각 치아별 Targeted treatment를 할 수가 있다. 기존의 교정 치료 방식에 어떤 디지털 도구를 선택하여 통합시킬 것인가를 선택할 때 가장 중요한 기준은 바로 "동일한 시스템 안에서 의사가 원할 때 얼마나 다양한 적용과 응용이 가능한가"이다. 이런 관점에서 슈어스마일을 이용한 교정 치료의 장점을 요약하자면, 교정의 전 과정인 진단, 치료 계획 수립, 치료의 어떤 단계에서든지 의사가 원하는 Solution을 빠르고 간편하게 얻을 수 있다는 점이다. 즉, 각 Practice의 특성과 의사의 다양한 배경에 따라 효과적이고 효율적인 여러가지 활용이 가능하다고 할 수 있겠다.

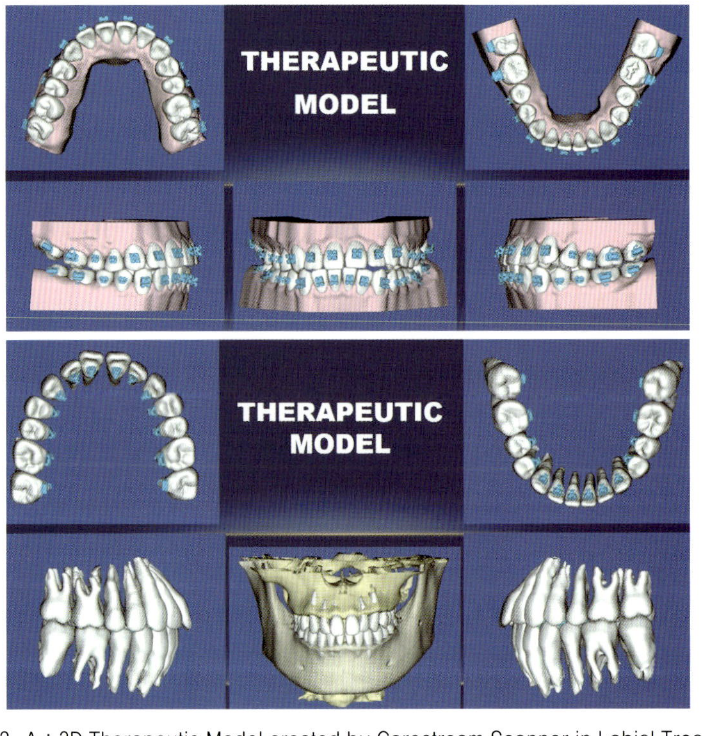

Figure 2. A : 3D Therapeutic Model created by Carestream Scanner in Labial Treatment.
B : 3D Therapeutic Model created by CBCT (CS-9300 by Carestream) in Lingual Treatment.

슈어스마일 프로그램을 각기 다른 방식으로 적용하여 치료했던 몇몇 환자의 증례를 소개함으로써 필자가 느꼈던 슈어스마일의 Effectiveness와 Efficiency에 근거한 임상에서의 유용성을 소개해 보고자 한다.

설측 교정환자에서 슈어스마일 와이어를 이용한 Finishing

최근, 교정치료에서 '장치의 심미성과 편안함'이나 '만족할 만한 치료 결과'에 더불어 '시간'의 문제는 급격히 바쁘게 돌아가는 사회현상 속에서 그 중요성이 점차 증가하고 있다. 그러나, 교정치료를 진행하다 보면 처음에 계획했던 것과는 다르게 치료의 진행이 여러가지 이유로 지연되면서 환자와 약속했던 때에 교정치료를 끝내지 못하는 때를 드물지 않게 경험하게 된다. 환자와 약속했던 시기에 치료를 완료하지 못한다는 것은 환자는 물론 의사에게도 상당한 스트레스가 된다. 더 나아가서, 만일 같은 치료결과를 좀 더 빠른 시간 안에 얻어낼 수 있다면 의사에게도 환자에게도 상당히 행복한 일이 될 것임이 분명하다. 이 환자는 교정치료 직후에 아주 중요한 일이 예정되어 있어서 정확히 계획했던 때에 교정치료를 완료하는 것이 치료 전 아주 중요한 요청 중의 하나였다. 발치 후 통상적인 방법으로 치료를 진행했으나, 계획과 다르게 치료의 진행이 더디면서 발치와 공간이 거의 폐쇄되기까지 거의 14 개월이 흘러간 상황에서, 맞춤형 슈어스마일 와이어를 이용하여 빠른 finishing을 함으로써 계획했던 대로 치료를 마무리 할 수 있었던 증례이다.

18세 여고생인 이 환자는 상,하악 전치부의 돌출을 치료하고 싶어했다. 환자의 치료 전 안모사진에서도 그녀의 상순과 하순이 모두 돌출되었음을 볼 수 있다(Figure 3).

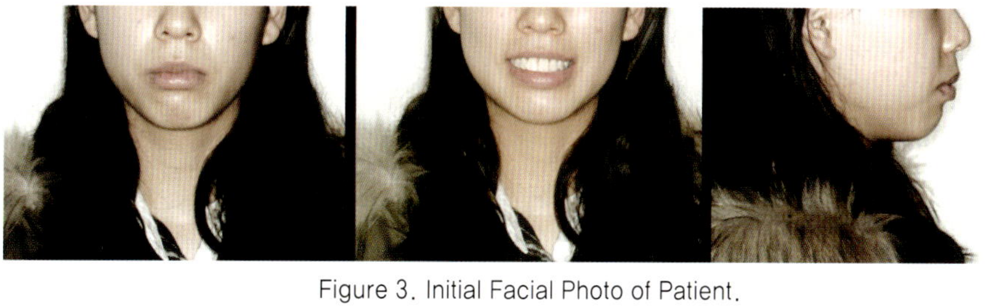

Figure 3. Initial Facial Photo of Patient.

치료 전 구강내 사진을 검토해 보면 상악에서는 중등도, 하악에서는 심한 총생을 보였으며, 좌,우측 구치 관계는 약간의 Class III 키를 가진 Class I을 보여주었다(Figure 4). 환자가 설측치료를 통한 프로필 개선을 원했기 때문에 진단 결과와 환자의 Needs에 맞춰 상악에서는 제1 소구치를 발치하고 하악에서는 제2 소구치를 발치하기로 치료계획을 수립했다.

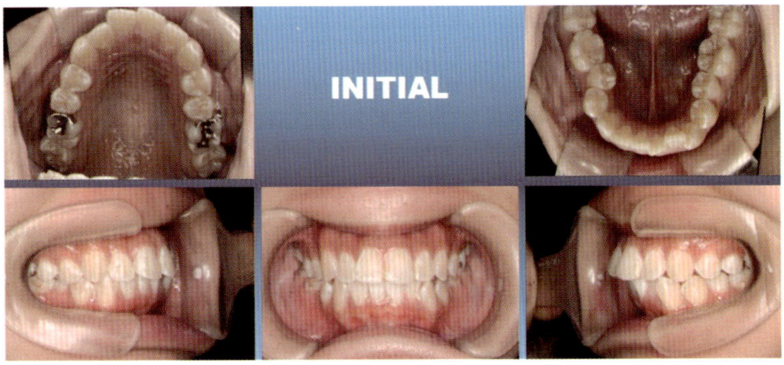

Figure 4. Initial Intraoral Photo of Patient

수립했던 치료계획에 의해 소구치 네 개를 발치하고 통상적으로 설측 치료를 수행하여 1년 2개월이 되었을 때의 구강내 사진을 보면, 발치와 공간은 다 폐쇄되었지만 여전히 전치부의 수직관계 및 Overjet과 Overbite등의 확보도 미흡한 상태로 계획보다 상당한 시간이 지났음을 인지하였다(Figure 5). 이 시점에서 슈어스마일 와이어를 사용해 좀 더 정밀하고 빠르게 치료를 마무리하기로 결정하고 아치와이어를 제거한 상태에서 CBCT 스캔을 하여 스캔데이터를 전송하였다.

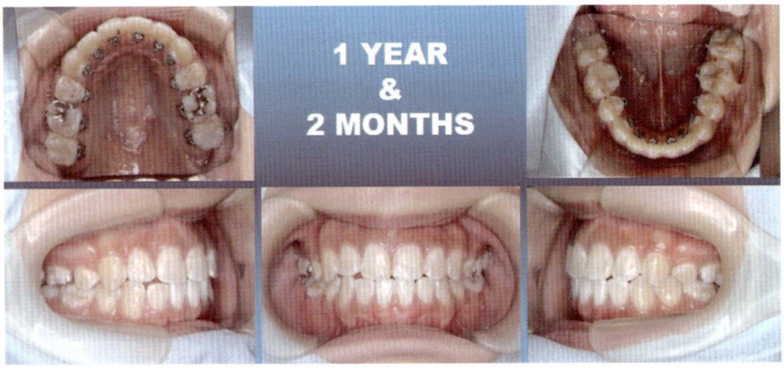

Figure 5. Intraoral Photo in 1 Year and 2 Months after Starting Orthodontic Treatment. At the Same day, Patient was also taken CBCT (CS-9500, Carestream) to Oder Digital Therapeutic Model Just After removal of Arch Wire.

7일 후에 3차원 치료용 디지털 모델을 받아 검토 후 승인하였다(Figure 6). 이 치료용 모델은 환자의 현재 구강 내 상태와 브라켓에 대한 정보는 물론이고 환자의 치조골 및 치근에 대한 데이터를 모두 포함하고 있다. 이러한 깊이 있고 다양한 3차원 데이터를 바탕으로 환자의 현재 상태를 좀 더 포괄적으로 세밀하게 검토하고 수립했던 치료 목표들을 한 번 더 점검한 다음, 최종 치료계획에 근거한 셋업모델을 발주할 수가 있다.

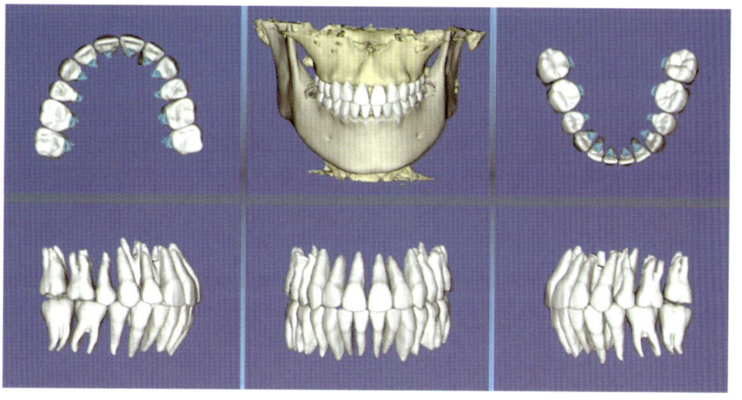

Figure 6. 3D Therapeutic Model of Patient was created from CBCT Data.

치료용 모델을 검토 후 최종 치료 목표를 수립하고 이에 따라 완성된 셋업모델과 그에 맞춰 디자인된 맞춤형 아치와이어를 컴퓨터 화면상에서 보면서 평가를 한다(Figure 7).

슈어스마일에서는 치료 목표를 정하는 가이드라인으로 MACROS(Midline, Arch form, Class, Reference, Occlusal plan, Special instruction)를 사용한다. MACROS를 결정하고 주문서를 전송하게 되면 의사가 정한 가이드에 맞춰 셋업을 완성해 보

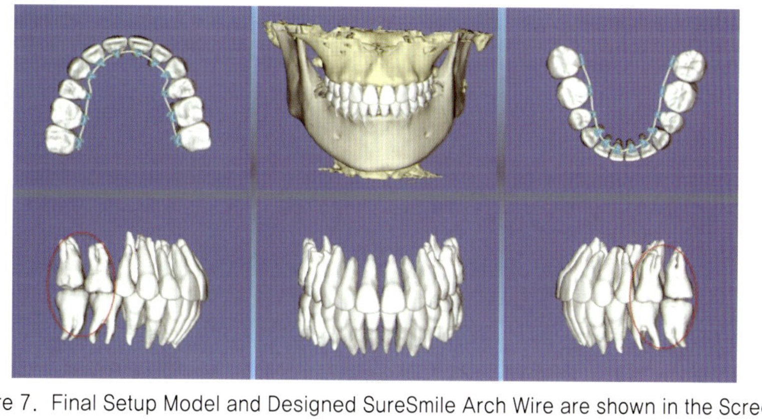

Figure 7. Final Setup Model and Designed SureSmile Arch Wire are shown in the Screen.

내온다. 그런데, 이때 간단하지 않은 치아 이동, 즉 이 환자에서는 하악 제2 대구치의 수직적 위치 및 치아의 근,원심방향의 경사나 이동 등과 같이 특별한 치아이동을 달성하고자 한다면 미리 디지털 랩에 노트로 알려줄 필요가 있다. 왜냐하면, 슈어스마일에서는 약 20여 년 동안 쌓아온 경험적 정보에 따라 정해진 기준에 의거하여 평균적이며 신뢰지수가 높은 치아의 이동량과 방향의 범위 내에서 셋업을 완성하기 때문이다. 의사가 아무런 특별한 노트 없이 셋업

을 발주했을 경우 이 사진에서 보는 것처럼 그들은 하악 좌우측 제 2 대구치의 이동을 아주 이상적인 위치보다는 타협이 가능한 범위 내에서 셋업을 완성한다. 따라서, 의사가 자신이 원하는 더 이상적인 결과로 치료하기를 원한다면 자신이 달성할 수 있는 목표에 근거해 직접 시뮬레이션을 한 다음, 셋업주문서와 함께, 직접 완성한 시뮬레이션 이미지를 첨부하여 전송함으로써 셋업의 목표치를 명확하게 해주면 된다. 또는, 사전에 의사가 사용하고자 하는 부가적인 메카닉, 의사의 기호, 의사의 Skill로 기꺼이 성취할 수 있는 치아의 이동량 등 구체적인 정보를 디지털 랩에 미리 제공함으로써 "정확하고 체계화된 소통"을 통해 보다 완성도 높고 의사의 요구에 딱 들어맞는 셋업 모델을 얻을 수 있다. 이 증례에서는 제 2 대구치의 위치를 슈어스마일의 최종셋업 그대로 수용하기로 결정하였다.

15개월이 되었을 때 처방해서 받은 016 x 022 Cu-NiTi 슈어스마일 와이어를 넣어주어 드디어 맞춤 처방된 와이어를 사용한 치료를 시작하였다. 치료한지 4주가 되었을 때의 환자의 구강내 사진이 Figure 8에 보여진다. 업앤다운 고무줄을 사용하지 않았음에도 불구하고 전치부의 수직 및 수평적 관계가 훨씬 개선되었다.

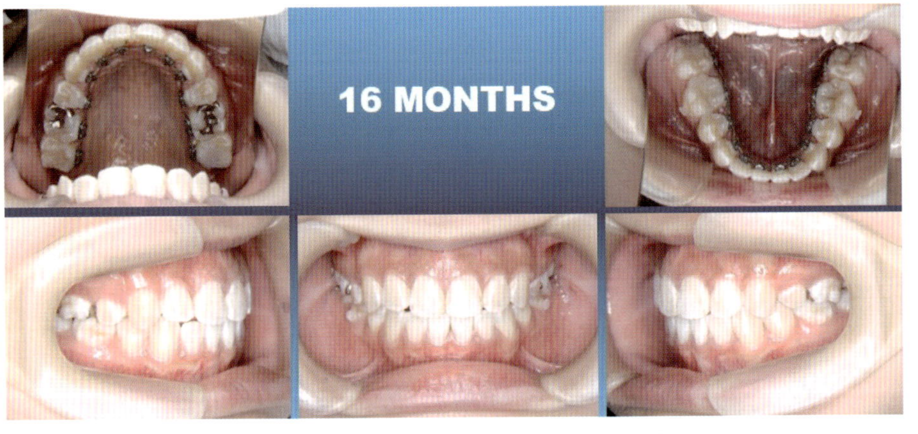

Figure 8. Intraoral Photo in 4 Weeks after Insertion of 016 x 022 Cu-NiTi SureSmile Arch wire.

17개월이 되었을 때 두번째 아치와이어로 017 x 025 Cu-NiTi 슈어스마일 와이어를 넣어주었다(Figure 9). 이때, 전치부 Overbite을 좀 더 확보하기 위해 업앤다운 고무줄을 동시에 처방하였다.

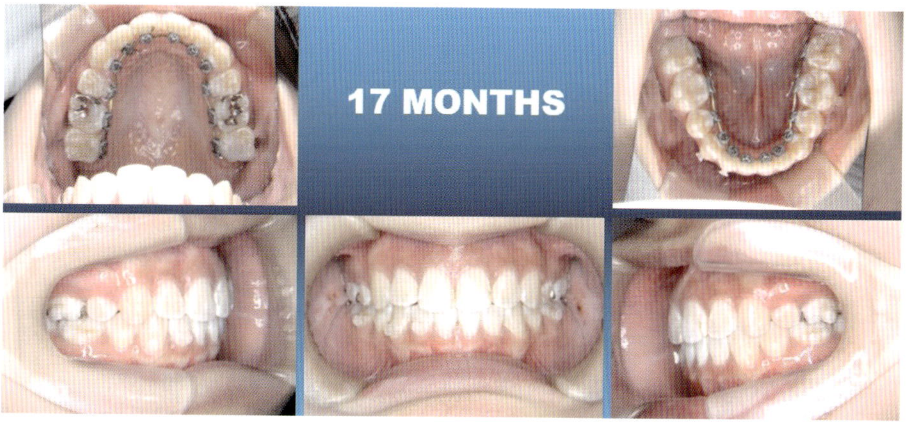

Figure 9. Intraoral Photo just after insertion of 017 X 025 Cu-NiTiSureSmile Arch wire. This wire was the second SureSmile Arch wire and it was in 8 weeks after insertion of the First SureSmile Arch wire.

치료를 시작한지 20개월, 슈어스마일 와이어로 치료를 시작한지 5개월만에 Debonding을 하였다. 상악과 하악의 중심선이 약간 어긋나 있긴 하지만 상당히 만족 할 만한 결과를 보여주었다(Figure 10 & 11).

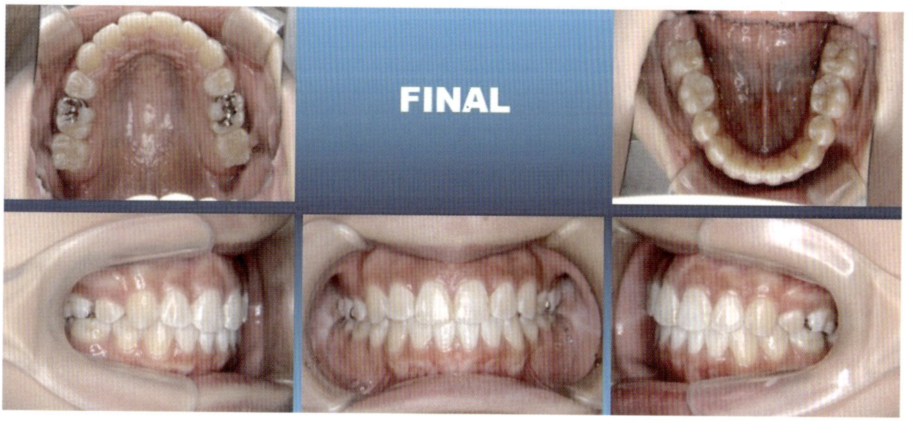

Figure 10. Final Intraoral Photo for Patient.

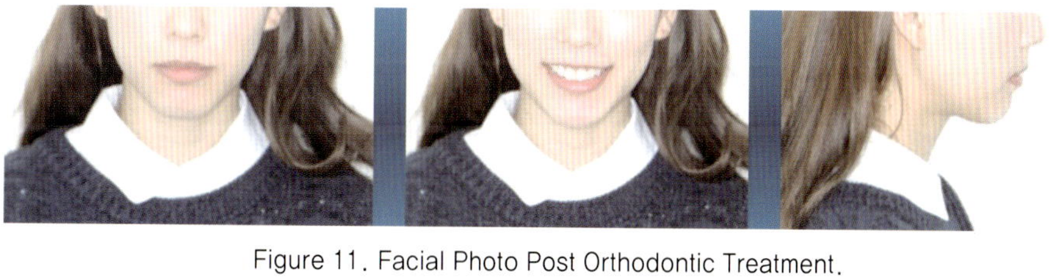

Figure 11. Facial Photo Post Orthodontic Treatment.

환자의 치료 후 3차원 디지털 모델을 제작하면 치료 결과를 좀 더 정밀하게 평가해 볼 수 있다(Figure 12). 환자의 치료 전후 프로필을 비교해 보면 상당히 개선되었음을 알 수 있고(Figure 13), 특별히 환자는 만족할 만한 치료결과와 덧붙여 계획한 시기에 치료가 완료된 것에 대해 더욱 더 만족해했다.

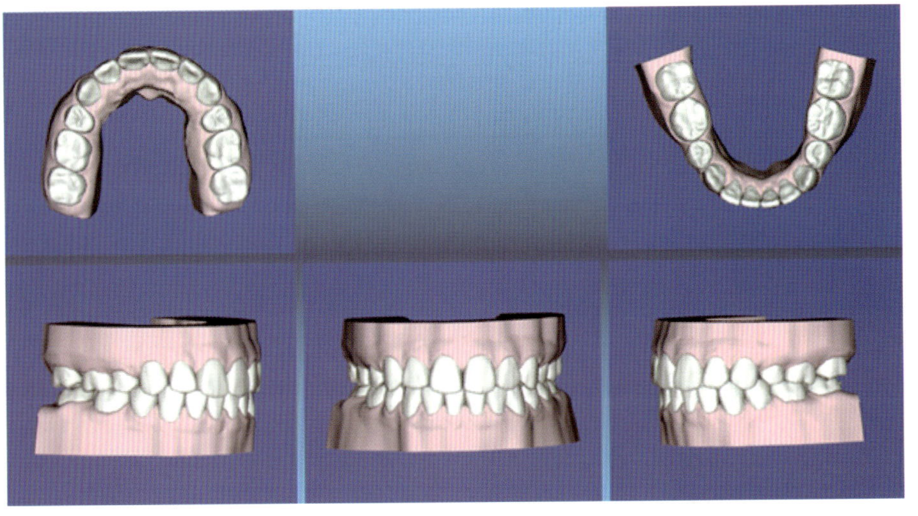

Figure 12. 3D Final Model Created by Scanning her Plaster Model by Scanner (Carestream)

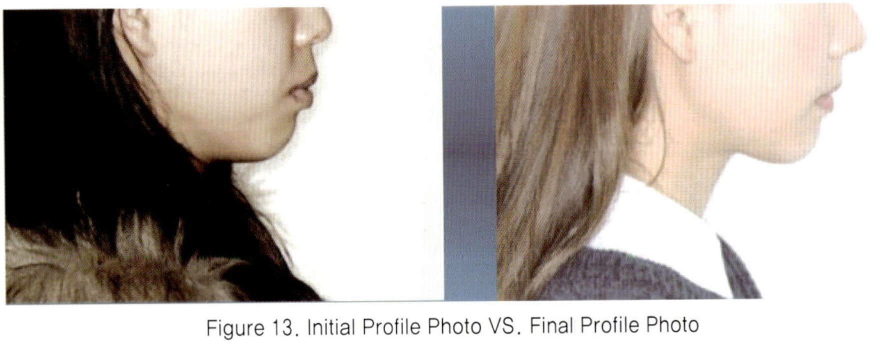

Figure 13. Initial Profile Photo VS. Final Profile Photo

치료가 끝난지 1년 후 구강내 사진을 보면, 치료 직후와 마찬가지로 상,하악전치의 배열, 견치와 구치관계 및 교합, 만족스러운 안모 등이 잘 유지되고 있었다(Figure 14).

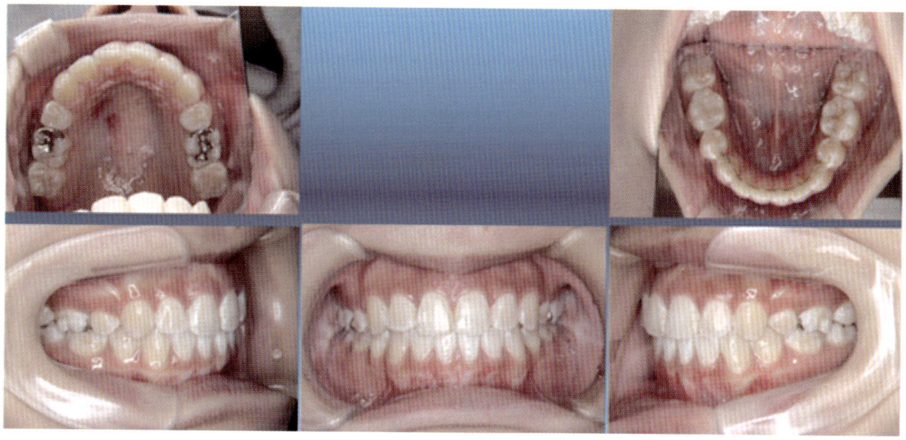

Figure 14. Intraoral Photo in 1 Year Retention Period after Debonding.

3차원 디지털 이미지를 이용한 여러 첨단기술의 도입은 정확한 타이밍에 좀 더 정밀한 접근으로 환자의 기호나 브라켓 시스템의 선택에 관계없이 폭넓은 다양한 치료가 가능하도록 보조해준다. 즉, Robotic Bending 시스템을 이용하여 단계별로 필요한 만큼의 Bending을 가감할 수 있기 때문에 치료의 시작단계에서뿐만이 아니라, 치료중 어느 시점에서도 환자를 위한 맞춤형 처방을 내리고 개개인에 맞는 맞춤형 치료를 적용하는 것이 가능하므로 기본적인 디지털 이미징시스템을 기반으로 한 기술을 잘 활용하면 환자와 의사의 기호에 따라 아주 정확한 타이밍에 효과적이고 효율적으로 문제를 해결할 수가 있다.

설측 교정환자에서 슈어스마일 와이어를 이용한 치료

교정치료에 여러가지 첨단기술을 도입하여 통합함으로써 의사가 얻고자 하는 목적 중의 하나는 오류를 최소화 하는 것이다. DBS로 브라켓을 Bonding했을 경우 발생할 수 있는 오차의 정도는 의사의 경험과 숙련도 및 기술에 상당히 큰 영향을 받는 것은 물론, 또한 아무리 숙련된 의사라 할지라도 주변 환경의 영향이나 환자 구강내 상황 또는 의사의 반복되는 습관 등과 같은 외부적 요인은 물론이고, 각 치아형태의 다양함, 환자의 교합평면 각도의 차이 또는 브라켓과 치아 사이의 조기접촉 등의 내부적 요인에 의해 적지 않은 오류를 만드는 것이 사실이다. 더군다나, 설측교정 치료에서 브라켓을 정확히 원하는 위치에 Bonding을 한다는 것은 상당히 어려워, 통상적으로 IDB를 이용한다.

17세 여고생인 이 환자는 개인적 이유로 인해 당일 DBS Bonding을 하고 설측치료를 해야만 하였다. 비교적 복잡하지 않은 증례였기 때문에, 부정확한 Bracket Bonding에 의한 오류는 슈어스마일 Wire의 정밀한 디자인과 처방을 이용해 최소화하기로 하였다.

상악 전치부의 Spacing 및 Irregularity가 그녀의 주소였으며 치료 전 환자의 구강내 사진 및 Pano상에서 상악 중절치의 근심회전에 의한 'Winging'과 왜소치인 상악 측절치 그리고 상악 전치부에서 중등도의 Spacing을 볼 수 있다(Figure 15, 16).

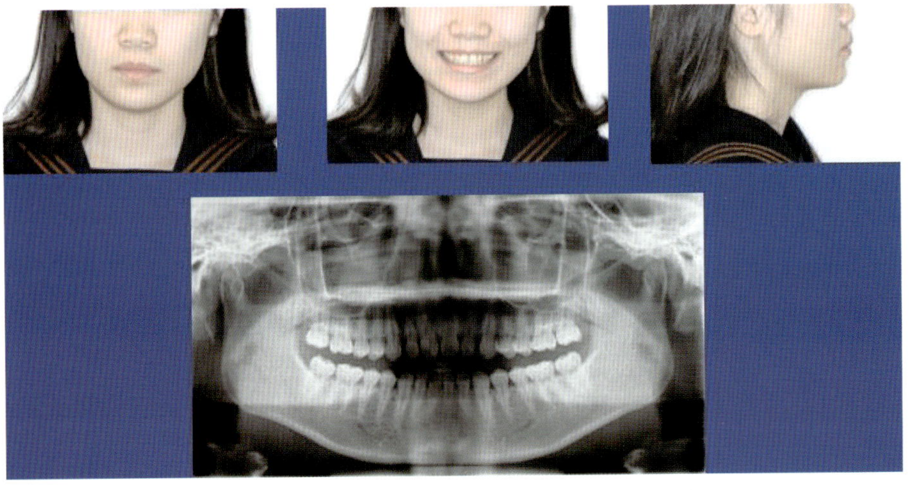

Figure 15. Initial Facial Photo & Panoramic view of Patient.

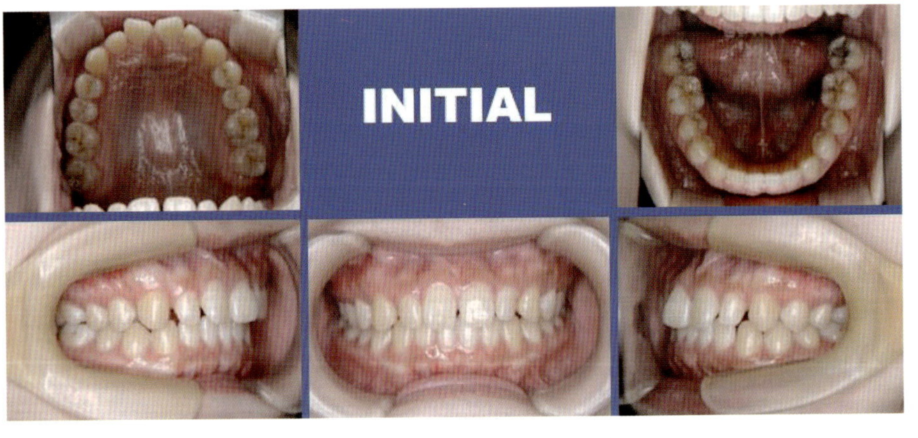

Figure 16. Initial Intraoral Photo of Patient.

내원 당일 상악에 먼저 Bracketing을 하고 016 round NiTi를 넣어서 상악 중절치의 'Winging'을 교정하는 것으로 치료를 시작하였다(Figure 17).

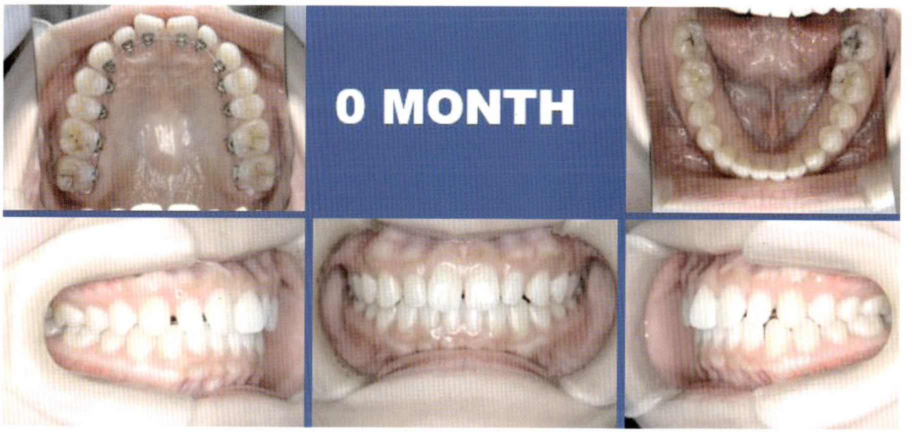

Figure 17. Only Upper Bracketing by DBS and Insertion of 016 Round NiTi Arch Wire

4주 후 하악에도 역시 직접법으로 Bracket을 Bonding하였다. (Figure18)

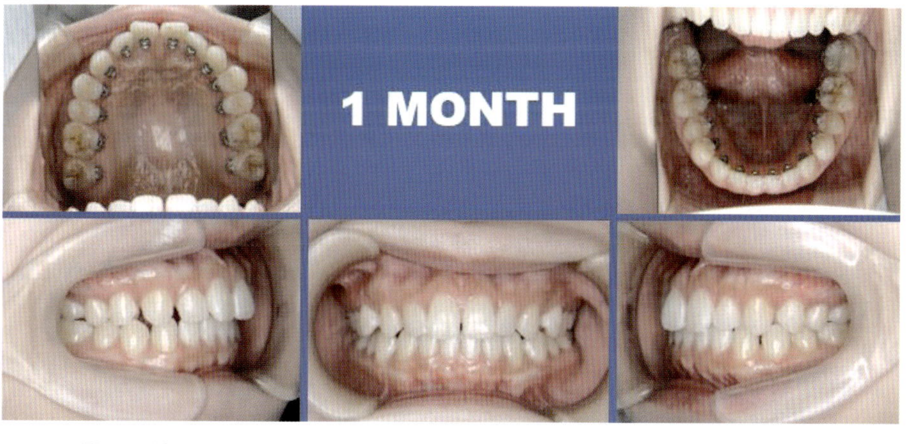

Figure 18. Lower Bracketing by DBS and Insertion of 016 Round NiTi Arch Wire
4 weeks after Upper Bracketing.

동시에 왜소치였던 상악측절치에 레진을 이용해 근원심으로 수복을 한 다음 상악의 Arch Wire를 제거한 상태에서 CBCT를 촬영해 환자의 3차원 치료용 모델을 주문제작 하였다 (Figure 19).

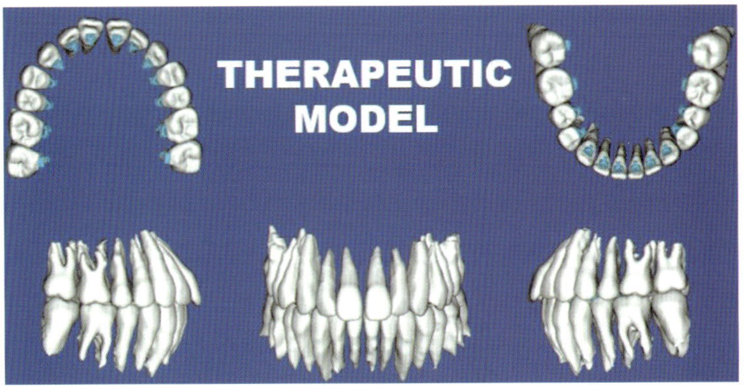

Figure 19. 3D Therapeutic Model created from CBCT Scanning in vivo. (CS 9300, Carestream)

이 치료용 모델을 바탕으로 최종 치료 목표를 결정하고 Setup을 주문하여 그에 맞춰 제작된 Setup Model을 받았다.(Figure20)

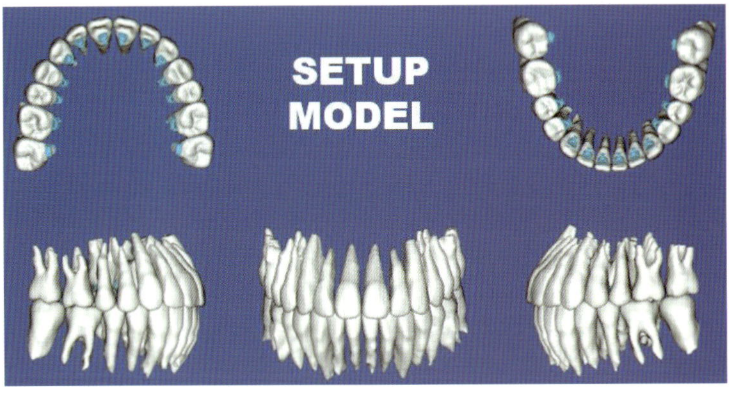

Figure 20. 3D Final Setup Model

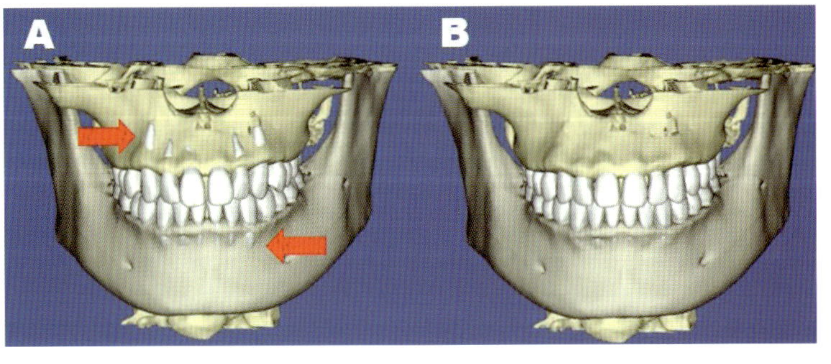

Figure 21. A : 3D Therapeutic Model Shows Some Fenestrations on Anterior Regions of upper and Lower Jaws. B : 3D Setup Model shows Proper relationship between Alveolar Bone and Roots.

이 환자의 3차원 디지털 모델은 CBCT 데이터를 바탕으로 제작되었기 때문에 진단과정에서 치근과 치조골에 대한 정보를 고려하여 치료 계획을 수립할 수 있었다. 즉, 환자의 Bone Housing과 치근의 관계에 특별한 문제가 있는 경우 치근의 위치를 좀 더 세밀하게 계획함으로써 환자의 '안전성'을 고려한 교정치료를 제공할 수 있다. Figure 21에서 보는 것처럼, 상, 하악 전치부의 Torque을 조절함으로써 치근을 좀 더 안전한 위치로 이동시키고 치근의 평행도에 더 신경쓸 수가 있었다.

완성된 셋업 모델을 검토하고 이제 이를 바탕으로 슈어스마일 맞춤형 Arch Wire를 디자인하고 스크린 상에서 검토 해본 후 주문하였다.(Figure22) 최종 셋업 모델에 넣어진 Arch Wire의 모양을 보면 전체에 걸쳐 복잡하고 미세한 Bending이 나타나있다. DBS에 의한 Bracket Bonding으로 발생된 오차를 보상하기 위한 Bending이란 것을 인지할 수 있다. 물론, 실제 임상에서 Bracket의 위치가 상당히 잘 못 되었을 경우라면, Wire Bending을 통한 Compensation이 오히려 치료 기간을 더 연장시키고 Reactive Response에 의한 원치 않는 치아이동을 초래할 수가 있기 때문에 차라리 Bracket Repositioning을 하는 것이 더 빠르고 적정한 해결책이 될 것이다. 그러나, 미세한 오류일 경우 Wire Bending을 이용해 해결한다면 Bracket을 제거하고 다시 Bonding을 하는데 드는 시간과 노력을 절약할 수 있고, 미세한 법랑질 손상 등과 같은 위험을 피해갈 수 있으며, 잘못된 브라켓 위치를 사전에 인지하지 못함으로써 발생될 수 있는 원치 않는 치아의 이동 등을 확실하게 예방하는 것이 가능하다.

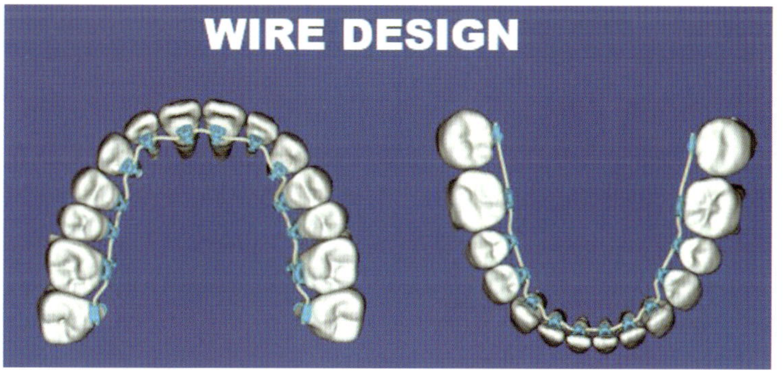

Figure 22. SureSmile Arch Wire was Designed based on 3D final Setup Model.

치료를 시작한지 3개월이 되었을 때 첫 번째 슈어스마일 Arch Wire로 016 x 022 Cu-NiTi를 넣어주었다(Figure 23).

8개월이 되었을 때 구강 내 사진을 보면 적정한 Overjet과 Overbite을 포함하여 견치와 구치관계도 상당히 개선되어 있다. 이 시기에 두 번째 Arch wire로 같은 디자인의 017 x 025 β-Ti 슈어스마일 Wire를 처방하였다(Figure 24). 이 때 각각의 치아에 좀 더 효과적으로 원하는 Torque를주기 위해 'Slot Filling Torque' 버튼을 클릭하여 필요한 Torque의 양을 부가하고 처방하였다. Bracket의 Slot Size(018")에 비교했을 때 Undersized Wire이기 때문에, 셋업에 근거한 치아 이동량을 계산하여 적정한 Torque을 처방했다 하더라도 소실되는 Torque가 발생하게 된다. 따라서 이 기능을 이용하면 프로그램상에서 소실되는 Torque양을 자동계산하여 필요한 만큼 보상을 해서 채워주기 때문에 의사가 원하는 Net Torque를 얻게 된다.

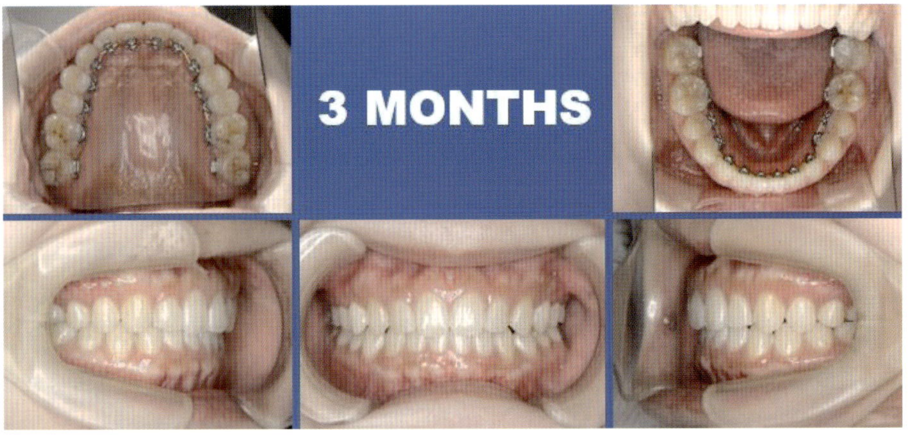

Figure 23. 016 X 022 Cu-NiTiSureSmile Arch Wire was inserted for Patient 3 months after starting treatment

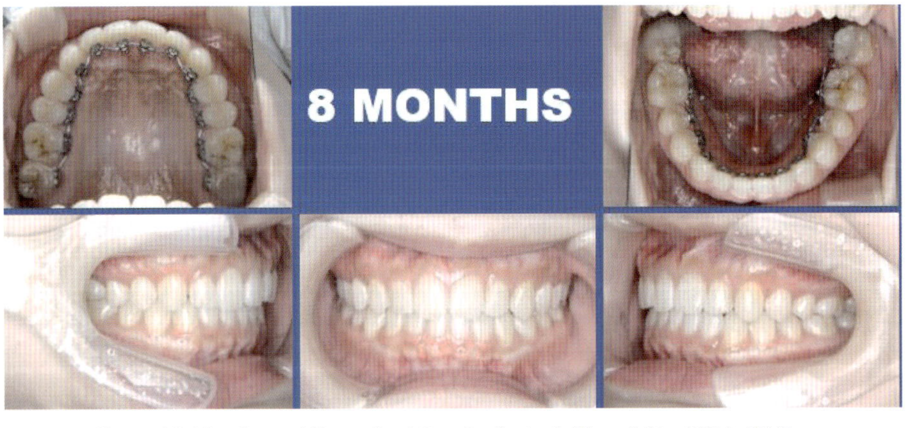

Figure 24. The Second Prescribed SureSmile Arch Wire, 017 x 025 β-Ti Wire was inserted for her 8 months after starting Treatment.

교정치료를 시작한지 10개월, 슈어스마일 Arch Wire로 치료를 시작한지 7개월이 되었을 때 De-bonding을 하였다(Figure 25 & 26). 치료후의 파노라마 사진에서 환자의 치근평행도가 상당히 만족스러운데, 이는 환자의 치료 계획 단계에서 CBCT 데이터를 통해 환자의 상,하악 전치부에 Fenestration을 확인하여 셋업과정에서 치근의 평행도를 맞추는데 더욱 신경을 써서 Setup Model을 완성하고 Arch Wire를 처방하여 사용했기 때문이다.

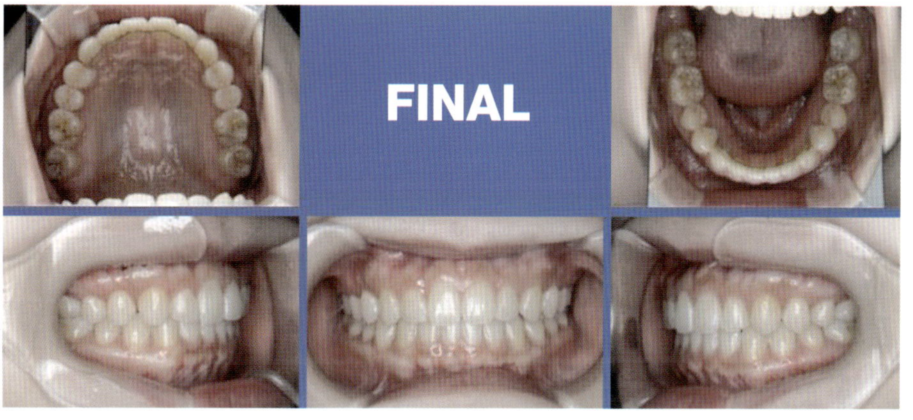

Figure 25. Final Intraoral Photo. Total treatment time was 10 months.

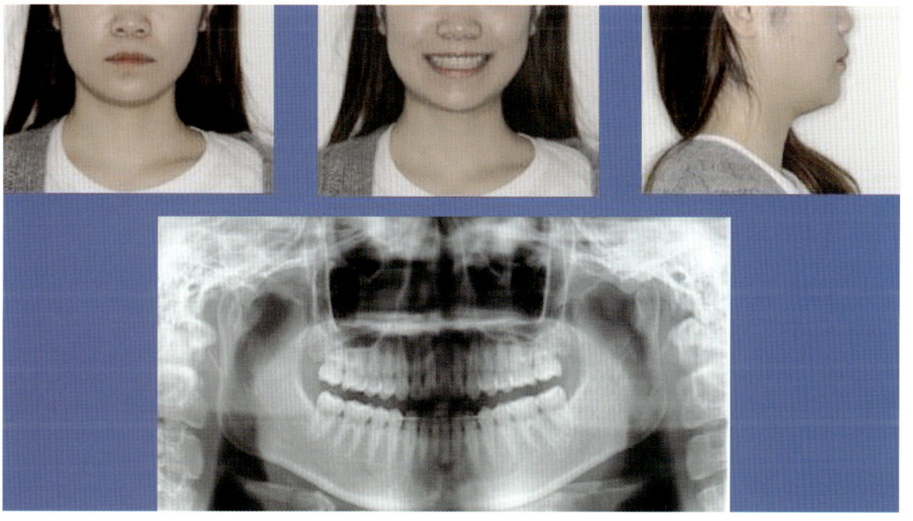

Figure 26. Final Facial Photo & Panoramic view of Patient

환자의 치료 후 3차원 디지털 모델이 Figure 27에 보여진다. 이 디지털 모델은 치료결과를 평가하는데 활용할 수 있다.

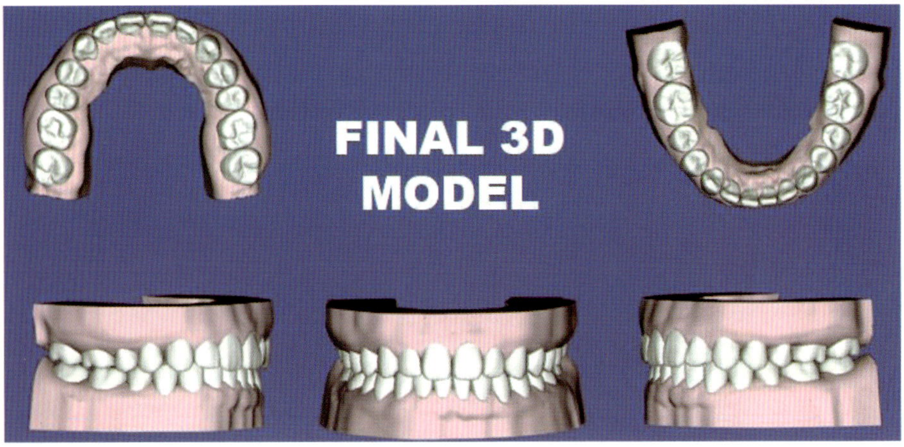

Figure 27. 3D Final Digital Model was created by captured 3D image with Carestream Scanner in vivo.

이 환자에서는 설측교정 증례임에도 불구하고 DBS로 Bracket을 Bonding하였지만, CBCT 데이터를 사용해 제작한 3차원 디지털 모델을 바탕으로 정밀하게 디지털 셋업을 하고 역시 이 셋업을 바탕으로 정밀하게 처방된 슈어스마일 와이어를 이용하여 치료 초기 단계부터 오차를 최소화하려고 노력하여 빠르게 치료를 마무리 할 수 있었다.

순측 교정 환자에서 슈어스마일 치료

이 증례는 진단 단계에서 디지털 이미지를 활용해 다양한 시뮬레이션을 실행해 봄으로써 이 환자의 상황에 맞는 최선책을 찾으려고 노력하여 만족스러운 결과를 얻었던 경우였다. 3차원 디지털 진단모델을 검토 후 승인하면, 수립한 치료 목표에 따라 의사가 생각하는 다양한 옵션의 치료계획에 따라 몇 번이고 간편하고 자유롭게 시뮬레이션을 해볼 수 있다. 이 시뮬레이션을 통해 각 치아의 이동량과 이동방향 그리고 적용이 가능한 여러가지 Mechanics 등을 고려하여 환자와 의사의 Needs에 딱 맞는 최선책을 치료 계획으로 최종 결정할 수 있기 때문에 의사의 결정에 좀 더 확신을 갖는 것이 가능하다.

Dolichofacial type을 보여주는 26세 여성으로 치료 전 사진에서 좌측으로 약 3mm정도 shift된 Midline, Lip Incompetence, Steep Mandibular Plane 및 Long Anterior Facial Height 등을 보였다(Figure 28).

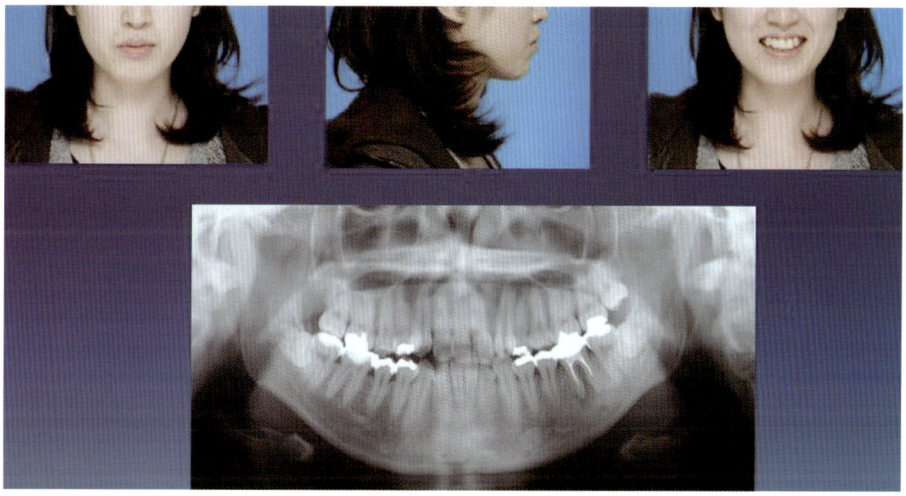

Figure 28. Initial Facial Photo and Panoramic view of Patient.

환자의 구강내 사진에서는 심한 상,하악 Crowding, Class II인 견치와 구치관계, Narrow Arch, 설측에 완전히 Block 된 측절치, Deep COS, 돌출된 상악전치 및 Buccal Open Bite 등을 보여주었다(Figure 29).

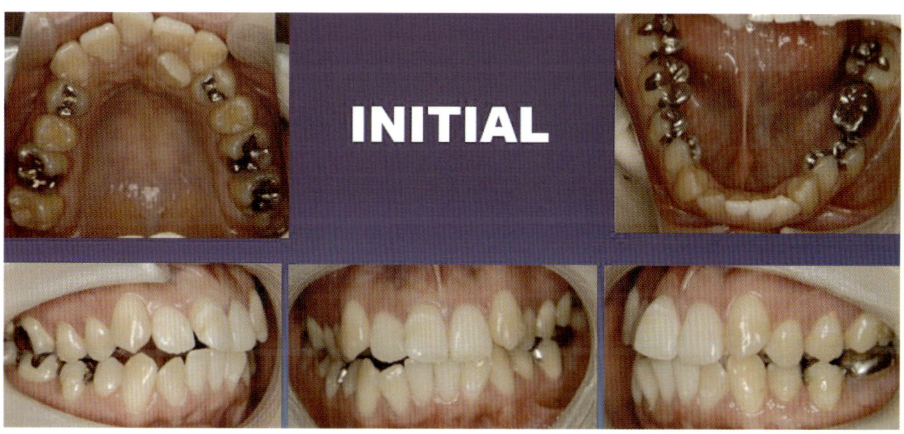

Figure 29. Initial Intraoral Photo of Patient.

3차원 진단용 디지털 모델에서는 전치부와 소구치 부위의 Cross-bite 등 환자의 문제들을 다양한 각도와 절단면 등을 통해 더 꼼꼼히 진단할 수가 있었다(Figure 30).

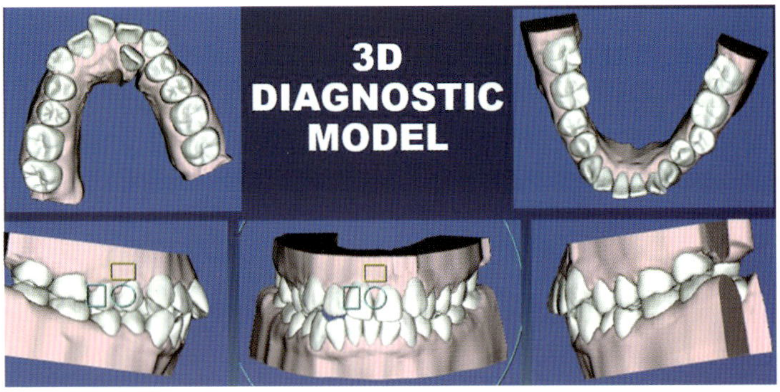

Figure 30. 3D Diagnostic Model of patient was created by scanning in vivo.

발치교정을 하기로 결정하고 상악의 제 1 소구치와 하악의 제 2 소구치를 발치하는 치료 옵션에 따라 시뮬레이션을 실행하였다. 가상에서 발치를 한 다음, 결정한 Natural Arch Form에 따라 Rotation 및 Crowding을 해결하고 적정한 치아의 수직위치와 Torque 등을 고려하여 시뮬레이션을 완성하였다. 이 완성된 3차원 진단 시뮬레이션 모델에 진단 모델을 중첩해 보거나, 또는 진단 모델에서부터 시뮬레이션 모델까지의 이동을 동영상으로 보면 이 치료계획이 최선인지를 좀 더구체적으로 평가할 수가 있기 때문에 특히 Boderline case이거나 복잡한 증례인 경우 좀 더 확신을 부여하여 치료 계획을 수립할 수 있다.

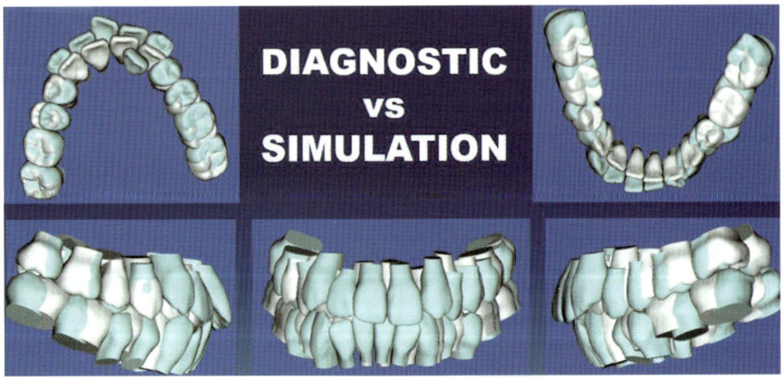

Figure 31. Superimposition between 3D diagnostic Model(Green) and Simulation Model(white) of Patient.

그런데, 이 증례에서는 계획한 치료계획에 따라 발치공간을 최대한 잘 활용하여 Simulation을 실행하려는 노력에도 불구하고, 견치와 구치부의 Class I Key를 성취하여 교합을 잘 Seating시키는 것이 쉽지 않았다(Figure 32, A). 또한, Displacement Box에서 각 치아의 구체적인 이동량과 방향을 검토해 보았을때, 좌측상악 견치의 이동량이 10mm에 가까울 뿐만 아니라, 발치를 했음에도 불구하고 좌측에서는 여전히 공간의 부족으로 상악구치의 원심이동이 필요하였다(Figure 32, B).

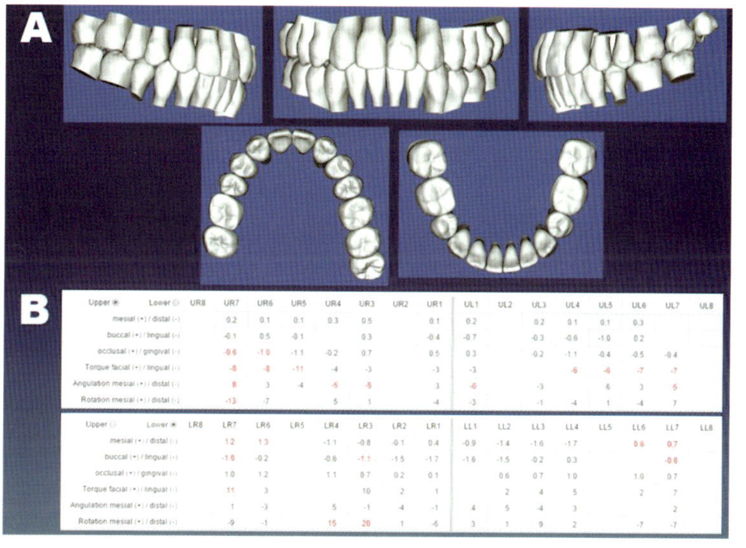

Figure 32. A: 3D Simulation Model was Created by Treatment plan of Four Bicuspids Extraction. B: Displacement box shows the Amount and Direction of individual tooth Movement during Simulation.

그 이유는 환자의 Bolton ratio에서 찾을 수가 있었다. 환자의 상악전치부 치아의 합이 하악전치부에 비해 2.7mm가 더 컸다(Figure 33, A). 또한, 각 치아의 Width를 검토하였을때 상악측절치의 폭경이 비정상적으로 큰 것을 볼 수 있었다(Figure 33, B).

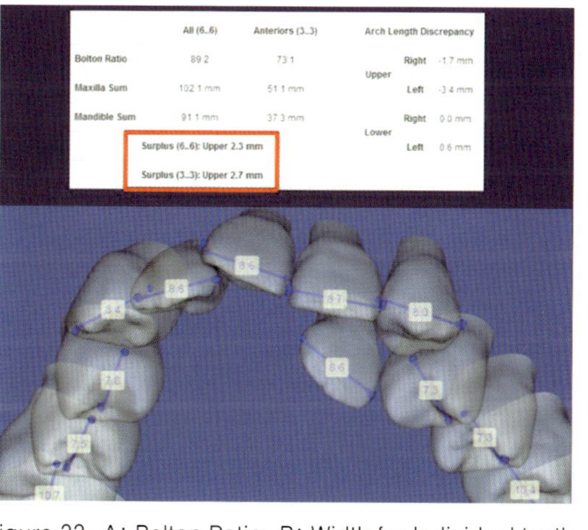

Figure 33. A: Bolton Ratio. B: Width for Individual tooth.

이러한 진단에 따라 상악 양측 측절치와 하악의 제2소구치를 발치하는 새로운 치료 계획으로 두 번째 시뮬레이션을 해 보았다. 교합관계가 훨씬 개선되었고 상악전치의 위치 및 심미성도 비교적 양호하다고 판단되었으며(Figure 34, A) 첫번째 시뮬레이션 모델에 비해 훨씬 더 적은 양의 치아 이동이 이루어짐을 확인할 수 있었다(Figure 34, B). 결국 두번째 치료 계획을 최종 확정하였다.

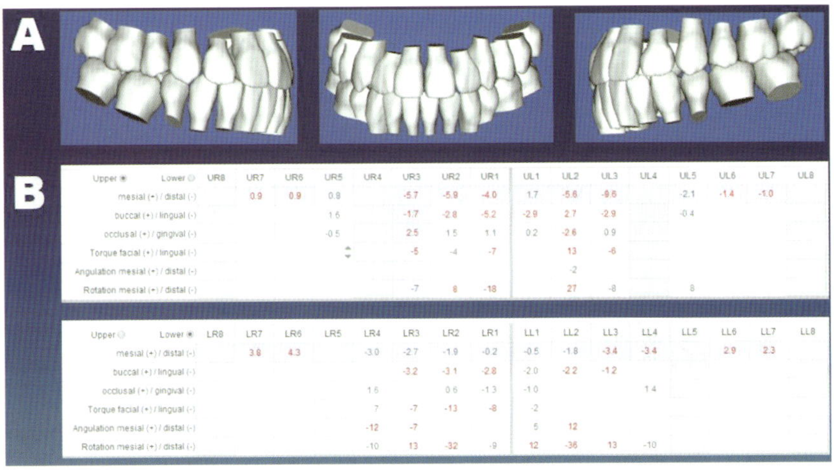

Upper ◉ Lower ○	UR8	UR7	UR6	UR5	UR4	UR3	UR2	UR1	UL1	UL2	UL3	UL4	UL5	UL6	UL7	UL8
mesial (+) / distal (-)		0.9	0.9	0.8		-5.7	-5.9	-4.0	1.7	-5.6	-9.6		-2.1	-1.4	-1.0	
buccal (+) / lingual (-)				1.6		-1.7	-2.8	-5.2	-2.9	2.7	-2.9		-0.4			
occlusal (+) / gingival (-)				-0.5		2.5	1.5	1.1	0.2	-2.6	0.9					
Torque facial (+) / lingual (-)						-5	-4	-7		13	-6					
Angulation mesial (+) / distal (-)										-2						
Rotation mesial (+) / distal (-)						-7	8	-18		27	-8		8			

Upper ○ Lower ◉	LR8	LR7	LR6	LR5	LR4	LR3	LR2	LR1	LL1	LL2	LL3	LL4	LL5	LL6	LL7	LL8
mesial (+) / distal (-)		3.8	4.3		-3.0	-2.7	-1.9	-0.2	-0.5	-1.8	-3.4	-3.4		2.9	2.3	
buccal (+) / lingual (-)						-3.2	-3.1	-2.8	-2.0	-2.2	-1.2					
occlusal (+) / gingival (-)					1.6		0.6	-1.3	-1.0			1.4				
Torque facial (+) / lingual (-)					7	-7	-13	-8	-2							
Angulation mesial (+) / distal (-)					-12	-7			5	12						
Rotation mesial (+) / distal (-)					-10	13	-32	-9	12	-36	13	-10				

Figure 34. A: Simulation Model created by the Second Treatment option that is to extract Two Bicuspids in Lower and Two Lateral Incisors in Upper. B: Displacement Box shows the amount and Direction of Individual Tooth Movement in this Simulation.

설측에 Locking된 22번 치아와 35, 45번 치아를 발치하고 하악을 먼저 본딩한 다음 016 NiTi Arch Wire를 넣어서 치료를 시작하였다(Figure 35).

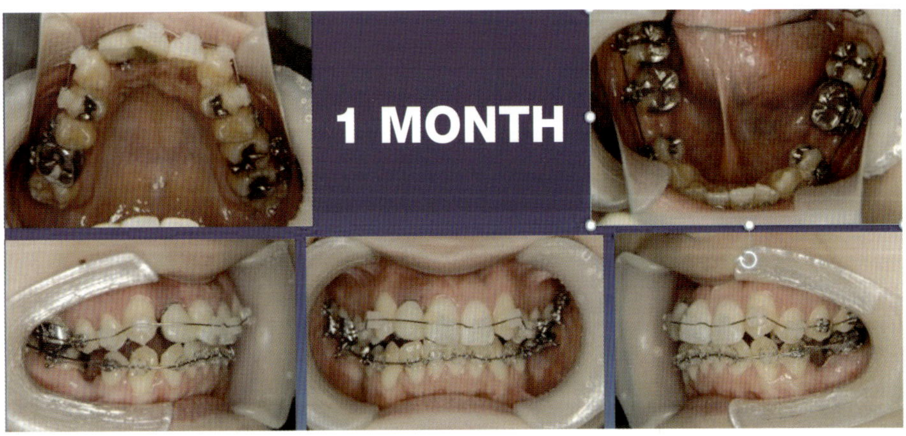

Figure 35. Intraoral Photo just after Lower Bracketing. Her Lt. Lateral Incisor in Upper and Rt. & Lt. Second Bicuspids in Lower Jaw were extracted at the same day.

4주 후 상악 우측 측절치를 마저 발치하고 Temporary Resin Tooth를 해 준 상태에서 상악에도 Bracketing을 하고 016NiTi Arch Wire를 넣어주었다(Figure 35).

상악 임시레진치를 삭제해가면서 Space Closure를 계속하여 13개월이 되었을 때 발치 공간은 약 3mm정도 남게 되었고, 이 때, 슈어스마일 Arch wire의 처방과 주문에 필요한 3D 치료용 모델을 제작하기 위해 구강내 스캔을 하였다(Figure 36).

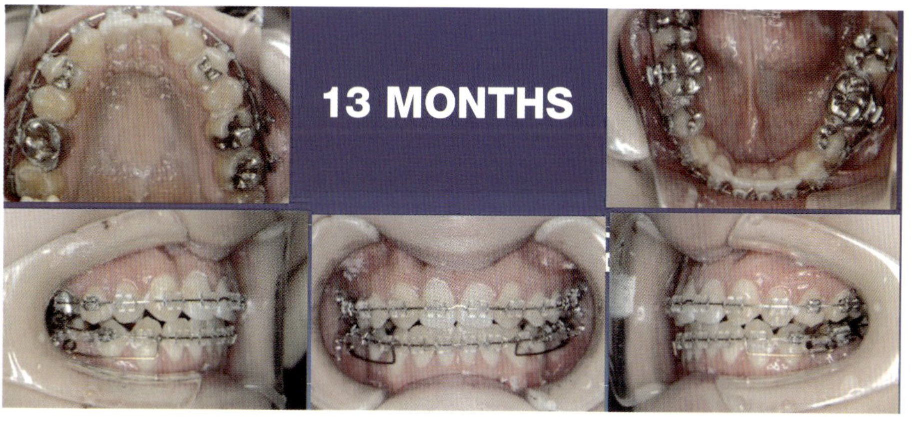

Figure 36. Intraoral Photo 13 Months after StartingOrthodontic Treatment.

이 스캔 데이터를 바탕으로 환자의 현재 상태와 Bonding된 Bracket의 정보를 모두 포함하는 3차원 치료용 모델이 완성되었다(Figure 37).

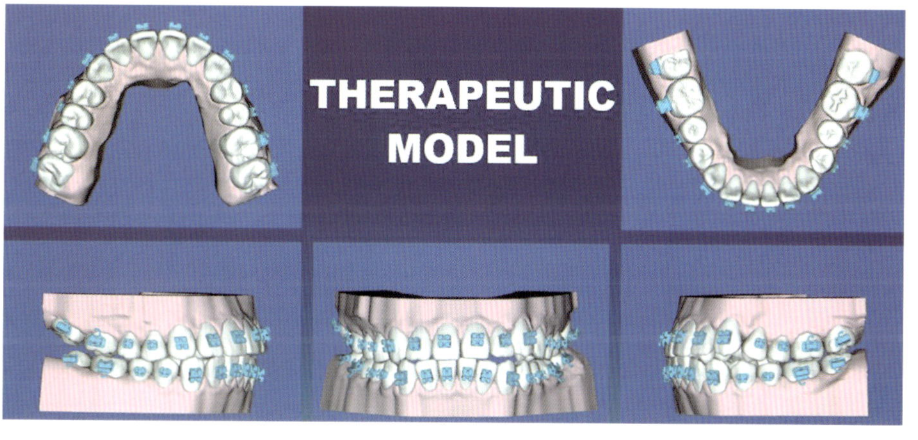

Figure 37. 3D Therapeutic Model created by Scanning in vivo captured from Scanner.

이 3차원 치료용 모델을 바탕으로 셋업을 완료하고 화면상에서 디자인한 슈어스마일 맞춤형 Arch Wire Image가 Figure 38에 보여진다. 디자인된 슈어스마일 Arch Wire는 처방을 확정하고 주문을 하기 전에, 화면상에서 이 Arch Wire를 3차원 치료용 모델에 넣어보거나, (Figure 38, A) 또는 셋업 모델에 넣어볼 수가 있기 때문에 (Figure 38, B) 이 arch Wire가 어떻게 활성화될 것인지, 또 이러한 Arch Wire Bending에 의해 치아가 어떻게 이동될 것인지 등을 예측할 수가 있다. 이것은 'Reading Arch Wire' 과정으로, 장차 일어날 치아의 이동을 더욱 구체적으로 예견함으로써 필요한 치아 이동은 더 활성화시키고 원치 않는 치아 이동은 억제할 수 있게 좀 더 현실적인 Bio-mechanic Plan을 수립하도록 보조해준다.

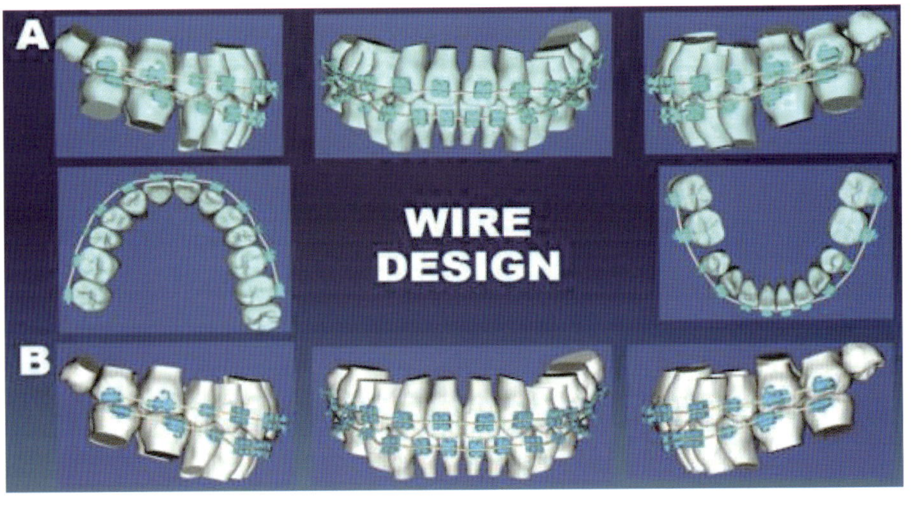

Figure 38. A: SureSmile Arch Wire Designed by Final Setup was Installed in 3D Therapeutic Model of Patient in Computer Screen. B: SureSmile Arch Wire Designed by Final Setup was installed in 3D Setup Model in Virtual.

이 증례에서는 세 개의 슈어스마일 맞춤형 Arch Wire를 사용하였다. 첫 번째는 016 x 022 Cu-NiTi였고, (Figure 39) 두 번째는 017 x 025 Cu-Niti (Figure 40) 그리고 마지막 세 번째는 019 x 025 Elgiloy (Figure 41)였다. Arch wire와 함께 필요에 따라 Class II Elastics나 up & Down Elastics를 동시에 처방하였다.

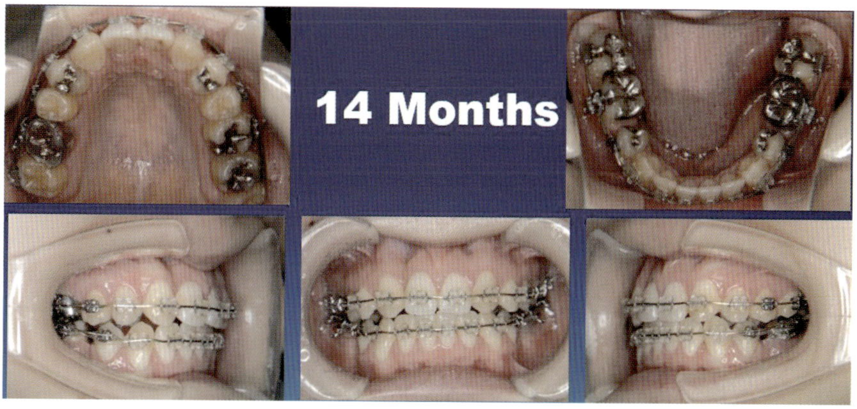

Figure 39. Progressive Intraoral Photo inserted 016x022 Cu-NiTi SureSmile Arch Wire 14 Months after start Orthodontic Treatment.

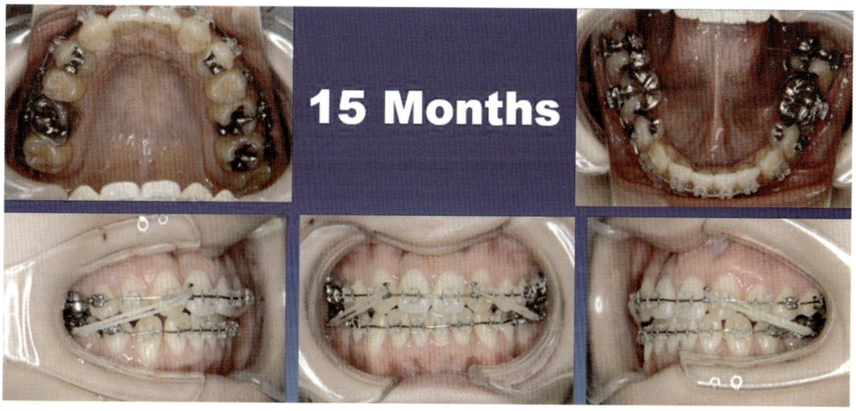

Figure 40. Progressive Intraoral Photos inserted 017x025 Cu-NiTi SureSmile Arch Wire 4 Weeks after Insertion the First SureSmile Arch Wire.

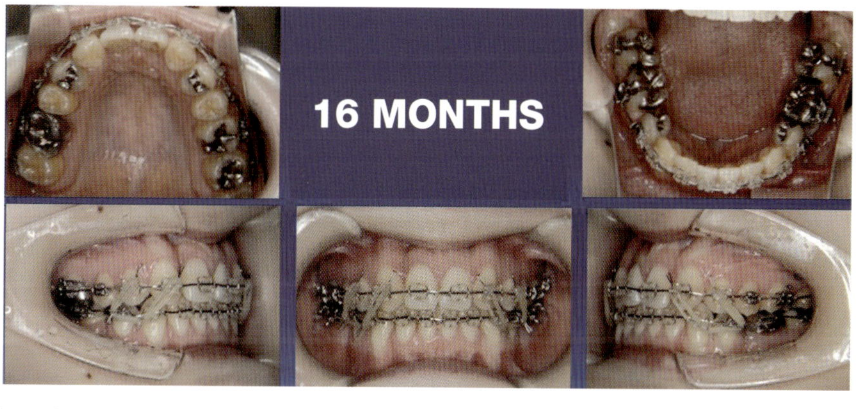

Figure 41. Progressive Intraoral Photos inserted 019x025 Elgiloy SureSmile Arch Wire 4 Weeks afterInsertion the second SureSmile Arch Wire.

마지막 슈어스마일 Arch Wire를 넣은 지 8주가 되었을 때 Debonding을 하였다(Figure 42). 치료를 시작한지 1년 반 그리고 SureSmile Arch Wire를 넣은지 4개월이 되었을 때였다.

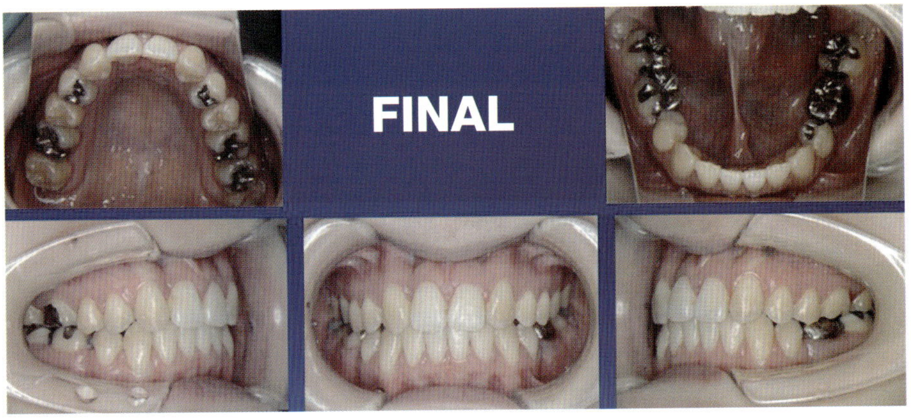

Figure 42. Final Intraoral Photo just after Debonding. Total Treatment time for her was 18 months.

발치교정이었음에도 치료가 상당히 빠르게 완료되었을 뿐만 아니라, Figure 43에서 환자의 치료 후 안모사진과 Pano를 보면, Unusual Treatment Plan에 의해 치료했음에도 불구하고 심미성을 포함한 치료결과도 만족스러웠다.

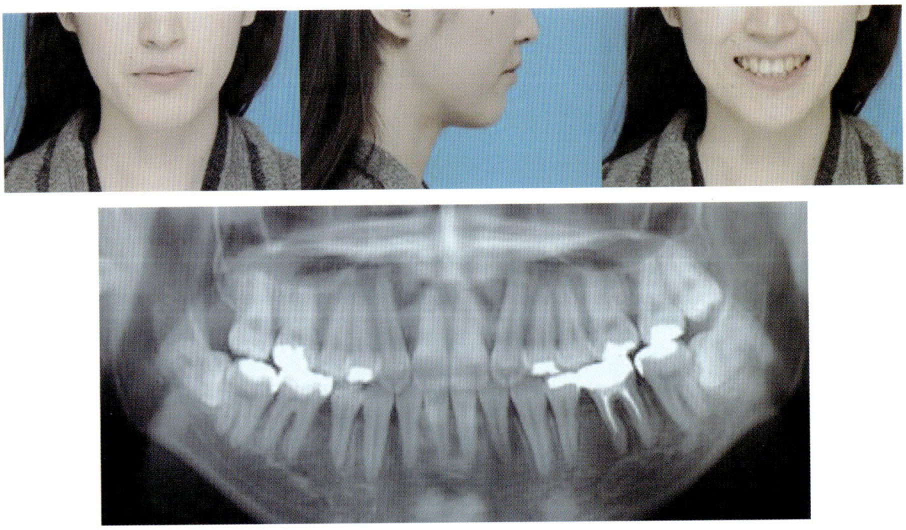

Figure 43. Final Facial Photo and Panoramic view of Patient.

이 환자 증례에서는 3차원 디지털 모델을 이용하여 환자가 가지고 있는 독특한 문제점을 파악하고, 치료 전에 미리 다양한 Treatment Option에 따라 현실적이고 구체적인 Simulation을 해봄으로써, 그녀에게 가장 적합한 치료계획을 수립하였다. 상대적으로 적은 양의 치아이동과 정밀하게 처방된 슈어스마일 Arch Wire의 사용이 Synergy 효과를 내어 발치교정이었음에도 불구하고 계획했던 치료 목표를 비교적 빠른 시간에 성취하였던 증례이다.

결론

어떤 새로운 시스템을 기존의 임상에 통합할 때 적용범위나 Timing 그리고, Treatment Method 등에 구애 받지 않고 얼마나 자유롭고 간편하게 다양한 방식으로 응용할 수 있느냐 하는 것은 상당히 중요한 문제라고 생각한다. 그런 관점에서 각각 다른 치료법과 각각 다른 타이밍에 각각 다른 목적으로 응용해봤던 세 증례를 비교해 봄으로써 슈어스마일의 특징을 함께 살펴보고자 하였다.

마지막으로, 특별히 슈어스마일 Arch Wire가 얼마나 정밀하며 효과적인지, setup과 치료 후 결과가 얼마나 일치하는지를 알아보는 논문을 소개해 본다. 다양한 연구결과가 있지만 2011년도 미네소타대학에서 두 군데 치과에서 슈어스마일로 치료한 환자 케이스를 각각 12개씩 무작위로 추출한 다음, 셋업 모델과 치료 후 석고모델을 스캔해서 제작한 3차원 디지털모델을 각 악궁별로 중첩, 비교하고 그 차이를 분석한 논문을 살펴보았다(Figure 44).

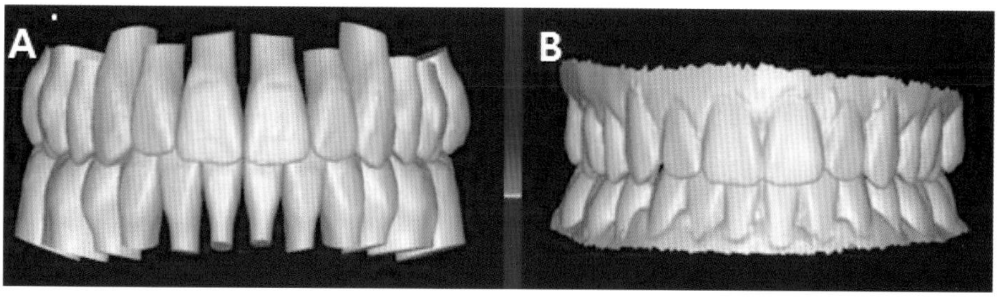

Figure 44. A.: Setup Model. B.: 3D Final Model for the same Patient.

각 악궁별로 기준점을 잡고 그 기준점을 중첩시켜 치아의 개별적 위치 차이를 비교했다(Figure 45, A&B). 근, 원심방향, 협설 또는 순설 방향, 수직적 차이는 0.5mm 까지를 오차범위 이내로 잡았고 Torque와 Tip, Rotation은 2도까지를 오차범위 이내로 잡았다. 0.1mm 미만의 차이를 보일 경우 초록색으로 나타나고, 0.1~0.2mm 차이를 보이는 경우는 파란색, 0.2mm 이상의 차이를 보이는 경우는 붉은색으로 나타난다(Figure 45, C).

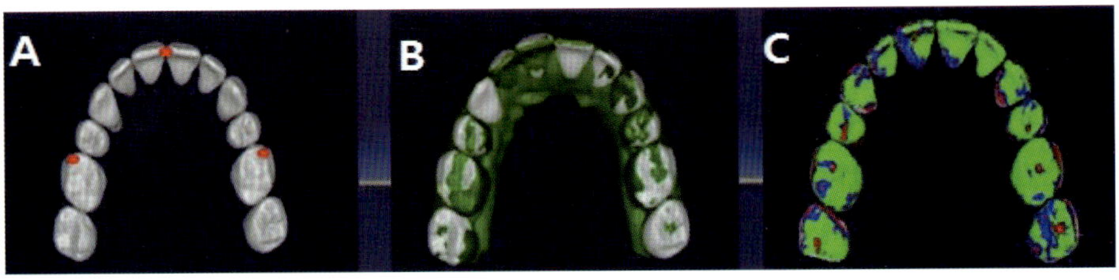

Figure 45. A: Three reference Points set in individual arch. B.: Setup Model & Final Digital Model created by Scanning Patients' Plaster Models were superimposed.셋업 모델과 환자의 치료 후 디지털 모델의 중첩. C.: Differences of IndividualTeeth Positions between Setup & Final Digital Model are shown with three Different Colors; Green, Blue & Red.

오차의 평균을 계산하여 나타낸 표에서 보면, 대부분의 샘플에서 적은 오차범위를 보여 주었고 다만, 상악 제 2대구치 부위에서 가장 오차가 크게 나타났다(Figure 46). 그러나, 이 부위는 Cantilever Part라서 통상적인 교정치료에서도 그로부터 발생하는 한계를 내포하고 있기 때문에 이 오차의 원인이 Setup이나 Arch Wire 처방에서 온 오차라고 단정 지을 수는 없을 것이라 사료된다. 전체적으로 보았을 때, 수직 이동에서 가장 정확한 결과를 보였고, Rotation에서의 오차가 비교적 크게 나왔지만, 임상적으로는 수용가능한 오차 범위로 보여진다.

UPPER

tooth pair	M-D (mm)	Fa-Li (mm)	Vertical (mm)	Torque (°)	Tip (°)	Rotation (°)
2nd molars	0.49 +/- 0.46	-0.43 +/- 0.84	0.02 +/- 0.53	4.57 +/- 3.86	-2.51 +/- 3.43	2.91 +/- 4.27
1st molars	0.23 +/- 0.38	-0.41 +/- 0.53	-0.07 +/- 0.16	1.08 +/- 1.86	-1.42 +/- 2.25	4.68 +/- 3.11
2nd premolars	0.19 +/- 0.44	-0.52 +/- 0.50	-0.03 +/- 0.27	1.07 +/- 2.94	-0.11 +/- 2.38	0.29 +/- 3.14
1st premolars	0.19 +/- 0.39	-0.49 +/- 0.46	-0.21 +/- 0.29	0.06 +/- 3.04	0.22 +/- 2.54	-0.26 +/- 2.27
canines	0.30 +/- 0.46	-0.23 +/- 0.36	-0.30 +/- 0.36	-0.16 +/- 2.64	-0.46 +/- 2.70	-0.17 +/- 3.58
lateral incisors	0.41 +/- 0.43	-0.12 +/- 0.44	-0.13 +/- 0.32	0.22 +/- 3.33	-0.77 +/- 2.85	-1.69 +/- 3.19
central incisors	0.16 +/- 0.35	0.14 +/- 0.59	0.14 +/- 0.26	-1.21 +/- 4.58	-0.10 +/- 2.28	-0.92 +/- 2.38

LOWER

tooth pair	M-D (mm)	Fa-Li (mm)	Vertical (mm)	Torque (°)	Tip (°)	Rotation (°)
2nd molars	0.04 +/- 0.45	0.25 +/- 0.57	0.09 +/- 0.70	0.59 +/- 4.99	1.41 +/- 3.05	1.95 +/- 4.49
1st molars	0.13 +/- 0.40	-0.17 +/- 0.49	0.04 +/- 0.14	1.25 +/- 2.37	0.22 +/- 1.77	2.79 +/- 2.69
2nd premolars	0.05 +/- 0.36	-0.12 +/- 0.55	-0.09 +/- 0.21	-0.33 +/- 2.11	0.22 +/- 1.90	1.17 +/- 3.36
1st premolars	0.03 +/- 0.40	0.12 +/- 0.40	0.15 +/- 0.30	-0.53 +/- 3.13	0.05 +/- 2.52	1.32 +/- 3.68
canines	0.19 +/- 0.38	-0.20 +/- 0.41	-0.12 +/- 0.31	0.28 +/- 2.97	-0.50 +/- 3.29	-0.60 +/- 2.36
lateral incisors	-0.04 +/- 0.40	-0.39 +/- 0.56	-0.04 +/- 0.39	2.02 +/- 3.86	1.06 +/- 3.08	0.71 +/- 2.63
central incisors	0.01 +/- 0.39	-0.38 +/- 0.56	0.01 +/- 0.38	1.73 +/- 4.11	0.10 +/- 2.74	-0.05 +/- 2.48

Figure 46. Table shows the number of average differences for Individual Tooth Position between Setup & Final Digital Model in Upper & Lower Jaw.

이상과 같은 결과로 종합해 볼 때 슈어스마일을 이용한 교정치료는 편의성, 정밀성, 안전성,신속성 등에서 분명히 Effectiveness와 Efficiency를 가지고 있다. 그러나, 슈어스마일 시스템을 포함하여 현재 사용되고 있는 모든 Digital Tool은 크든 작든 여전히 그 한계점들을 내포하고 있다. 또한, 절대 변할 수 없는 진리는 교정치료의 주체는 언제나 '의사' 여야 할 뿐만 아니라, 그 어떤 뛰어난 첨단기술도 결국은 의사의 배경지식과 전문성 등을 바탕으로 해야만 100% 활용되고 다양하게 응용될 수 있다는 것이다. 그러므로, 교정치료에서 좋은 디지털 도구란 의사들과의 열린 소통과 Feedback을 통해 끊임없이 변화하고 발전하면서 의사가 '주체'가 되는 것이어야 하지 않을까 생각한다. 최근 들어, 슈어스마일은 각각의 단계를 좀 더 세분화하여 의사가 필요한 부분에 따라 필요한 것들만을 이용할 수 있도록 함으로써 더욱 경제적 활용이 가능하도록 변화하고 있으며, 또한, Figure 47에서 보는 것과 같이 환자와 의사의 기호와 필요에 따라 3차원 디지털 모델과 Setup 그리고 맞춤형 Arch wire에 3차원 프린터 등을 활용하여 IDB Tray, Labial treatment와 Lingual treatment 그리고 Aligner까지 다양하게 응용되면서 'Hybrid' 치료로 그 적용범위를 넓혀가고 있는 중이다.

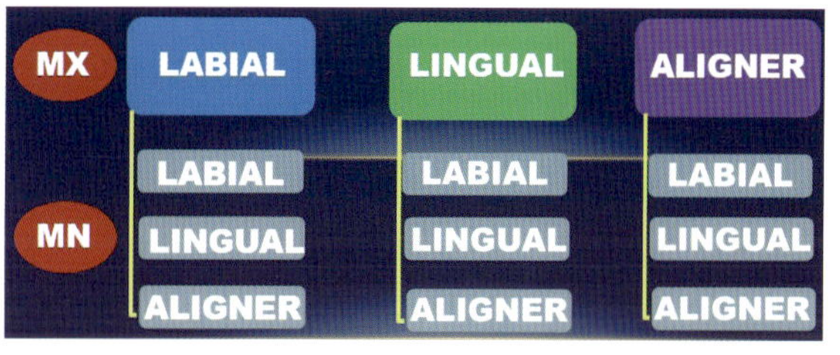

Figure 47. The Application of SureSmile is expanding into Various Treatment Optionsby Integration of 3D Printer in Orthodontics.

[참고문헌]

1. Ogodescu, Alexandru, et al. "The digital decade in interdisciplinary orthodontics." Selected Topics in Applied Computing (2010): 115-118.

2, James L. Ackerman and William R. Proffit (1995) Communication in orthodontic treatment planning: bioethical and informed consent issues. The Angle Orthodontist: August 1995, Vol. 65, No. 4, pp. 253-262.

3, Chen, M. S., E. N. Horrocks, and R. D. Evans. "Video versus lecture: effective alternatives for orthodontic auxiliary training." Journal of Orthodontics 25.3 (1998): 191-195.

4, Haden, N. Karl, et al. "The dental education environment." Journal of Dental Education 70.12 (2006): 1265-1270.

5, Smith, Abby. "Why digitize?." Microform & imaging review 28.4 (1999): 110-119

6, Peters, Tom. The circle of innovation: You can't shrink your way to greatness. Random House LLC, 2010.

7, Davis, F. D. (1989), “Perceived usefulness, perceived ease of use, and user acceptance of information technology”, MIS Quarterly 13(3): 319–340

8, Ogodescu, Alexandru S., et al. "Computer science in the orthodontic treatment of adult patients." Proceedings of the European conference of systems, and European conference of circuits technology and devices, and European conference of communications, and European conference on Computer science. World Scientific and Engineering Academy and Society (WSEAS), 2010.

9, R.Sachdeva, BiodigitalOrthodontics ; Designing Customized Therapeutics and Managing Patient Treatment with SureSmile Technology

10, Vaubel, Christoper, John, The Differences of SureSmile Technology to Achieve Predicted Treatment Outcome. Diss, University of Minesota, 2011

13
CHAPTER

디지털 투명교정장치 잘 제작하고 안전하게 시술하기 : Short-term Orthodontics (STO)의 적응증과 한계

How to use a digital clear aligner?

ORA 기공소 **장희성**, 울산의대 서울아산병원 **성상진**

Short-term Orthodontics에 대하여

2016년 92회 Congress of European orthodontic Society의 소식지에서 Dr. Aws Alani (UK)의 "Short-term gains... long-term problems?" 기고를 다음과 같이 발췌 요약하고자 한다. "최근 호주 보건당국이 미용치료의 시술과 홍보 방식에 대하여 조사를 하였으며, 환자의 이익을 고려치 않은 시술과 치료비 감액 그리고 진료의 위험성에 대한 고지가 불충분함을 발견하였다고 한다. 한편 최근 short-term Orthodontics (STO)의 등장으로 치아를 더 바르게 배열하는 방법이 공개되었고 많은 치과의사들이 치아이동을 시도하고 있다. STO 교정치료 후 relapse에 대하여 고려해본다면, 환자와 술자가 만족한 치료결과가 – '옳다'고 생각되는 치아 위치였더라도 – 다양한 연조직과 경조직 요인에 의하여 장기적으로는 불안정한 결과를 보일 수 있다는 것이다. 교정치료는 대칭과 배열을 'King'으로 하고 장기적 안정성을 'Empress'로 하는 치료이므로, 최종 치료 결과에 만족하며 치료비를 지불한 환자는 이로 인하여 매우 불만족스럽게 된다. 성공적인 진료는 장기적으로 환자가 긍정적인 경험에 만족하며 다시 돌아올 경우에 해당하므로, 단기적인 이득에만 초점을 둔 치료는 환자와 치과 산업 그리고 전문 직업에 대한 인식에 부정적일 수 있다."

Dr. Alani는 Short-term Orthodontics (STO) 술식 들을 구체적으로 설명하지는 않았지만, 비발치로 전치부를 1년 이내에 배열하는 경우가 해당될 것으로 보인다. 국내에서는 브라켓 보다 구조가 간단한 소형 튜브형 부착물과 매우 가는 초탄성 NiTi를 이용하는 교정장치와 디지털 투명교정장치 (3D 프린팅과 CAD/CAM으로 제작된 clear aligner)가 STO에 해당될 수 있다. 이중 투명교정장치는 기업화된 형태로 공급되고 있는데, 2015년 11월 4일에 출판된 "Global invisible braces market: Trends, opportunities and forecasts(2016-2021)"에 따르면, ClearCorrect, Ormco, DENTSPLY International,

Align technology, 3M 등이 북미를 발판으로 아시아와 라틴아메리카로 사업을 확장 중이며, 향후 5년간 Global invisible braces market이 12.16% 정도 성장할 것으로 예상하고 있다.[1]

투명교정장치를 이용한 치아 이동의 정확도

1946년에 Kesling이 교정치료의 마무리를 위하여 tooth positioning 장치를 사용하면서 개념이 시작되었고, 당시 Kesling은 단계별로 positioner를 적용한다면, 미래에는 상당한 치아 이동이 가능할 것으로 예견하였다.[2] 1971년에 Pontiz는 'Invisible retainer'를 소개하였고, 치아 경사를 통한 미세한 치아이동이 가능하다고 하였다.[3] 1993년 Sherridan 등은 치간 삭제를 동반한 clear aligner 교정에 대하여 기술하였다.[4] 하지만 치아 이동에 관한 기본 원리는 달라지지 않아, 내원 시 마다 인상을 채득하고 기공을 해야 했다. 이후 1999년 Align technology는 CAD/CAM을 이용한 Invisalign® system을 최초로 상용화 하였다. 이후 다른 제품들이 소개되었고 성능이 점차 개선되었다.[5] (Table 1)

1세대 투명교정장치에서는 부착물을 거의 이용하지 않았으나, 2 세대부터는 제조자들이 치아이동을 개선하기 위한 부착물 사용을 권하였으며, 사용자들도 치아에 버튼을 부착하고 악간 고무줄을 사용하였다. Kravitz 등은 (2008) 회전된 15개 견치에서 전치부 Invisaling 적용 시, 예상치의 35.8%에 해당하는 치아이동이 이루어 졌으며, 부착물과 치간 삭제를 적용한 경우도 유사한 결과를 보였다고 보고하였다.[6] 이후 2009년에 37명의 환자에 대한 cohort 연구에서 여래 개의 치아를 대상으로 한 치아이동 정확도 평가에 따르면 전체적으로는 41.9%, 정출 이동에 대하여는 29.6% 라고 보고하였다.[7] 결국 부착물을 이용하는 2 세대 얼라이너에서도 전반적인 치아 이동의 정확도는 크게 향상되었다고 보기는 어렵다.

Drake 등은 (2012) 상악 전치부 경미한 총생을 해결하기 위하여, 매주 폴리비닐 실리콘 인상으로 얼라이너를 제작하여 8주간 시술하였으나, 치아 이동 정확도는 55%에 지나지 않았다고 보고하였다.[8,9] (Table 2) 이와 같은 결과는 치아에 브라켓을 부착하지 않음으로 인하여 효과적인 모멘트 조절이 어려운 때문이다.[10]

치관 부착물과 투명교정장치

3 세대 투명교정장치에 대한 이해를 돕기 위하여, 치아이동 시 교정력과 저항중심의 관계에 대한 기본적인 생력학에 대하여 다시 살펴볼 필요가 있다.

임상적으로 치관에 부착된 브라켓에 힘을 가하면, 치아는 저항 중심보다 치근쪽으로 존재하는 회전중심에 대하여 경사이동을 하게 된다. 이때 치아에 발생하는 회전은 힘과 저항 중심까지의 수직거리에 의한 모멘트로 표현될 수 있다(Figure 1, A). 치아에 부착된 브라켓에 각형 호선으로 모멘트를 부여하면, 치아의 저항중심에 대하여 회전이 일어나게 된다(Figure 1, B). 만약에 치아를 치체 이동하고자 하는 경우 저항 중심을 통과하는 교정력을 가하면

Table I. Clear Aligner 제조사 및 세대(Generation) [5]

장치명	국가	3D 기술	웹사이트	부착물	재제작 횟수	세대	평균가격
Clear aligner™	영국	레이저	www.cleara-ligner.co.uk/	X	무제한	1	£114
Clear path™	미국	레이저	www.clear-pathdental.com	X	무제한	1	£890 ($1400)
Clearstep™ (현재 Smilelign)	영국	레이저	www.smilelign.com/	O	무제한	2	£750
Simplifive™ Red, White and Blue alginer	미국	수제작	www.ormco.com	X	7개	1	£500 ($719)
MTM Clear-Aligner™	미국	레이저	www.mtm-clearaligner.com/	X	무제한	1	£450 ($695)
Nimrodental Clear Aligner™	영국	레이저	www.nimro-dental.com	X	무제한	1	£400
Clear Image Aligner™	미국	수제작	www.special-tyappliances.com	X	무제한	1	£35/aligner ($55)
Clear Aligner™	미국	수제작	www.clear-aligner.com	X	무제한	1	£125/aligner ($195)
ClearCorrect™	미국	레이저	www.clearcorrect.com	O	무제한	2	£760/aligner ($1195)
Invislaign™	미국	레이저	www.invis-laign.com	O	무제한	3	£1690

Table II. 1세대와 2 세대 Clear aligner 연구 [5,9]

저자	비교	세대	평가방법	결과
Djeu 등 (2005)*	Invisalign 증례 48 vs. 고정식 교정장치 증례 48	1	American Board of Orthodontics objective grading	변연융선과 치근배열은 차이가 없음. 협설 경사, 교합 접촉, 수평피개 감소는 고정식으로 치료한 것이 더 우수
Kravitz 등 (2008)	부착물을 사용한 경우와 아닌 경우 배열	2	견치 51개의 회전 감소 평가	차이 없음
Kravitz 등(2009)	예상된 이동 vs. 실제 이동	2	치료 후 모형 vs. 프로그램상의 가상배열	예상치의 41% 달성
Drake 등 (2012)	매주 새 aligner로 교체한 15명 vs. 2주 간격 교체(37명)	2	치료 전 후 CBCT	실제 일어난 치아이동과 차이가 없다
Krieger 등 (2012)	예상된 이동 vs. 실제 이동	2	치료 후 모형 vs. 프로그램상의 가상배열	수평피개 감소와 상관관계 적음

* 저자들은 초기 버전의 Invisalign으로 중등도 또는 심한 부정교합을 치료하였다.

되지만, 임상적으로는 치관에 부착된 브라켓에 힘을 가해야 하므로, 치체이동을 원할 경우 Figure 1, A와 Figure 1, B의 상황을 조합하여야 한다.[5] (Figure 1, C)

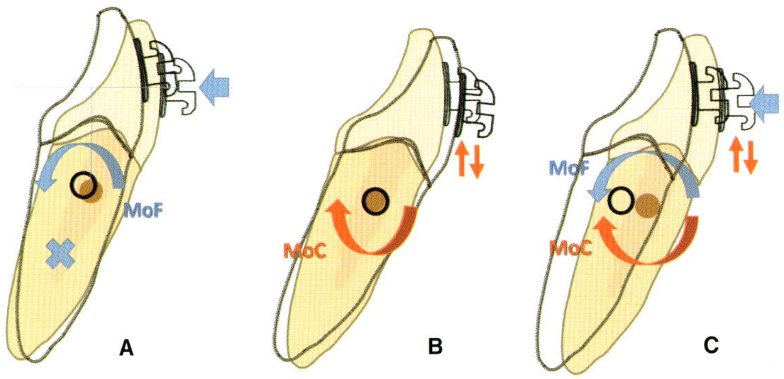

Figure 1. Biomechanic for clear aligner. A, Single force on the bracket and moment of force.
B, Torque on the bracket and moment of couple.
C, Combination of A and B, the teeth will move to lingual side bodily.

결국 1 세대와 2 세대 투명교정장치에서는 치관에서 교정력을 가하지만, 효과적인 모멘트를 발휘하기 어려운 한계가 있었으므로, 치관에 부착물을 사용하는 3 세대 투명교정장치가 등장하게 되었다.

대표적인 부착물 디자인으로 ellipsoid, bevelled 그리고 rectangular 형태가 있다. Ellipsoid 형은 회전을 위해서는 한 개, 치근이동을 위해서는 한 쌍으로 사용한다. 크기는 3mm * 2mm * 0.75~1mm (H*W*T) 이며, 전치, 견치 그리고 소구치에 부착한다 (Figure 2, A). Bevelled 형은 치아 정출 시에 많이 사용되며, 크기는 3, 4, 5mm * 2mm * 0.25~1.25mm (H*W*T) 이다(Figure 2, B). 브라켓과 외형이 유사하므로 치아와 aligner 사이의 slipping을 예방한다. Rectangular형은 근원심 이동량이 많은 경우 선호된다. 크기는 3mm * 2mm * 0.5~1mm (H*W*T) 이다(Figure 2, A). 이상의 세 가지 부착물들은 치아 부착 직후 aligner에 바로 잘 맞지 않지만, 다른 aligner로 계속 교체함에 따라 최종적으로 aligner slot에 맞아들어 간다.[5]

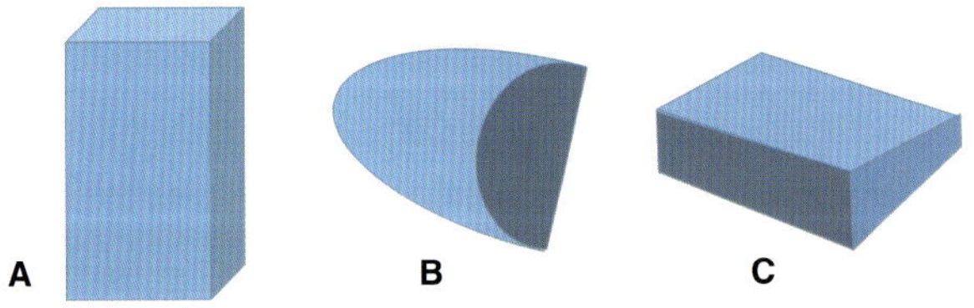

Figure 2. 3 types of attachments. A, Rectangular B, Ellipsoid C, Bevelled.

최근에는 정출이나 회전 또는 치근이동이 필요할 경우 투명교정장치 제작 프로그램으로 다양한 부착물을 부여할 수 있다(Figure 3).

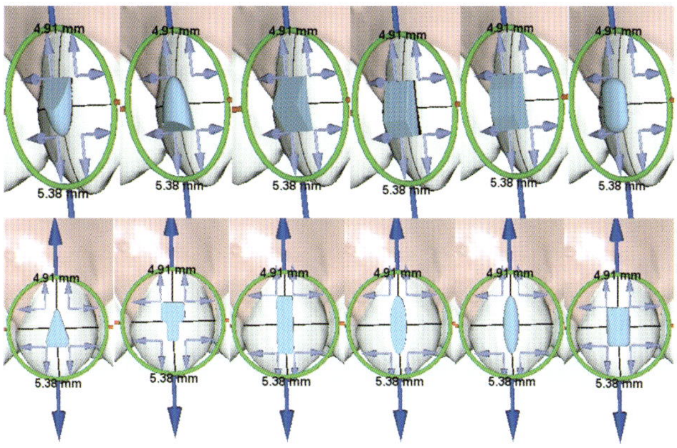

Figure 3. Various attachment from 'Attachment designer (Maestro)'.

본문에서는 효율적인 3D 치아 setup 과정 대하여 자세히 기술하고자 하며, 국내에서 많이 사용되는 Maestro 3D Ortho Studio (AGE Solutions, Pontedera, Italy)와 Ortho Analyzer (3Shape, Copenhagen, Denmark)를 함께 소개하고자 한다.

디지털 투명교정장치의 제작

디지털 투명교정장치를 직접 또는 기공소를 통하여 제작하기 위해서는 1. 치아 및 치열 형상 데이터의 획득과 2. 효율적인 치아 이동 셋업 3. 각 이동단계에 해당하는 치아 형상 데이터를 적절한 해상도로 3디 프린팅 그리고 4. 적절한 재료로 투명교정장치를 제작 할 수 있는 지식이 필요하다(Figure 4).

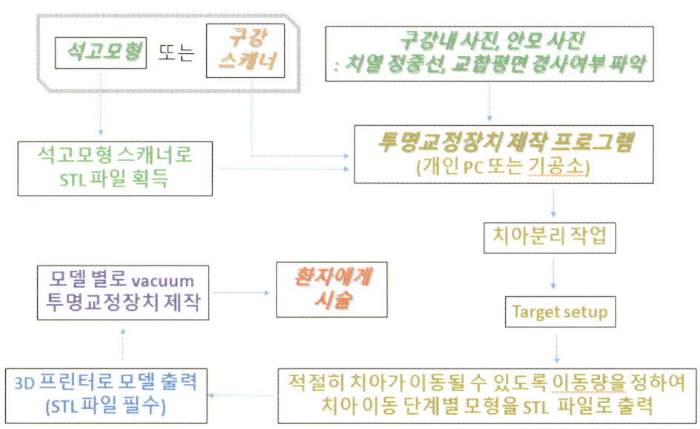

Figure 4. Workflow of the digital clear aligner fabrication.

3D 치아 셋업 과정

1. 모델 스캔 또는 구강 스캔

환자의 치아 및 치은을 셋업 프로그램에 재현하기 위해서 데이터화 시켜야 한다. 크게 2가지 방식으로 데이터로 생성을 하는데 석고모델을 스캔하거나 구강스캐너를 이용하여 치아를 바로 스캔하는 방법이 있다. 이렇게 구현된 데이터를 STL (stereolithography) 파일로 변환한다. STL파일은 치아와 치은의 표면을 mesh triangle로 분할하여 저장한다. 따라서 표면을 분할하는 triangle의 크기가 작을수록, 표면의 굴곡이나 모서리 부위의 형태 재현도가 높아질 수 있다. 메쉬의 연결이 불안정하거나 메쉬 사이에 빈 공간이 존재하는 경우 수리를 해주어야 한다. 그렇지 않는 경우 모델링이 되지 않거나 임상 치관 margin 설정 (치아 segmentation) 시 에러가 발생할 수 있다(Figure 5).

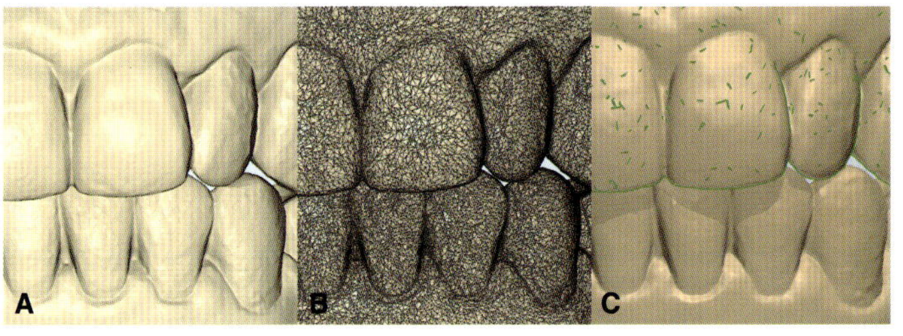

Figure 5. 3D image of scanned model(A) and mesh view (B). Green color shows mesh error (C).

구강 스캔 시 치아 인접면, 최우방 치아, 구개면 부위가 잘 재현되도록 하여야 치열궁 분석, 치아의 크기 분석 등이 가능하다(Figure 6).

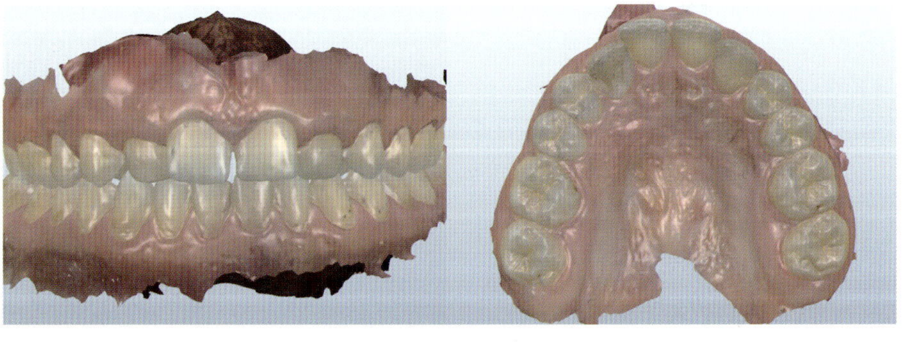

Figure 6. The midpalatal raphe (yellow line) was used as reference for the upper dental midline before diastema closure setup.

2. 치아 셋업을 위한 준비

a. 치아의 근원심 설정

치아 근원심의 정확한 길이를 측정하여 치열궁의 크기를 분석하고 예측할 수 있다. 또한 상, 하악 간의 교합관계에 따른 치간 삭제량도 예상할 수 있다(Figure 7).

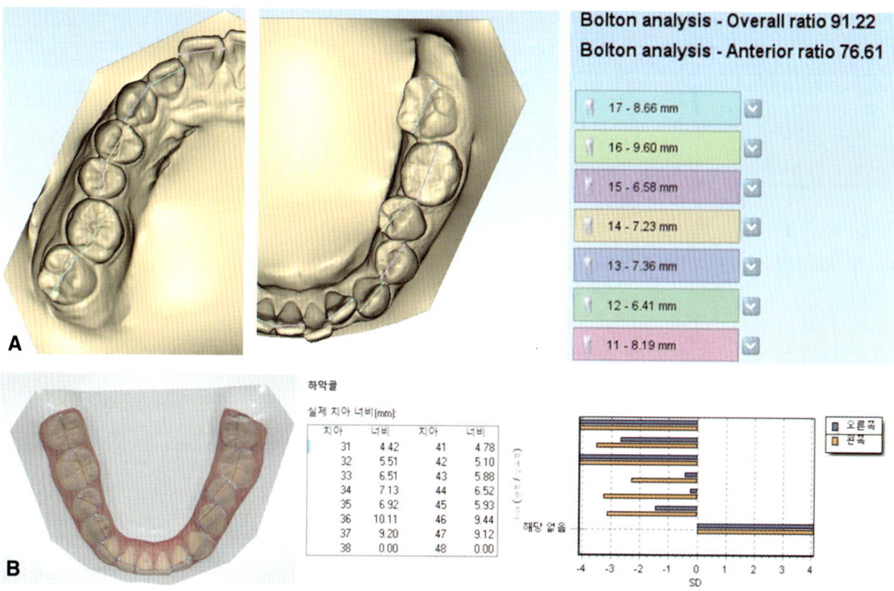

Figure 7. Define the mesial and distal contact point of each tooth. The tooth material and size ratio was calculated automatically. A, Maestro. B, Ortho analyzer.

b. 치아의 마진 설정

치아의 마진 설정은 개개 치아의 분리하기 위하여 필요한 작업이며, 셋업 시 개개 치아를 이동 시킬 때, 치아가 조기 접촉되거나 교합되는 부분을 판단할 수 있다. 특히 치간 접촉부에서 마진 설정은 일자보다는 자연치 외형에 맞게 최대한 정확하고 입체적이어야 한다. 치간 접촉부를 가로로 길게 면으로 설정하게 되면, 셋업 시 치아가 회전하여 면이 보이게 될 때 자연스럽지가 않고, 중첩부위가 부정확 할 수 있다(Figure 8).

c. 교합평면, 정준선, 치축 설정

교합평면 및 정준선 설정은 가장 중요한 포인트 중 하나이다(Figure 9). 상악 정중선이 환자의 정준선과 일치한다는 오류를 범하기 쉽기 때문이다. 따라서 다양한 정보(환자 사진, 파노라마, 세팔로)를 고려하여야 한다. 교합평면의 경사, 만곡, 안모 정중선 등을 꼭 확인 후, 셋업 설정을 하여야 한다(Figure 10). 교합평면과 정준선, 치축을 기준으로 치아이동을 하게 되면, 이동량과 방향이 다르게 나타날 수 있기 때문이다.

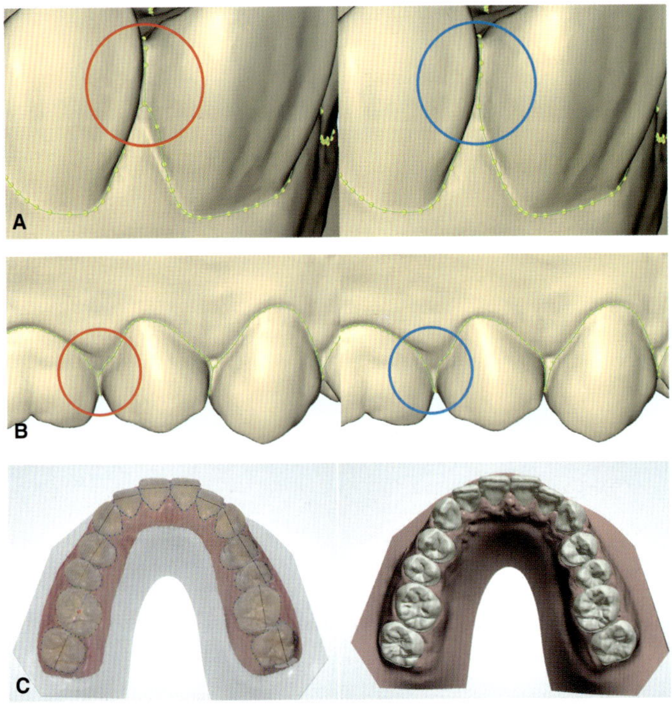

Figure 8. Manual correction of the margin. The automatic segmentation should be checked and corrected by manually, especially for the interproximal area. The margin in the red circle was corrected as in the blue circle (A and B). Before and after tooth segmentation in Ortho analyzer (C).

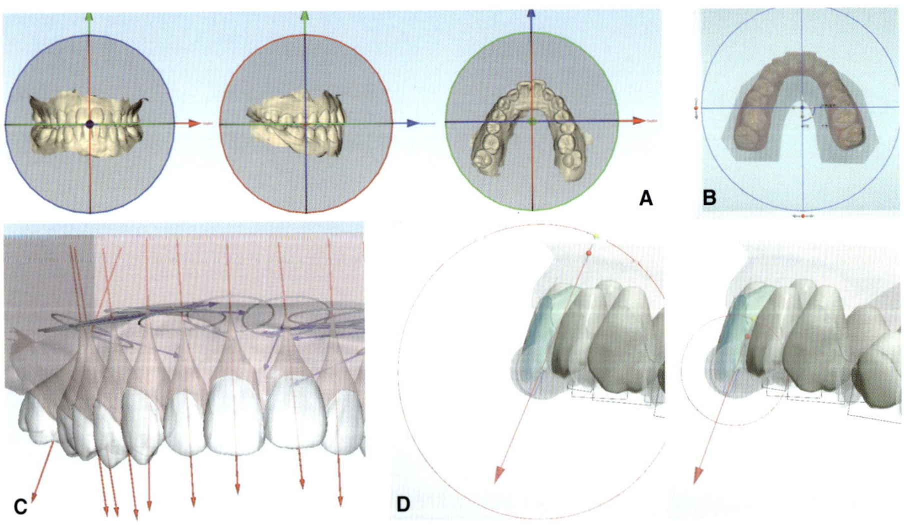

Figure 9. Define occlusal plane, midline and tooth axis in Maestro (A, C) and Ortho analyzer (B, D). The length of the root and center of resistance is manually adjustable in Ortho analyzer (D).

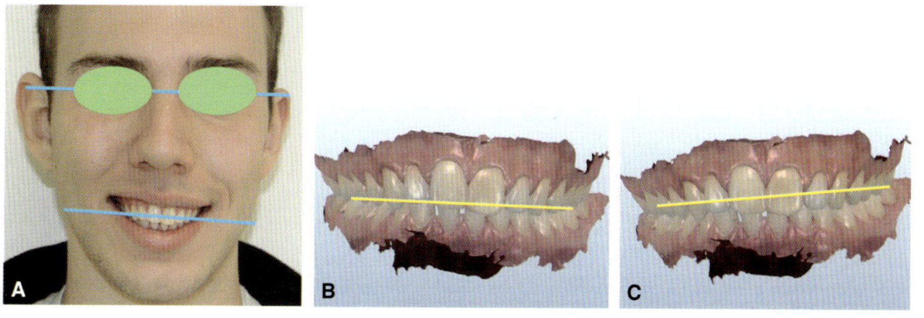

Figure 10. Facial evaluation of existing occlusal canting (A). Recommended orientation (B) and faulty orientation (C).

d. 치아의 분리 및 교합관계 확인

치아의 분리 과정에서 접촉점이 정확히 분리되고 마진 설정이 제대로 되었는지 확인하여야 한다(Figure 11). 이 과정에서 오류가 생긴다면 치아이동 시 삭제면과 마진부위가 제대로 표현되지 못하게 되므로 투명교정장치가 제작되어도, 시적이 안 될 수도 있다. 교합 접촉은 환자의 구강 상태와 동일하게 재현되어야 한다(Figure 12).

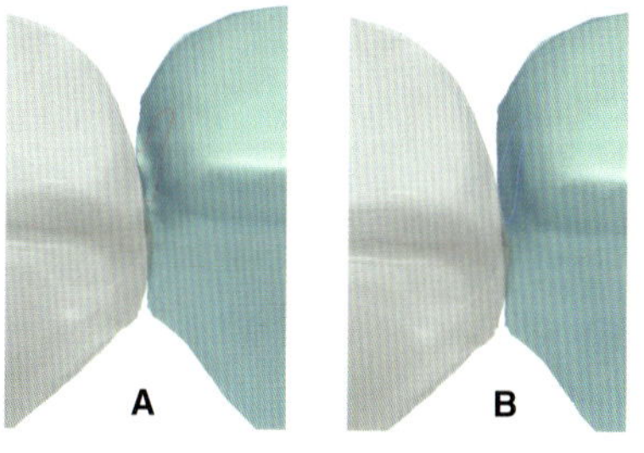

Figure 11. The initial inter proximal cutting surface is rough (A). The cutting surface was smoothed over (B).

환자의 구강 내에서 교합지로 교합점을 확인 후, 교합면 사진을 촬영 하여, 모델 상에서도 동일하게 재현하는 것이 가장 좋은 방법이라고 생각한다.

e. 치아 셋업

교정 치료 계획에 따라 치아는 계획적으로 이동을 하여야 한다. 컴퓨터 상에서 단순히 배열을 하고, 최종 단계로 진행하는 '상담용 모델 셋업'과 '투명교정장치 제작을 위한 셋업'은 다르다.

투명교정장치 제작을 위해서는 다음과 같은 치아의 이동 경로를 예상하여 셋업을 해야 한다.

1) 악궁은 전, 후, 좌, 우 방향으로 확대 혹은 축소할 수 있다.

2) 치열 정준선은 악궁의 확대 혹은 축소, 치간 삭제 그리고 전치부 경사이동에 의하여 조

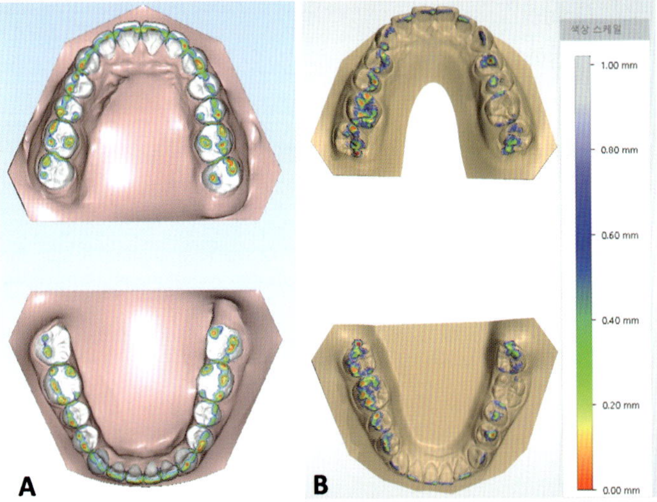

Figure 12. Evaluation of occlusal contact in Maestro (A) and Ortho analyzer (B).

절 가능하다.

3) 교합평면에 대한 치아의 정출 또는 압하를 고려한다.

위의 같은 여러 가지 복합적인 요소를 생각하면서 단계별 섹터를 만들어서 치아의 셋업을 해야 한다. 치아의 셋업 전에 중요한 요소는 치아의 움직임이 한계가 있다는 점이다. 즉 치조골이나 치근의 위치, 교합 관계 등은 치아이동 시 필수 고려사항이다. 이 같은 이유로 3D 치아 셋업 시 다양한 indicator를 사용 하여 정확한 각도와 거리를 측정 할 수 있다(Figure 13 and 14).

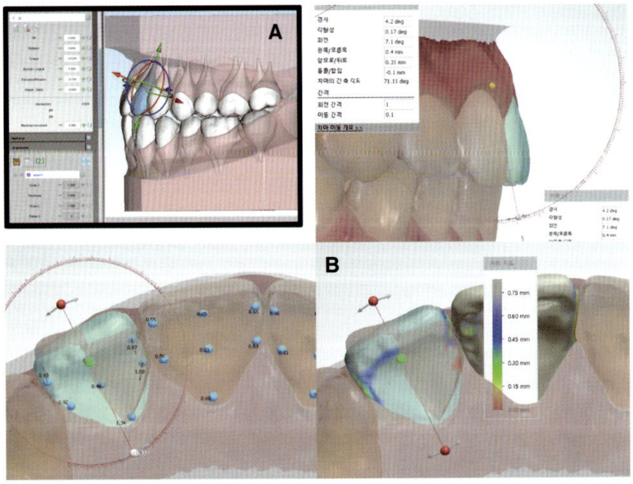

Figure 13. Evaluation of tooth displacement and axis changes after setup in Maestro (A) and Ortho analyzer (B).

Grid를 통하여 좌우 대칭 관계와 수평 관계를 확인 할 수 있고, 치아 셋업 전후의 이미지를 중첩하여 이동양상을 확인 할 수 있다(Figure 14, 15 and 16).

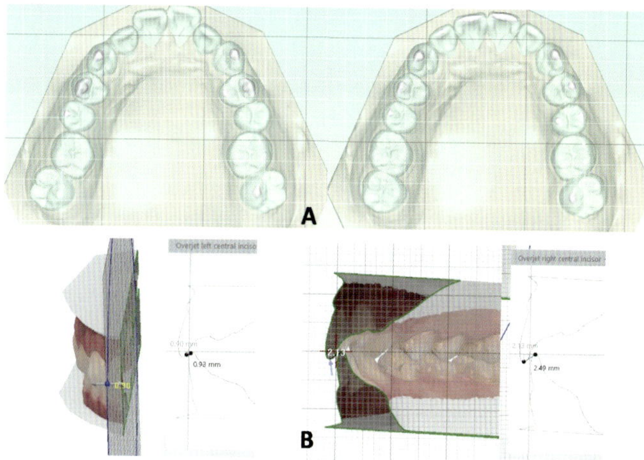

Figure 14. Evaluation of symmetry and dimensional change with virtual grid in Maestro (A) and Ortho analyzer (B).

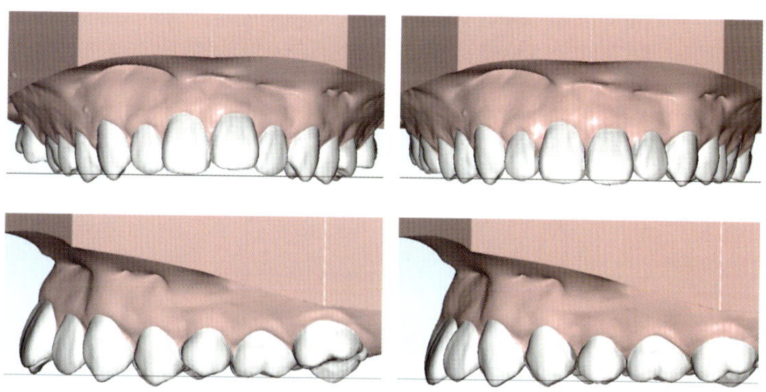

Figure 15. Teeth #21 was extruded and #24 and palatal cusp of #27 was intruded relative to the occlusal plane (grid plane) after setup.

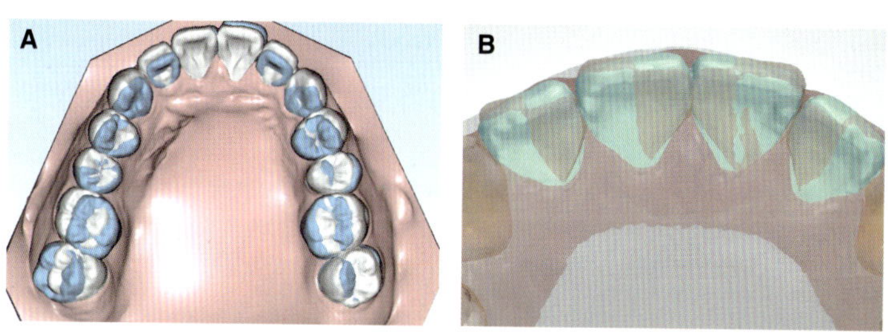

Figure 16. Superimposition of before and after setup in Maestro (A) and Ortho analyzer (B).

조기접촉이나 치아공간이 부족한 경우 근, 원심면을 이용하여 치간삭제 (Interproximal reduction)을 시행 후 공간을 확보하여 원활한 치아 셋업과 치아의 이동을 만들어 낼 수 있다(Figure 17).

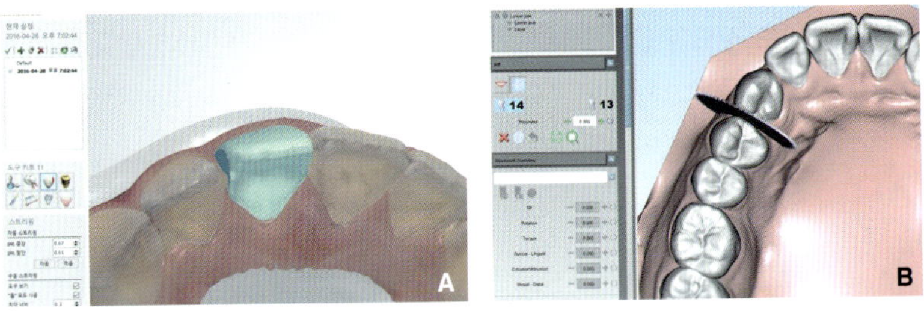

Figure 17. Amount of Inter proximal reduction can be adjusted by user. Maestro (A) and Ortho analyzer (B).

투명교정장치의 특성 상 이동이 힘든 치체 이동이나 각도 조절, 치아의 정출을 보다 효율적으로 하기 위하여 치아에 부착물(attachment)를 부착할 수 있다. 설측 부착물을 형성하여 bite block으로 사용할 수도 있다(Figure 18).

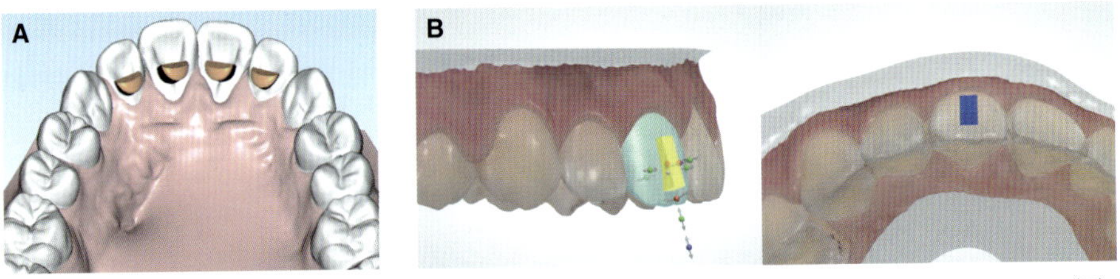

Figure 18. Attachment size and position are adjustable. Maestro (A) and Ortho analyzer (B).

가상의 교합기 상에서 셋업 된 치아의 교합관계를 확인하거나, 측방운동과 전방운동을 시뮬레이션 하여, 셋업 된 치아가 기능적으로 배열되었는지 분석할 수 있다(Figure 19).

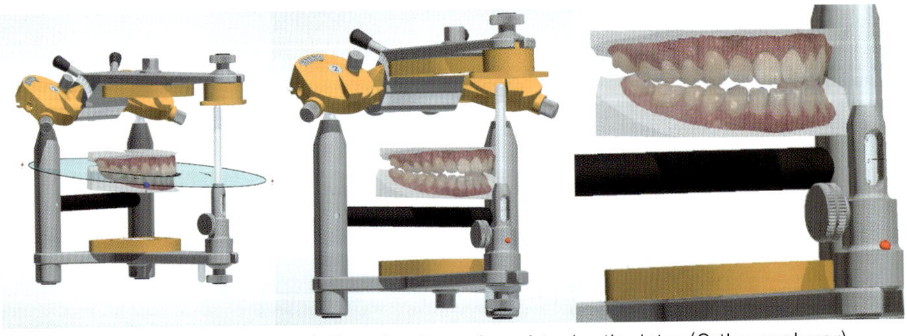

Figure 19. Functional simulation of setup using virtual articulator (Ortho analyzer).

f. 투명교정장치를 위한 모델링

치아 셋업이 마무리가 되면 각 부위별 단계별로 이동량 혹은 이동 경사도에 따라서 출력할 모델 수를 나눈다(Figure 20). 열성형 후 투명 쉬트로부터 발생 가능한 교정력을 고려하여, 전치부 이동량은 거리 0.3 ~ 0.7 mm, 회전 5도 정도, 구치부는 0.2 ~ 0.5 mm, 회전 3도 정도의 단위로 나누어 적용한다. 단 치조골의 상태나 치관, 치근의 크기나 위치에 따라서 이동량은 다를 수 있다. 치아의 이동량은 치아이동에 따른 치은 모델링의 한계를 고려하여 정하는 것이 좋다.

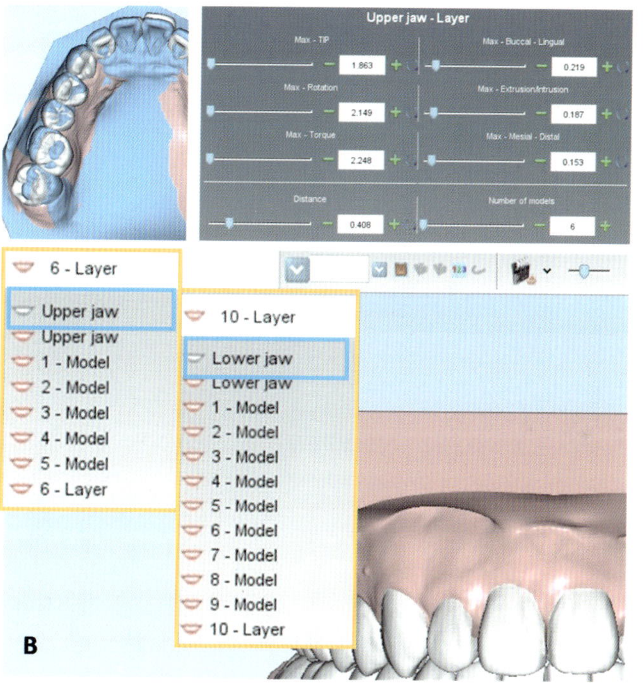

Figure 20. Consider the maximum tooth movement (by tip, rotation, torque, distance, intrusion/extrusion, mesio-distal and bucco-lingual), user has to decide the number of models and export STL files (set-up models) for 3D printing. Maestro (A) and Ortho analyzer (B).

투명교정장치의 모양의 특성상 시트의 힘을 받을 수 있는 곳은 한정되어 있다. 협면, 설면, 교합면의 형태를 고려하고, 무리한 이동을 할 경우 시트의 변형이 오면서 응력이 다른 부위에 발생할 수 있다는 것도 고려해야 한다.

즉, 단순히 이상적인 악궁 형태로 배열하기 보다는, 힘의 작용방향과 치아의 이동경로를 예상하여 과수정(over correction)을 할 수도 있고 block out을 할 수도 있다. 따라서 셋업된 최종 악궁형태가 이상적인지 않을 수도 있다. 이와 같은 요소가 투명교정장치를 위한 궁극적인 치아 셋업의 목적이라 할 수 있다.

다음은 제2소구치 발치 치료 후 유지기간 중 상악 측절치 근원심으로 공간이 발생한 경우를, 투명교정장치로 폐쇄한 증례이다(Figure 21, 22 and 23). 모델스캐너를 이용하여 환자의 석고 모형을 STL 파일로 변환하였으며 (Figure 24), Maestro 프로그램에서 상악 치아만 이동하여 공간을 폐쇄할 때 상악 전치설면과 하악전치 절단 사이에 조기 접촉이 발생하는 것을 확인하였다(Figure 25). 하지만 셋업 치아 사이의 충돌을 회피하기 위하여 치아를 intrusion을 추가하기 보다는, 조기 접촉 부위를 교합 조정하며 공간 폐쇄를 진행하였다.

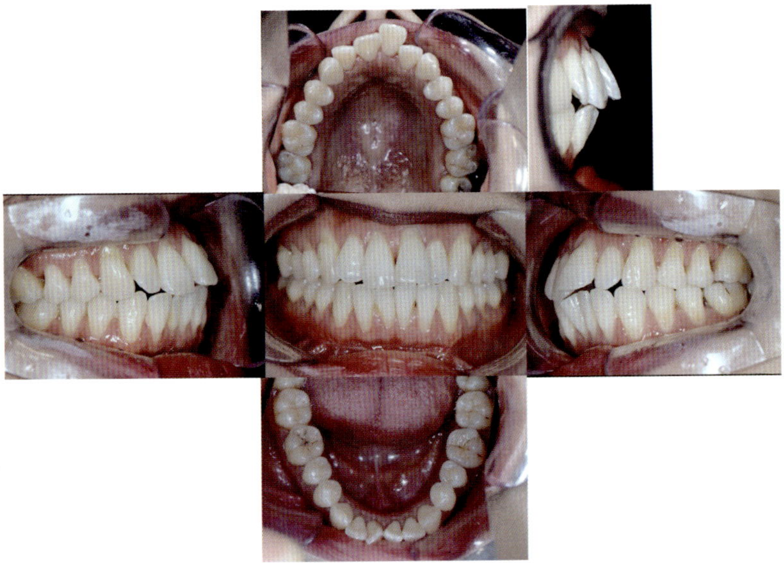

Figure 21. Initial intra oral photos

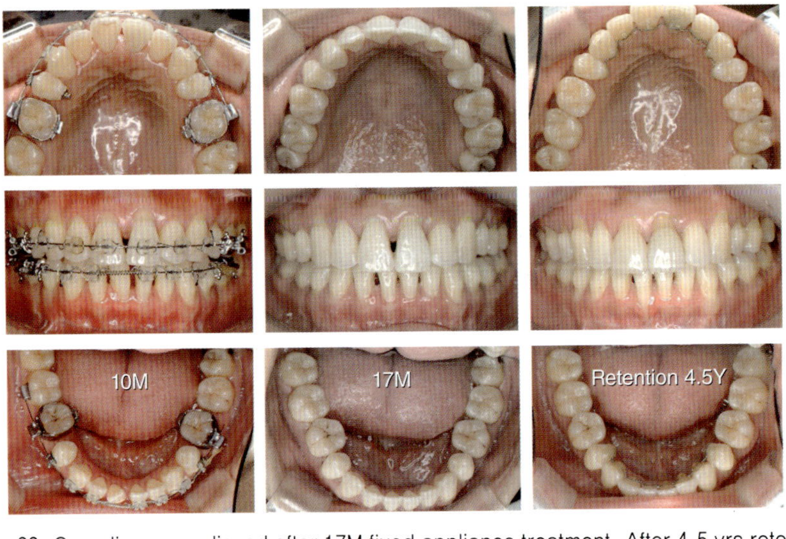

Figure 22. Crowding was relieved after 17M fixed appliance treatment. After 4.5 yrs retention, upper central incisor was replaced by porcelain crown to reduce black triangle. aligner.

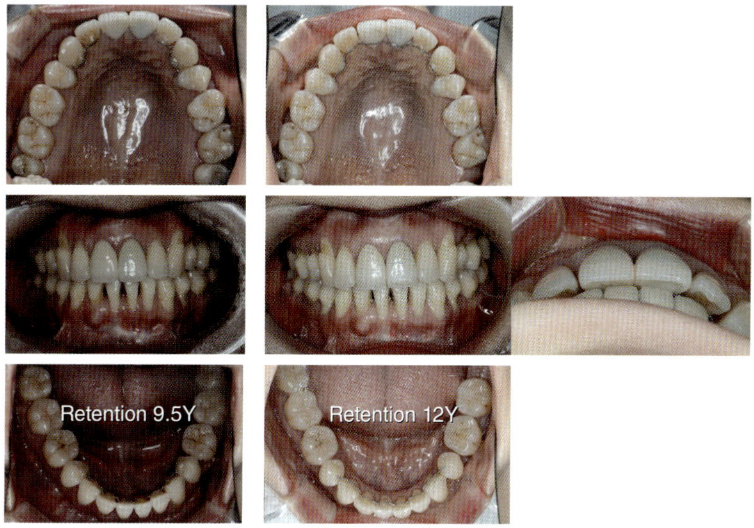

Figure 23. At the time of 12 yrs retention, patient wanted to close upper anterior space with clear aligner.

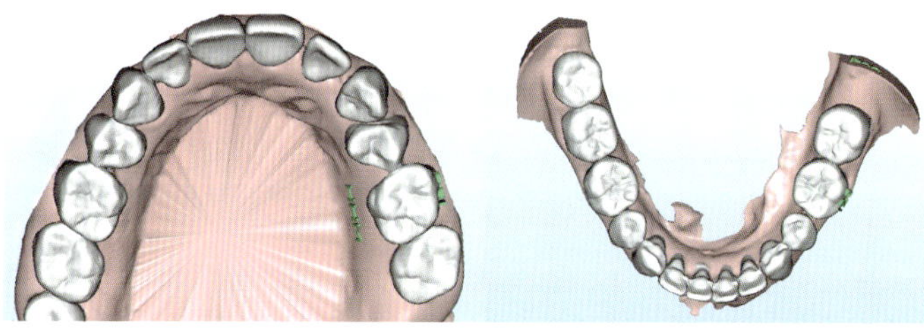

Figure 24. The stone model was scanned and tooth segmentation was completed with Maestro. To improve the adaptation of aligner to the tooth surface, upper fixed retainer was removed before final alginate impression.

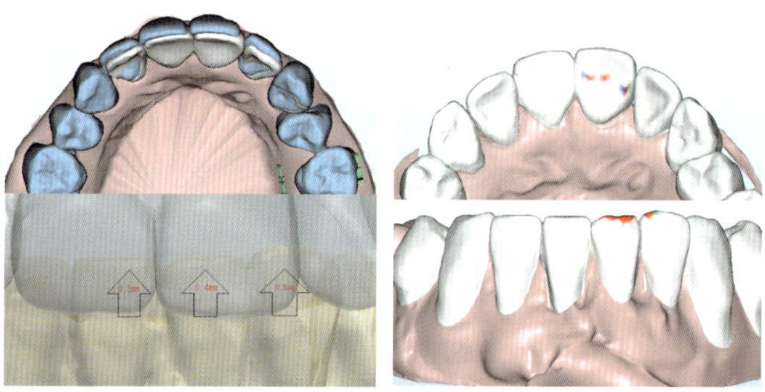

Figure 25. Superimposition of the setup simulation.
Blue color shows initial tooth position. White color shows simulated tooth position.
Premature contact was found between #21 / #31, #32 and displayed with color map.
Premature area was grinded during aligner treatment.

모델 셋업 후 순차적인 치아이동 과정에 문제가 없는 지 동영상으로 확인 후 (Figure 26), 일차적으로 5 단계의 모델을 STL 파일로 저장하고, Eden 260D 프린터(Stratasys, Rehobot, Israel)로 3D 모델을 출력하였으며, 각 모델에 대하여 Duran® (Scheu-Dental, Iserlohn, Germany) 020" (1~2 주 간격으로 교체), 030" (2~3주 간격으로 교체) 두 가지 쉬트로 투명교정장치를 제작하였다(Figure 27) 투명교정장치는 부드러운 것과 단단한 것을 순차적으로 사용하며, 다음 단계의 투명교정장치로 진행 하였다. 5 단계의 투명교정장치를 사용하고 난 뒤, 환자가 #22 치아 부위의 인접면 접촉이 느슨함을 호소하여, 2 차 인상 채득 후 과교정 셋업으로 (Figure 28), 2 단계 투명 교정장치를 추가로 시행 하여 재교정치료를 마무리 하였다(Figure 29).

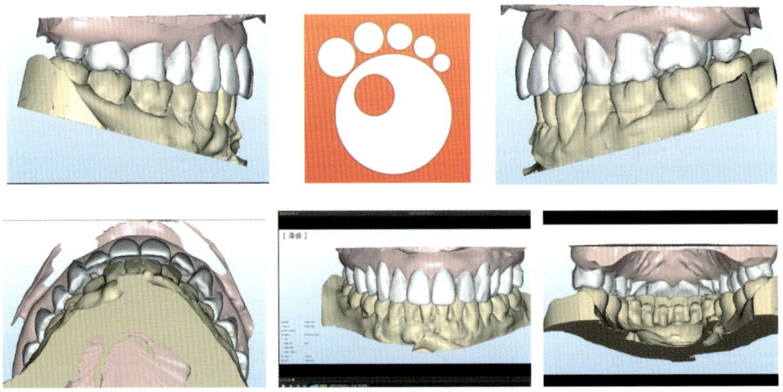

Figure 26. Tooth movement was checked with animation in various setup view.

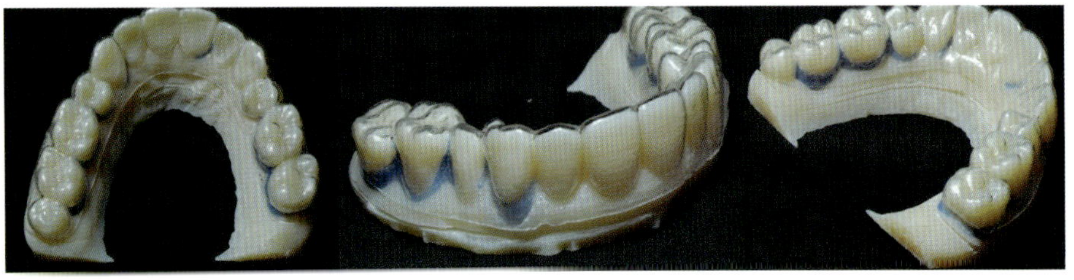

Figure 27. Set-up models were printed and clear aligner was fabricated.

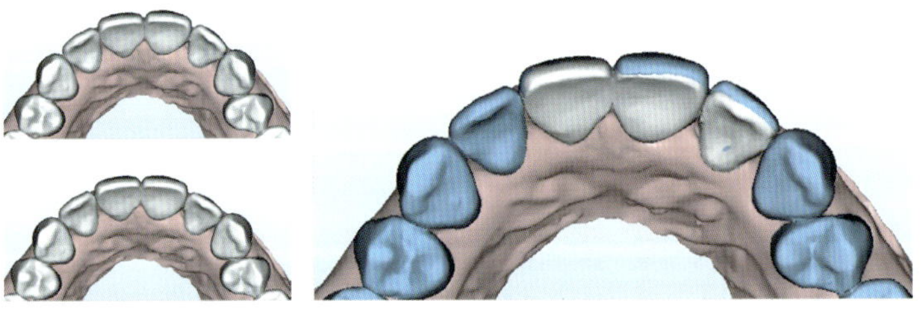

Figure 28. After 5 set aligner treatment, loose interproximal contact still existed between #21~22. At the 2nd setup, more lingual retraction (overcorrection) was simulated.

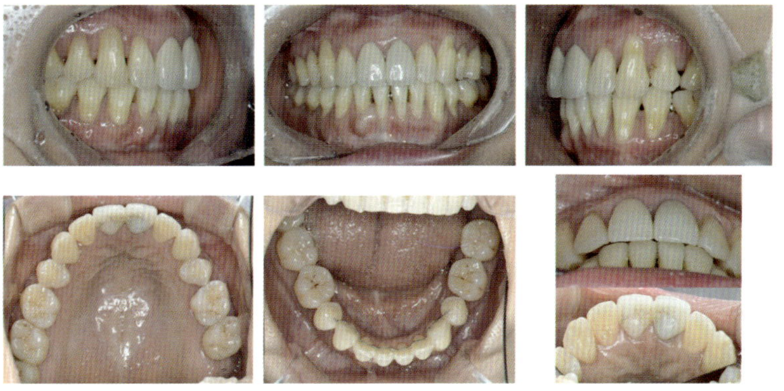

Figure 29. Intra oral photos after 1st and 2nd clear aligner treatment.

투명교정장치 증례 선택과 문제 해결 안내[11]

아래의 내용은 Dr. Kuncio의 인비절라인을 이용한 효과적인 치료에 대한 가이드 라인이다.

투명교정장치를 제작 또는 시술함에 있어서 도움이 될 만한 내용을 발췌하였다.

1. 구강 스캐너를 구입하기 전에 PVS 인상재를 이용하여 제작을 시도하라. 상악 제2대구치 후방의 형태를 정확히 얻을 수 있다. : 현재 iTero, 3M True Definition 그리고 Trios를 이용한 디지털 인상을 지원한다.

2. 레진 부착물 형성 시 flowable resin이 사용하기는 편하지만, 수축률이 높고 마모가 더 되므로, 얼라이너가 완전히 작동하지 못할 수 있다. 얼라이너와 부착물의 경계가 브라켓과 와이어의 경계보다 우수할 수는 없다. 레진 부착물을 치면에 먼저 형성하고 디지털 인상을 채득하여 얼라이너를 제작하는 것이 더 정확할 수도 있지만, 제조사에서는 아직 이 방법을 추천하고 있지는 않다.

3. 폐쇄 해야 할 공간이 큰 경우나 치근 이동이 필요할 경우, 강도가 큰 레진으로 부착물을 제작하고 refinement phase에서 과수정을 적용하라. 얼라이너가 치아에 더 잘 밀착되고 힘이 잘 전달되도록 가능한 자주 'Chewies'를 씹도록 한다. : 얼라이너로 임플란트 식립을 위하여 치근을 이개시키는 것은 무리일 수 있다. 단기적으로라도 고정식 장치를 사용하는 것이 추천된다.

4. 인비절라인과 조합하여 사용하는 '치아 레진 부착물'을 다른 사람이 인식할 수 있다고 환자에게 설명해야 한다.

5. 치간삭제를 위하여, 모든 치간 접촉점에 접근할 수 있도록, 우선 치열을 확장하고 전방경사 시킨다. (치간 삭제량 측정용 게이지를 정확히 사용할 수 있다.) 언제 어느 부위에 치간삭제를 할 것인 지 Clincheck stage에서 정확하게 정하여야 한다. 전치부 형태를 유지하고

싶다면 가능한 최후방 치아부터 치간 삭제를 적용한다.

6. 고정식 교정장치를 먼저 시용할 것이 아니라면, 30° 이상 회전된 치아를 얼라이너로 수정하려고 하지마라. 심미성과 관련이 없는 부위의 치아라도 refinement가 자주 필요하다. 심미적으로 중요한 치아이면서 20°~30° 정도 회전된 경우는 커다란 협측, 설측 rectangular 부착물을 이용한다. 환자에게 회전이 완전하게 고쳐질 것이라는 약속을 해서는 안된다.

7. 치주조직과 치조골을 좀 더 완화하기 위해서, 환자에게 마지막 3개의 얼라이너는 3주 간격으로 착용하게 한다. Invisalign 은 하루 22시간 사용하는 것이 원칙이다.

8. "watermelon seed effect"로 인하여,[10] 얼라이너로 치아에 가해지는 모든 회전력은 치아의 함입을 유도한다. 따라서 전치부 개교는 전치 정출이 아닌 구치부 함입으로 개선된다고 보아야 한다.

9. Class II, Class III 부정교합, 구치부 반대교합, 2mm 이상의 개교 그리고 턱관절 질환을 인비절라인으로 치료할 수 있다고 장담하지는 마라.

마치며

투명교정장치는 열가소성 소재의 한계와[11-14] 자체 만으로는 효율적으로 교정력을 치아에 전달 할 수 없는 한계를[15] 가지고 있다. 고정식 교정장치에 비하여 치료 기간이 많이 걸릴 수 있으며, 환자의 협조도와 장착 시간이 치료 결과에 미치는 영향이 크고, 치근이동이 잘 일어나지 않고 적절한 구치부 교합을 만들기 어려우며, 전치부 회전이나 정출 이동이 잘 안되는 문제점 등도[16] 발생할 수 있다.

브라켓 없이 교정치료 하기는 지금도 현재 진행형이다. Kesling이 투명교정장치의 개념을 제시한 이래 70년이 흘렀고, 인비절라인이 시장에 소개된 이후 또 18년이 지났다. 컴퓨터가 발명된 후 Desktop PC와 스마트폰으로 진화하였다면, 투명교정장치의 진화는 환자의 부정교합이 인공지능으로 진단되고, 개인치과에서 실시간으로 프린트 되는 방식이 될 가능성이 높다.

하지만 우리에게 절실한 것은 보편적이고 표준화된 술식에 의한 치료 결과와 그에 대한 과학적 판단이다. 그런 면에서 본다면 상업적으로 제작 및 공급 되어온 투명교정장치들의 임상 성과에 대한 체계적인 보고는, 그간 시술되었다고 주장되는 증례 수에 비하여 미흡해 보인다. 본 장에서는 투명 교정장치에 대하여 잘 정리된 Hennessy 등[5](2016)과 Kuncio 등[11](2014)의 논문을 기본으로 가감 없이 주로 인용하였음을 밝힌다.

앞으로 장비와 소프트웨어의 발달로 디지털 투명교정장치를 개인치과 수준에서도 간편하게 계획 및 제작할 수 있게 되겠지만, 짧게는 몇 개월 길게는 2년 이상의 치아이동을 예상하여, 누가 어떠한 지식과 경험 그리고 정성을 가지고 제작의 주체가 되었는지도 중요할 것이다. 더 편리하게 더 정확한 것을 얻기 위해서는 치과의사와 기공사에게 더 많은 노력과 전문성이 요구되는 시점이라고 생각된다.

[참고문헌]

1. http://www.rnrmarketresearch.com/global-and-chinese-invisible-brace-industry-2015-market-research-report-market-report.html
2. Kesling HD. Coordinating the predetermined pattern and tooth positioner with conventional treatment. Am J Orthod Oral Surg. 1946;32:285-93.
3. Ponitz RJ. Invisible retainers. Am J Orthod. 1971;59(3):266-72.
4. Sheridan JJ, LeDoux W, McMinn R. Essix retainers: fabrication and supervision for permanent retention. J Clin Orthod. 1993;27(1):37-45.
5. Hennessy J, Al-Awadhi EA. Clear aligners generations and orthodontic tooth movement. J Orthod. 2016;43(1):68-76.
6. Kravitz ND, Kusnoto B, Agran B, Viana G. Influence of attachments and interproximal reduction on the accuracy of canine rotation with Invisalign. A prospective clinical study. Angle Orthod. 2008;78(4):682-7.
7. Kravitz ND, Kusnoto B, BeGole E, Obrez A, Agran B. How well does Invisalign work? A prospective clinical study evaluating the efficacy of tooth movement with Invisalign. Am J Orthod Dentofacial Orthop. 2009;135(1):27-35.
8. Drake CT, McGorray SP, Dolce C. Nair M, Wheeler TT. Orthodontic tooth movement with clear aligners. ISRN Dent 2012; 2012:657973.
9. Rossini G, Parrini S, Castroflorio T, Deregibus A, Debernardi CL. Efficacy of clear aligners in controlling orthodontic tooth movement: A systematic review. Angle Orthod 2015;85:881-9.
10. Zhang XJ, He L, Guo HM, Tian J, Bai YX, Li S. Integrated three-dimensional digital assessment of accuracy of anterior tooth movement using clear aligners. Korean J Orthod. 2015 Nov;45(6):275-81.
11. Kuncio DA. Invisalign: Current Guidelines for Effective Treatment. N Y State Dent J. 2014 ;80(2):11-4. Review.
12. Hahn W, Engelke B, Jung K, Dathe H, Fialka-Fricke J, Kubein-Meesenburg D, Sadat-Khonsari R. Initial forces and moments delivered by removable thermoplastic appliances during rotation of an upper incisor. Angle Orthod. 2010;80(2):239-46.
13. Baldwin DK, King G, Ramsay DS, Huang G, Bollen AM. Activation time and material stiffness of sequential removable orthodontic appliances. Part 3: premolar extraction patients. Am J Orthod Dentofacial Orthop 2008;133:837-45.
14. Cha JY. Physical properties of thermoplastic material for clear aligners. J of Korean dental association. 2016; 54(7):542-50.
15. Lim SH. Digital fabrication and application of clear aligner after alignment with NiTi

archwires. J of Korean dental association. 2016;54(7):551-62.

16. Bae KS. Clinical limitations and its solutions of the clear overlay appliance treatment. J of Korean dental association. 2016;54(7):563-74.

[참고동영상 1: Maestro 3D Ortho Studio (Youtube)]

Ortho Analzer – Overview

Part 2. Setting local origo

Part 4. Creating digital study model

Part 6. Separation of teeth

Part 7. Virtual setup

Part 8. Attachments and model labels

Part 9. Model builder

Part 10. Layers, sequencing of objectives

[참고동영상 2: Ortho Analyzer (Youtube)]

How to segment teeth

How to make a Dental Arch Analysis

How to use the Occlusion Map tool

How to use the Virtual Setup toolbox

How to use Virtual Setup Animation

How to user the OverBite-Overjet cross-section feature

How to import and export data

14
CHAPTER

보다 나은 3차원 교정 임상을 위한 지혜

Wisdom for better understanding of 3D orthodontics

서울대학교 치의학대학원 치과교정학교실 **양일형**

현대 치의학 영역에 있어 '디지털 (digital)' 과 함께 '3차원 (3D)' 이라는 주제어는 각광을 받고 있다. 이 두 분야는 산업계의 기술 발전이 치의학에 접목된 현상에 해당한다. 이 중, 치과임상의 모든 행위들과 부산물을 '디지털' 이라는 큰 패러다임 (paradigm) 안으로 옮기는 과정이 '3차원' 을 접목 시키는 과정보다 선행하였다. 즉 2차원에 해당하는 아날로그 자료 및 정보들을 디지털화 (digitalize) 하는 패러다임 쉬프트 (paradigm shift) 가 오래전 이루어졌으며, 이는 이미 정착 단계에 도달했다 볼 수 있을 것이다.

이러한 변화에는 디지털 의료 영상 기기, PACS (picture archiving and communication system) 및 전자 의무기록 (electronic medical record) 이 그 선두에 있다. 이러한 변화로 말미암아 치의학은 급속도로 발전하는 산업계의 기술력이라는 날개를 달고 새로운 지평을 열기 위한 도약이 가능할 수 있었던 것이라 생각한다. 이와 함께 치의학계는 진단, 치료계획 수립 및 치료 과정, 그리고 치료 결과 추적 검사와 같은 일련의 임상과정을 보다 현실 (reality) 과 가깝고 정확하게 시행하기 위하여 3차원 기술 도입에 노력을 기울였다.

영화 아바타가 개봉이 되던 2009년도를 즈음하여 사람들은 3D 에 열광을 하였다. 실제 치의학 영역에 있어서도 이와 비슷한 흐름의 연구 동향을 찾을 수 있다.

치의학 영역에 있어 PubMed indexing 이 되어 있는 학술지 중 '3차원' 기술 관련하여 처음 등장한 것은 생각보다 오래 전이다. 1954년 독일 학술지 Deutsche Zahn-, Mund-, und Kieferheilkunde mit Zentralblatt für die gesamte Zahn-, Mund-, und Kieferheilkunde 에 Dr. Zwirner가 실은 Three-dimensional, dynamic-quantitative measurement of tooth movement in animal experiments 가 그것이다.[1] 이후 1955년에 1편[2]이 검색되고, 이어 1967년에 1 편[3]이 검색된 뒤 지속적으로 논문 편찬 숫자가 증가한다. 그러나 이 논문들은 3차원 측정방법과 관련된 것이 대부분이며, 최근 치의학 영역에서 이슈가 되고 있는 3차원 영상기술과 관련한 논문[4]은 1968년도로 검색된다. 이후 1990년대에 들어와 급속도로 관련 논문의 편찬수가 증가 (45편/년 → 100편/년) 하였고

2009년도에는 한해 500여 편으로 급증하였다. 이후 2014년도 800여 편으로 증가를 보인 뒤 미약하게 감소 추세를 나타내었다. (도표 1)

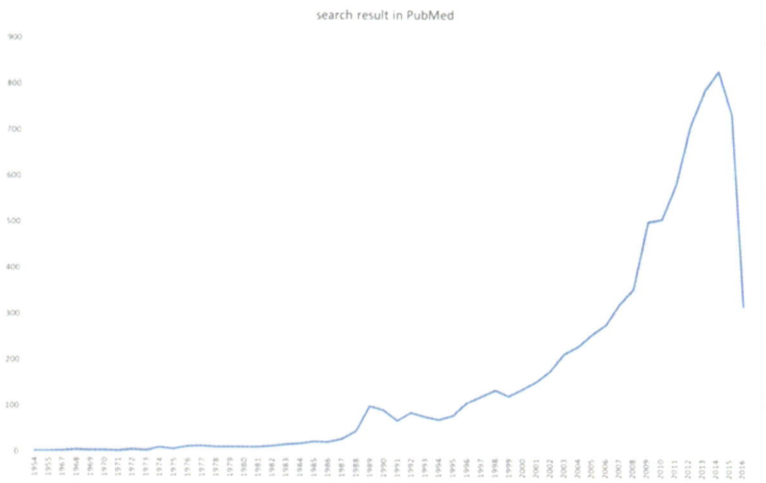

이러한 연구 동향에서도 알 수 있듯이 '3차원' 을 품은 치의학 분야는 급속도로 발전하였고 보편화가 진행 중에 있다. 어찌보면 3차원 기술의 말단 사용자 (end user) 에 해당하는 치과의사로서 발전하는 업계의 기술을 맹목적, 수동적으로 이용하기 보다는 능동적으로 그 발전에 영향을 줄 수 있는 고급 사용자 (power user) 가 될 수 있는 역량과 자세가 이 시대에 필요하리라 생각한다.

1. What is 3D ? [5]

앞서 설명한 바 대로 현대 치의학에서 '3차원' 이라 칭하는 부분은 대부분 영상에 그 기반을 둔다. 산업에 있어 '3차원' 기술 역시 그 모태는 영상에 있다 할 수 있다. 엄밀히 이야기하자면, 3차원 영상은 스테레오 영상을 뜻하는 말이며 'stereo' 혹은 '3D' 혹은 'stereophonic 3D' 라 이야기 하는 것이 정확한 표현일 것이다.

인간이 사물을 바라볼 때 3차원을 인식하는 것은 양쪽 눈의 차이 즉, 양안시차 (stereo-scopic vision) 가 있기 때문이다. 사물을 바라볼 때 왼쪽 눈이 보는 2차원 이미지와 오른쪽 눈이 보는 2차원 이미지가 다르며 뇌는 이 차이를 입체로 해석을 하게 되는 것이다(Figure 1). 따라서, 피사체로부터 이러한 양안시차에 해당하는 정보를 채득하고 또한 이를 영상으로 출력할 때 양안시차를 만들어주어야 인간의 눈은 3차원으로 사물을 인식할 수 있는 것이다.

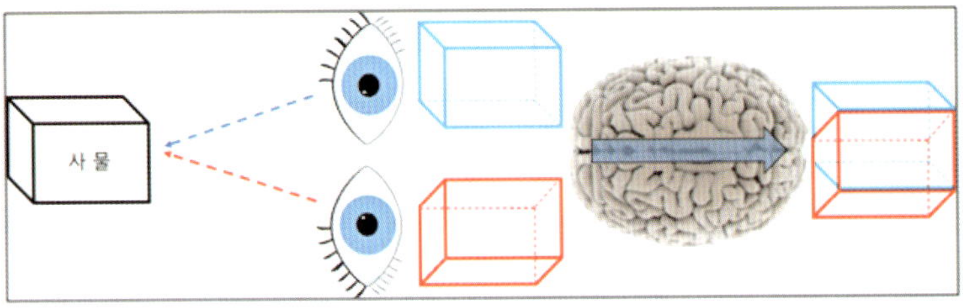

Figure 1. Mechanism of 3 dimensional perception.

이러한 원리는 치의학에 있어 영상 자료를 획득하는데 이용되기도 하며, 아직은 치의학을 특정하여 실현되고 있지는 않지만 영상 자료를 입체로 보는 부분에도 응용이 되리라 생각한다. 아직까지는 대상체를 3차원 디지털 정보로 획득하는 부분이 활성화 되어 있는 수준이며, 이후 이 정보로부터 산출하는 부산물 내지는 결과물 및 그 과정은 대부분 2차원의 컴퓨터 모니터 상에서 원근감이 더해진 영상으로 나타내는 실정이다. 현재 3D printing 정도가 출력/결과 단계에서 입체를 실현한 것이라 하겠다.

2. History of 3D technology in the photography and movies [5]

치의학에 적용된 3차원 기술의 모체에 대한 역사는 매우 오래 전으로 거슬로 올라간다.

양안시차를 이해하고 이것이 입체를 바라보는 원리임을 이야기한 최초는 기원전 300년 경 그리스의 수학자 유클리드 이었다. 유클리드는 왼쪽 눈과 오른쪽 눈이 서로 다른 정보를 획득하며 이를 인간의 뇌가 인식하는 과정에서 입체로 해석한다는 설명을 주장하였다.

이후 15세기 레오나르도 다빈치는 이를 입체시라고 불렀으며, 1833년 영국의 찰스 휫스톤 (Charles Wheatstone) 이 최초로 입체 도면을 들고 스테레오스코프 (stereoscope) 라는 입체경을 발명하였다(Figures 2 and 3).

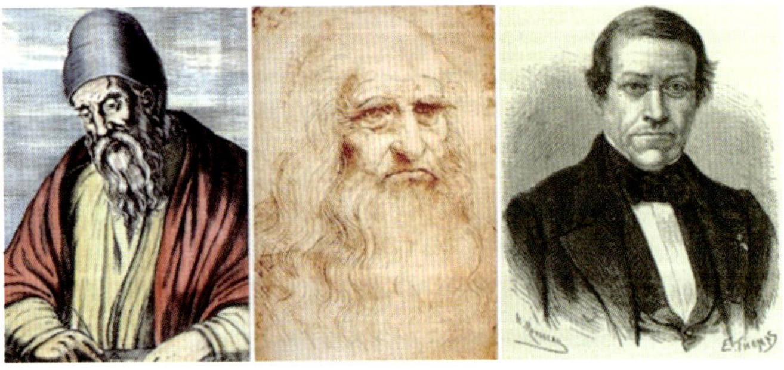

Figure 2. Euclid Alexandreiae, Leonardo da Vinci, and Charles Wheatstone (from left in order).

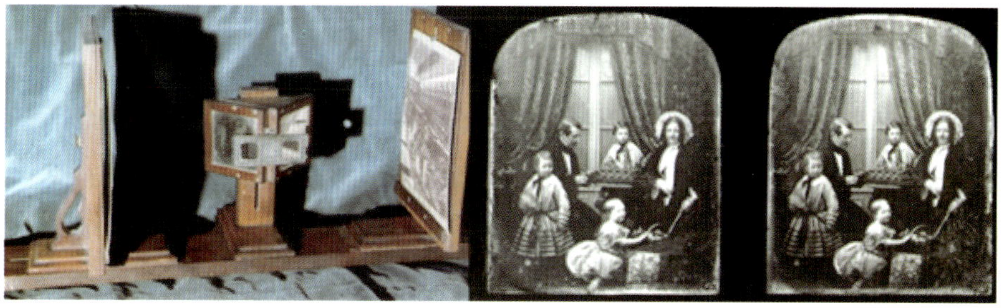

Figure 3. Stereoscope invented by Charles Wheatstone (left) and the picture taken by it (right).

이후 정지된 상태에서 촬영하는 사진에 있어 그 기술이 발전하고 3차원 사진이 유행하면서 다양한 입체 카메라가 개발되었다. 하지만 일반인들에게 보편화될 수 있는 계기는 1853년 Rollan이 제시한 두 가지 색상을 이용한 입체 표시 원리 이후라 할 수 있다. 이후 이 원리는 D'Almeida에 의해 더욱 발전하여 두가지 색상 필터를 이용하여 입체를 표현하는 애너글리프(anaglyph) 방식으로 자리잡게 된다(Figure 4).

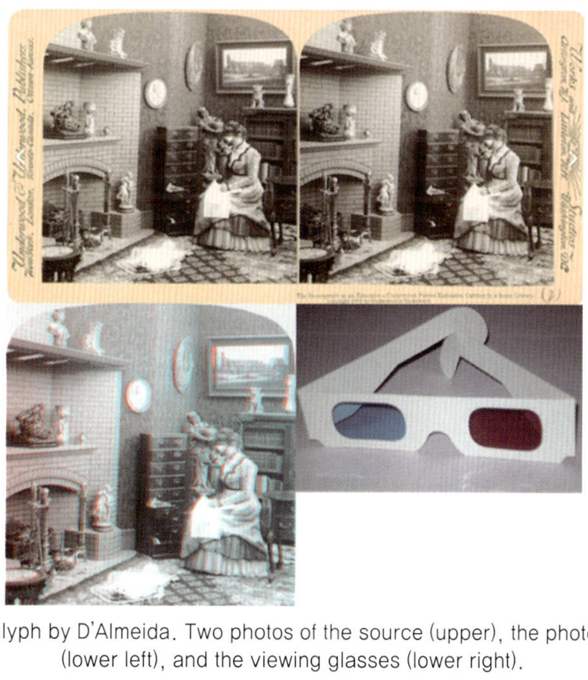

Figure 4. Anaglyph by D'Almeida. Two photos of the source (upper), the photo of final result (lower left), and the viewing glasses (lower right).

이후 두 가지 색상에서 발전하여 세 가지 색상을 필터로 사용하는 사진술이 1869년 프랑스의 뒤코 뒤 오롱 (Louis Ducos du Hauron) 에 의해 발명되었다(Figure 5).

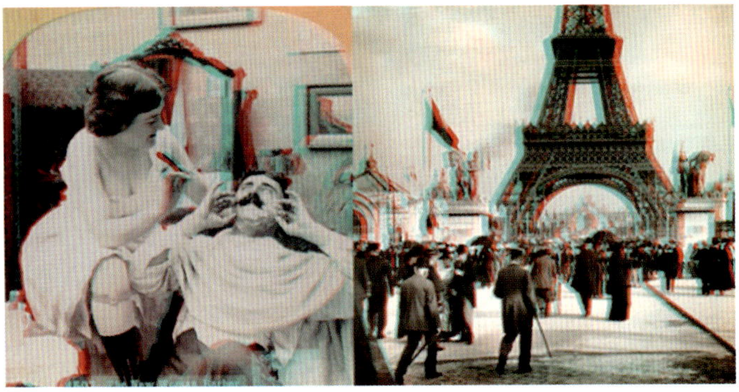

Figure 5. Two photos by Louis Ducos du Hauron.

이후 지속적으로 입체 사진술은 발전하여 1903년에는 패럴랙스 (parallax) 방식이, 1932년에는 렌티큘라 (lenticular) 방식의 입체가 등장하여 최초로 필터 안경을 사용하지 않고도 입체를 볼 수 있게 되었다(Figure 6).

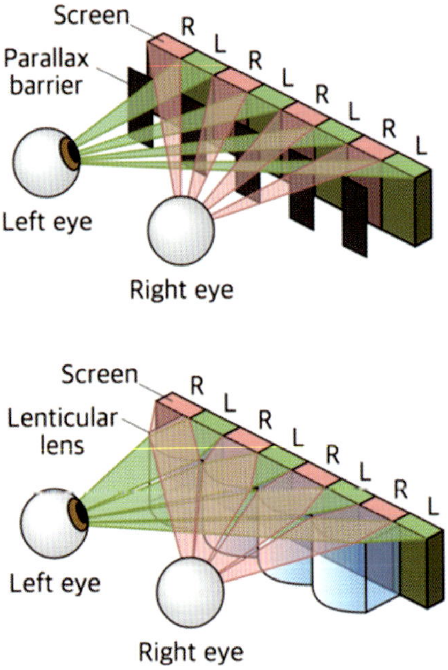

Figure 6. Mechanisms of the parallax method (upper) and lenticular method (lower).

보다 근대적인 입체 카메라 중 널리 알려진 것은 1950년대 미국 시카고에서 개발된 Revere 33 양안 카메라가 있다. Figure 7에서 볼 수 있듯이 이 카메라는 뷰어를 같이 판매하여 양안시차를 구현하고 있다.

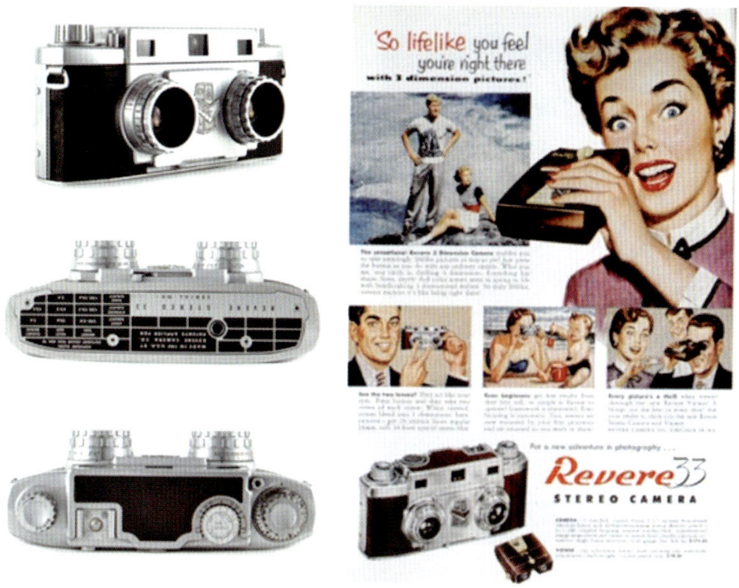

Figure 7. Famous stereo-camera (Revere 33) invented in the 1950's.

이후 입체 영상에 대한 기술은 더 발전하여, 오늘날의 홀로그래피의 모체로 이어진다. 1948년 영국의 데니스가보르 (Dennis Gabor)는 X-ray 를 이용해 홀로그래피를 발명하였고, 1962년 미국의 에멧 리스 (Emmett Leith)는 레이저를 광원으로 하는 홀로그래피를 고안하게 된다(Figures 8 and 9).

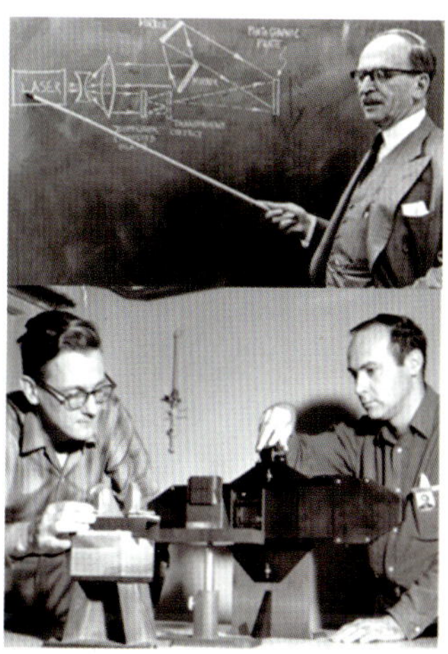

Figure 8. Dennis Gabor, a father of holograhpy (upper) and Emmett Leith (lower right).

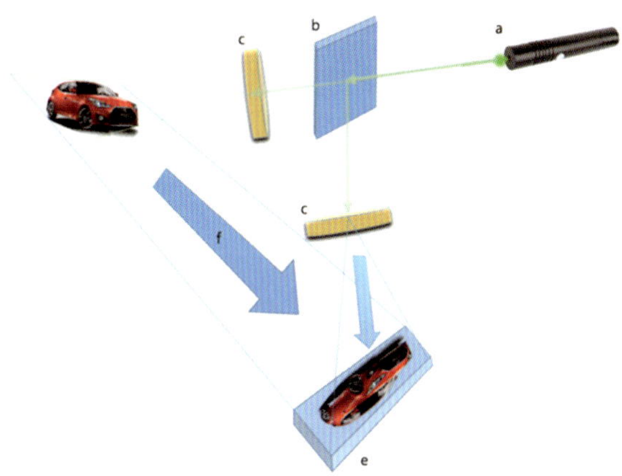

Figure 9. Mechanism of holography.

실제 영화 및 산업 분야에 있어, 이러한 방식의 촬영 기법의 역사는 1895년 시네마토그래피 (cinematography) 로 거슬러 올라간다. 19세기의 파노라마 (panorama) 기법이나 시네오라마 (cineorama), 마레오라마 (mareorama) 등과 같은 기술의 개발은 끊이지 않고 지속되었다. 이후 1952년 아치 오볼러 (Arch Oboler) 감독, 로버트 스택 (Robert Stack), 바바라 브리튼 (Barbara Britton) 출연의 〈Bwana Devil〉이 개봉되며 입체 영화는 부흥을 맞게 된다. 초창기 입체 영화는 편광 (polarized) 방식을 채택하였다.

이러한 편광 방식은 최근의 3D 극장이나 TV 에도 응용이 되고 있는 방식이다. 물론 3D TV 방송진흥센터에서는 해상도를 유지하기 위해 셔터글라스 방식으로 영상을 제작하고 있으며 여기에는 고가의 액티브 안경을 동반하여야만 기능을 할 수 있다.

현대에 들어 다양한 디지털 편집 기술의 등장으로 촬영 없이도 입체 영상을 제작할 수 있다. 이러한 기술은 이미 복잡한 소프트웨어가 아닌 마이크로소프트 파워포인트와 같은 범용 소프트웨어에까지 적용되고 있는 실정이다(Figure 10).

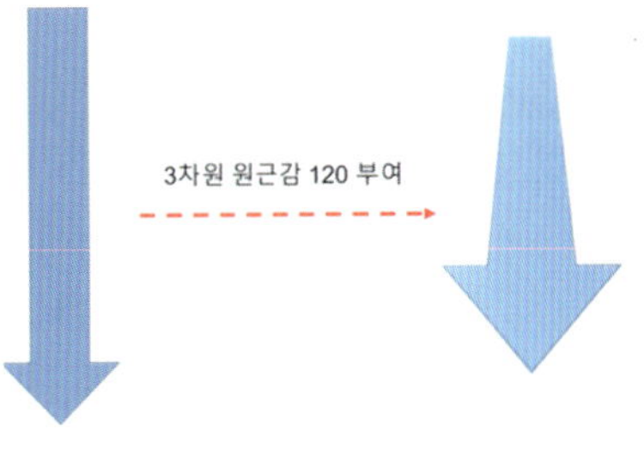

Figure 10. Example of giving perspective to an arrow in Microsoft PowerPoint.

일반적으로 많은 사람들이 체험할 수 있는 '3차원' 이 영화 및 영상 분야이기는 하나 '3차원' 의 최신예 기술 적용 및 개발을 위한 연구는 의료 분야나 미항공우주국 (NASA) 같은 우주 항공 분야에서 활발히 진행되고 있다(Figure 11).

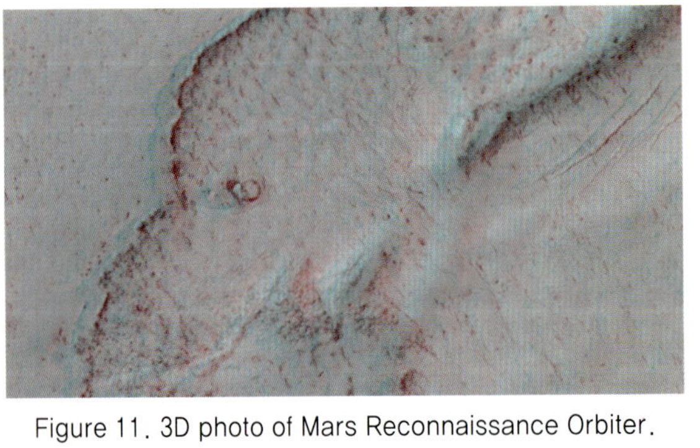

Figure 11. 3D photo of Mars Reconnaissance Orbiter.

3. 3D technology in the orthodontics

치의학 영역의 대부분은 환자로부터 자료를 채득하고 이를 분석 및 진단 과정과 치료 과정에 이용하는 것을 포함한다. 분석 및 진단 과정에 이용되는 3차원 자료는 입체의 공간 상에서 정성적인 분석 (qualitative analysis) 을 진행하거나, 각도나 길이 및 면적 등의 정량적인 분석 (qualitative analysis) 을 진행하는데 이용된다. 그리고 치료 과정에 있어서는 3차원의 자료로부터 보철물/수복물 및 교정장치 등의 환자 맞춤형 장치를 제작하는 데 이용된다.

환자의 실제 입체를 3차원 디지털로 구현하기 위해 다음과 같이 그 구조물을 구분하여 자료를 채득하게 된다. 치조골을 포함한 골격의 3차원 자료, 치아와 점막 및 치은의 3차원 자료, 안모의 3차원 자료가 이에 해당된다. 각각에 대해 임상에서는 자료채득, 자료 분석 및 가공, 결과물 출력의 과정을 진행하게 된다.

Data acquisition

1) bone[6]

치의학 영역에 있어 골이라 함은 두경부를 구성하고 있는 두개골 (cranial bone) 과 악골 (jaw bone), 그리고 치조골 (alveolar bone) 을 포함하고 있다. 이에 해당하는 3차원 자료의 획득은 전산화단층촬영 (computed tomogram, CT) 을 통해 얻어지게 된다. 이는 환자의 axial images 를 적층 (Figure 12) 하여 3차원으로 재구성하기 때문에 구강내 3차원 자료나 안모의 3차원 자료와는 다르게 내부 구조물을 재현할 수 있는 장점이 있다. 기존의 의학용 전산화단층촬영 장치 이외에 현재 많은 각광을 받고 있는 콘빔씨티 (cone-beam CT) 의 등장으로 자료 채득이 용이해진 것이 사실이다.

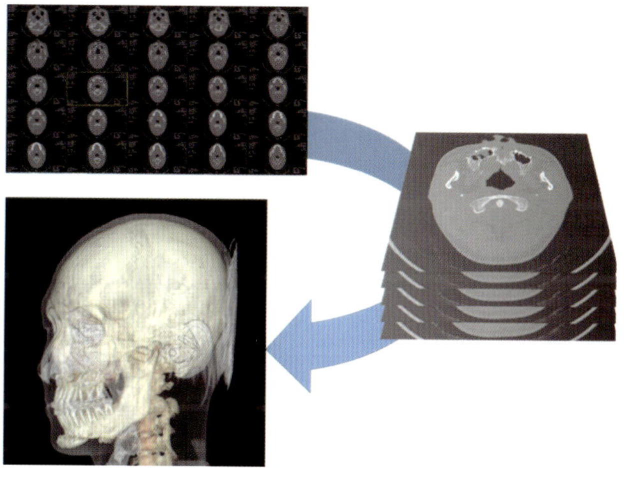

Figure 12. Process of 3D reconstruction. Axial images (upper left), stacking (right), and final result (lower left).

CT 영상의 axial image 는dicom형식으로 출력되며 대부분의 3차원 소프트웨어를 통해서 일반 사진 파일의 형식인 tiff, jpeg,bmp 등으로 변환 저장이 가능하다. 다만 dicom파일이 가지고 있는 meta data 는 이 경우 옮겨지지 않게 된다.

치아에 해당하는 경조직 부분도 채득이 가능하기는 하나 치간의 구분이 명확 (sharp) 하지는 않으며 금속이 있으면 artifact 가 생겨 그 정확도는 더 떨어지게 된다. 금속 artifact 등은 추후 자료 가공과정에서 소프트웨어 알고리즘을 통해 필터 (filter) 를 적용하여 감할 수 있기도 하다.

2) face[7]

안모의 3차원 자료는 3D 안면 스캐너를 통해 얻어지게 된다. 안면 스캐너의 구동 방식은 크게 여러 대의 카메라를 이용하는 방식 (stereo-scanner) 구조화된 빛을 이용하는 방식 (structured-light scanner) 구분할 수 있다. 산업 치과영역의 안면 스캐너는 모두 비접촉식 스캐너에 그 중 광삼각법을 이용하는 능동형 스캐너로 분류 할 수 있다. 광원으로는 LED (light emitting diode), 레이져 (laser), 적외선 (infrared ray) 을 이용할 수 있다. 이 방식은 피사체에 특정 패턴 (pattern) 을 투영하고 그 패턴의 변형 형태를 파악해 3차원 정보를 얻는 것이다. 이에 이용되는 패턴으로 1차원 선 (line) 형태가 있을 수 있으며, 2차원 그리드 (grid) 형태가 있을 수 있다.이러한 원리는 지도의 등고선과 같다고 이해하면 될 것이다. 치의학 특히 치과교정학 영역에 있어 이러한 시도는 1950년대 이미 시도되었으나 정성적인 분석 내지는 비율에 대한 분석에.

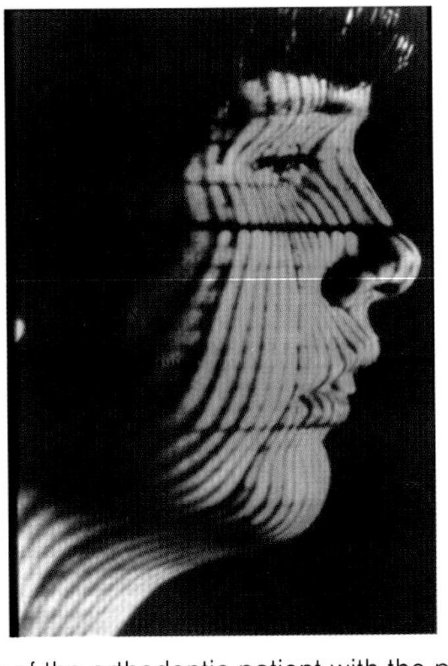

Figure 13. Old photo of the orthodontic patient with the pattern projected on.

최근 들어 stereo-scanner 방식과 structured-light scanner 방식을 접목하여 각각의 단점을 보완한 장비들이 소개되고 있다(Figure 14).

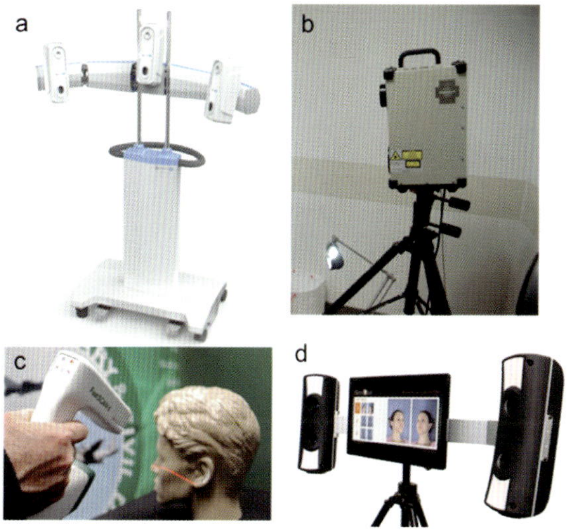

Figure 14. 3D facial scanners. a, By Morpheus (Seoul, South Korea); b, By Minolta (Osaka, Japan); c, By Polhemus (Vermont, USA); d, By Makerbot (New York, USA)

3) intraoral scanner and model scanner[8,9]

치의학 영역에 있어 3차원 구강스캐너의 활용은 치과교정 영역보다는 보철 영역에서 보다 활발하다.(Figures 15 and 16) 이는 아마도 스캐너의 정밀도와 스캔 시간에 있어 전악 (full arch) 을 시행함에 아직은 하드웨어의 완성도가 떨어지기 때문일 것이다. 구강내 위치해야하는 한계로 렌즈 및 CCD 의 크기가 한정될 수 밖에 없기에 전악의 영상을 채득하기 위해서는 부분 영상을 접목시키는 과정을 통할 수 밖에 없다. 이 과정을 스티칭 (stitching) 이라 하는데 이 과정에 있어 자료의 손실 내지는 오차가 발생하기 마련이다.

따라서 치과교정 영역에 있어서는 기존의 아날로그 방식대로 인상을 채득하고 치아 모형을 만든 뒤 이 치아 모형을 scanning 하는 방법이 보다 신뢰할 수 있는 3D 영상을 획득할 수 있다. 다만 이 경우 3D 영상의 텍스쳐 (texture) 는 포기해야 한다(Figure 17).

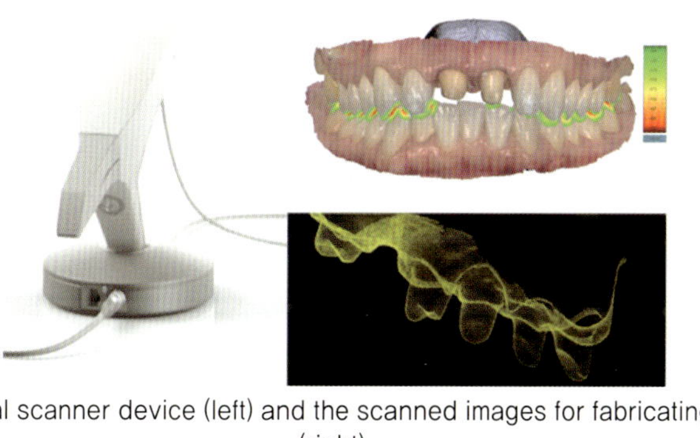

Figure 15. Intraoral scanner device (left) and the scanned images for fabricating the prosthesis (right).

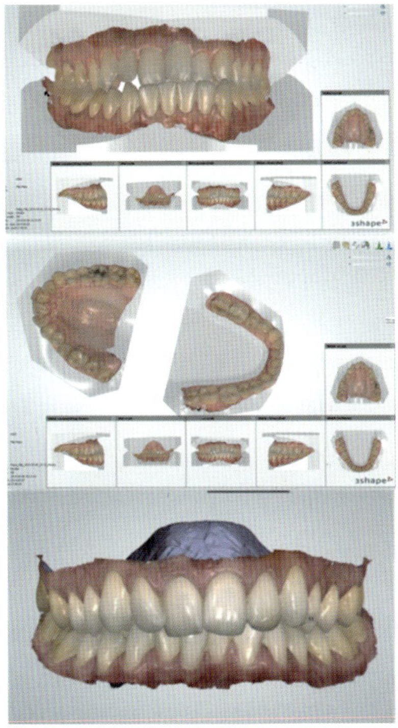

Figure 16. Images scanned by intraoral scanner for the orthodontics.

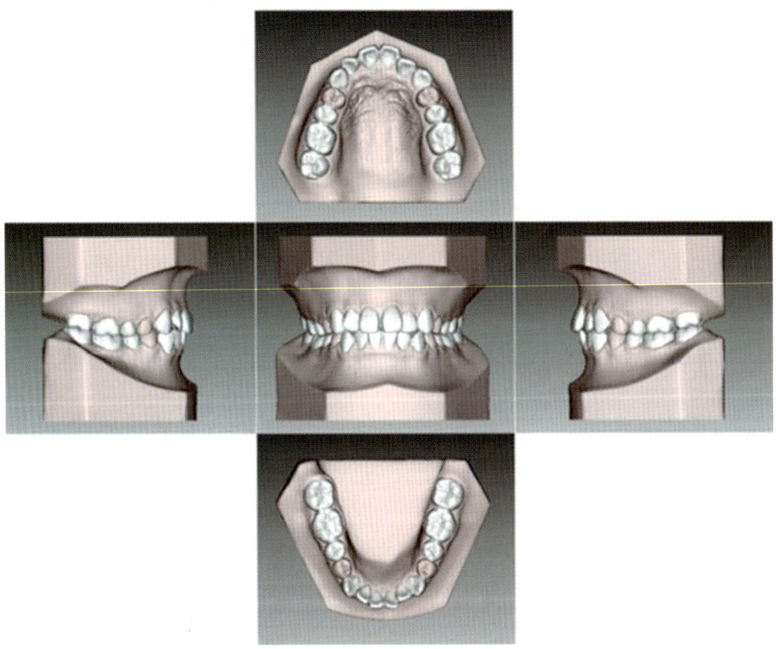

Figure 17. Images scanned by model scanner. Note that they do not contain any information of textures.

Data handling

채득된 3차원 영상을 이용하는 방법은 크게 두 가지로 구분할 수 있다.

첫번째는 3차원 영상 상에서 분석을 진행하는 것이고, 두번째는 3차원 영상에 보철물/수복물 내지는 치과교정장치를 제작하는 것이다.

1) measurement and analysis

치과교정학에 있어 분석이라는 것은 계측을 기본으로 한다. 기본적인 계측에 해당하는 두부계측방사선사진 분석, 모형 계측, 안모 계측을 이제는 컴퓨터 상에서 직접 시행할 수 있게 되었다. 이는 계측 결과의 보관 측면에서 공간의 제약을 피할 수 있고 그 수치 뿐 아닌 시각화된 영상을 동시에 보관할 수 있다는 장점을 가지고 있다. 또한 두부계측방사선사진 분석과 안모 계측에 있어서는 고전적인 2차원 영상에서의 분석보다 구체적이고 정확한 분석이 가능하고 더 많은 정보 (z 축 값이 포함되기 때문에) 를 계측/분석할 수 있다는 강점을 가지고 있다.[10]

또한 치료계획 수립 단계에 있어 치아 이동 (Figure 18) 및 악교정 수술 (Figure 19) 의 시뮬레이션이 보다 용이해졌으며 수많은 시도를 시행하고 이를 모두 비교할 수 있는 장점도 가지고 있다.

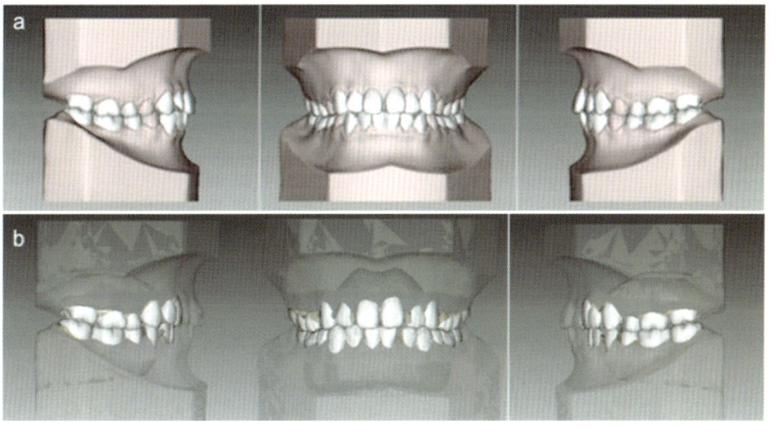

Figure 18. a, 3D images of pre-treatment alignment;
b, Expectative post-treatment alignment after the simulation.

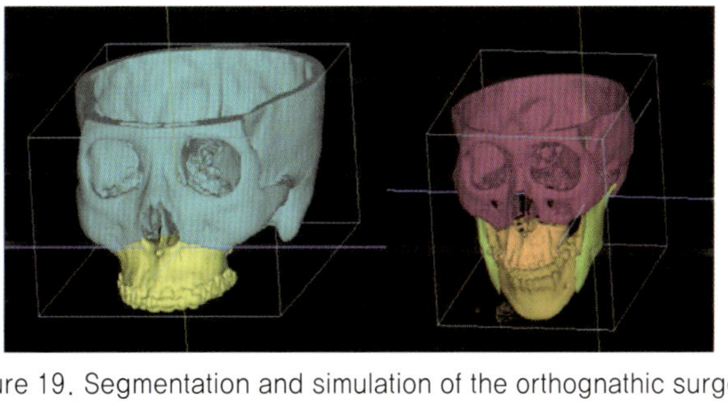

Figure 19. Segmentation and simulation of the orthognathic surgery.

2) appliance fabrication

치과교정장치 제작에 3차원 기술을 이용하는 부분은 3D printing 기술과 연관이 있다. 이는 장치를 직접 3D printer 로 출력하는 방법과 디지털 모형 내지는 주형 패턴을 3D printer 로 출력하고 그 상태에서 수작업으로 기공을 거치는 두 가지로 구분할 수 있다. 직접 3D printer 로 제작하는 부분은 브라켓 부착의 가이드로 이용하는 jig 가 있다. 아직까지는 직접 3D printing 이 가능한 물질 중 생체 적합성을 인정받으면서 원하는 물성을 가지는 재료 개발이 이루어지지 않은 상태이기 때문이다. 3D 기술을 대대적으로 응용한 InVisalign 과 같은 투명교정장치의 경우 치아 모형을 3D 프린팅하고 그 위에 추가 작업으로 장치를 제작하고 있으며, 또 다른 경우로 장치의 재질이 완전 3D 프린팅이 불가한 금속의 경우 왁스 패턴으로 출력하여 주조를 하는 방법이 있을 수 있다.

4. Limitation and future of 3D technology in the orthodontics

현재의 '3차원 디지털' 자료는 디지털이 갖는 장점과 3차원이 갖는 장점을 합쳐 임상 및 학술에 유용하게 이용되고 있는 실정이다. 디지털이 가지고 있는 장점으로는 1) 자료 보관의 용이성 (공간의 제약이 거의 없으며 파손의 위험도 아날로그보다 적은 편), 2) 다른 의료진과의 의사소통의 용이성, 3) 산업 기술의 발전을 보다 신속하게 받아들일 수 있는 점, 4) 모의 시술 시행 시 반복 재시도의 용이성, 5) 수종의 이종 자료들을 접목시킬 수 있는 점 등을 들 수 있을 것이다. 그리고 3차원이 갖는 장점으로는 1) 증강된 현실로부터 얻을 수 있는 분석의 정확성, 2) 치료 효과가 미치는 범위에 대한 지식 축적, 3) 환자와의 의사소통의 용이성, 4) 다른 의료진과의 의사소통의 용이성, 5) 작업 단계의 오류 감소 등을 들 수 있겠다.

그러나, '3차원 기술' 의 모태가 앞서 설명한 바 대로 영상 및 산업에 있기에 정확성, 재현성에 앞서 현실성과 감각의 만족도를 위주로 조속히 발전한 부분이 있기에 존재하고 있는 내재된 한계에 대해 바로 알아야할 필요가 있을 것이다.

1) registration

보다 효율적이고 정확한 치료를 위해 많은 교정의사들은 앞 절에 소개된 기술과 제품들을 사용하고 있다. 간단히 말하자면, 교정의사가 치료하는 대상인 환자를 보다 현실적으로 정확하게 재현을 하는 과정에서 여러 가지 3차원 자료들이 이용되는 것이다. 앞서 설명한 바 대로 치료 대상 내지는 치료에 영향을 줄 수 있기에 알아야하는 구조물들은 크게 뼈, 치아, 치은, 얼굴로 구분할 수 있다(Figure 20). 설명을 위해 각각에 대해 그림과 같이 정의를 해보자. 얼굴은 살구색 원형 테두리이며, 뼈는 짙은 갈색 원, 그리고 치아 및 치은은 연두색 원으로 가정하자. 환자를 구성하는 이 요소들은 정해진 위치에 명확하게 구분되어 존재하고 있는 것이 실제이다.

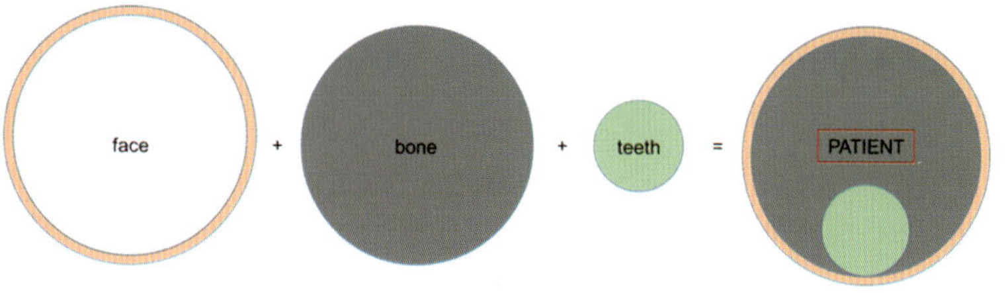

Figure 20. Diagram of the components consisting of the patient. Note that the position and shape of each figure are clearly set.

이 환자에 대해 CT 촬영을 시행한다면 Figure 21-a 에서 보는 바와 같이 골격은 짙게 명확한 원형으로 그려질 수 있으나 얼굴과 치아는 CT 영상에서 정확하게 나타날 수가 없는 것이다. 따라서 우리는 얼굴과 치아의 정확한 3차원 영상을 얻기 위해 각각 안면 스캐닝과 구강 스캐닝을 시행한다. 이제 이 세 가지 종류의 자료를 구성하여 실제와 같은 가상의 환자를 만든다고 생각해보자. Figure 21-b 와 21-c 모두 세 자료를 합쳐서 구성한 모습이다. 그러나 Figure 21-b는 Figure 20의 진짜(?) 환자와 구성 요소는 동일하나 전혀 다른 모습이다. Figure 21-c 의 모습으로 합쳐져야만 애초에 '3차원 디지털' 기술을 이용하고자하는 목적을 달성할 수 있을 것이다.

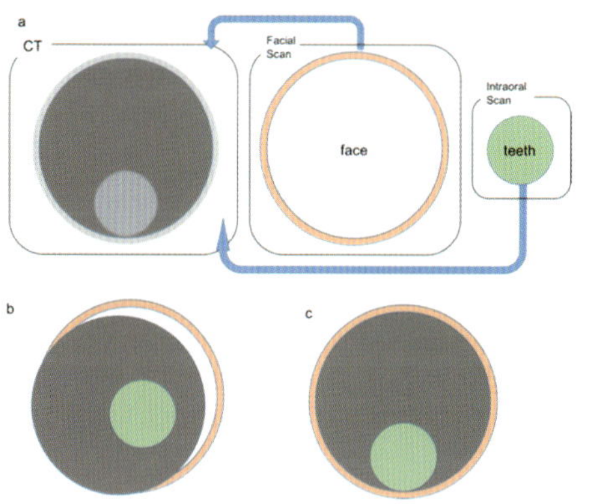

Figure 21. a, Diagram of three 3D images; b, Poorly-aligned (faulty) registration; c, Well-aligned (correct) registration.

이렇게 서로 다른 3차원 자료를 올바르게 위치시키는 것을 정합 (registration) 이라고 한다. 보통 각각의 자료에 대해 동일한 점 3개 이상을 술자가 정해주어 이를 기준점으로 하여 소프트웨어적으로 겹쳐주는 과정을 거치게 된다. 어느 점이 이러한 기준의 역할을 잘 할 수 있는 안정된 점인지에 대해서는 많은 주장이 있기는 하나 이로 인한 오차는 술자 요인이기에 고려하지 않기로 하자. 그보다도 기본적으로 갖을 수밖에 없는 오차 요소는 각 자료의 정확도 내지는 채득 가능한 최소 dimension 일 것이다. 일반적으로 CBCT 를 제일 미세하게 촬영한다면 100 ㎛ (0.1 mm) 정도이다. 그리고 구강스캐너의 경우 10 ㎛ ~ 40 ㎛ 로 알려져 있다. 안면 스캐너의 경우 100 ㎛ ~ 200 ㎛ 로 알려져 있다. 매우 작은 범위에 해당을 하기는 하지만 3차원적으로 정합을 위해 서로 다른 종류의 자료에서 찍은 점이 실제 동일한 점이 아닐 가능성을 기본적으로 가지고 있는 셈이다(Figure 22).

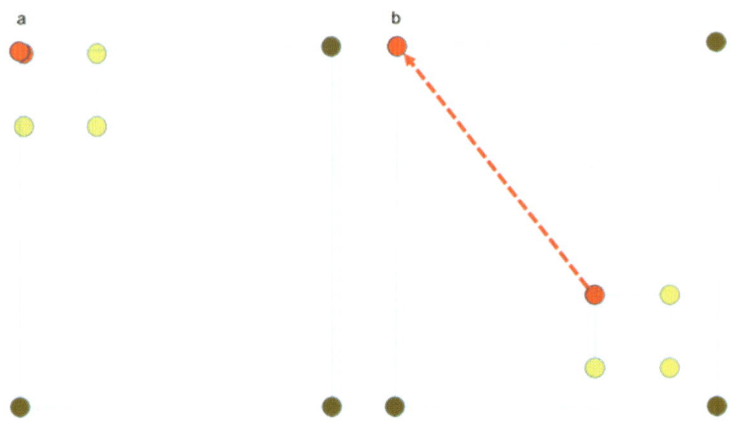

Figure 22. a, Two landmarks selected from the different 3D images coincide spatially (they are at the same location) resulting in correct registration; b, Two landmarks selected from the different 3D images are essentially at the diffrent locationsbut matched during the registration process resulting in faults.

또한 앞서 설명한 최소 dimension 역시 업체가 제시하는 스펙에 해당을 하며 제품의 성능 테스트 상 정형화된 간단한 물체로 시행한 값이기에 복잡한 인체의 두경부를 대상으로 하였을 때에는 보다 정확도가 떨어지는 것이 대부분이다. 물론 많은 경우 소프트웨어적으로 정합의 단계에서 approximation 을 시행해 주기는 하나 오차가 있을 수 밖에 없음을 우리 임상가들은 알고 있어야 한다.

또 다른 가능한 오차 요소로는 세 가지 3차원 자료의 채득 시 환자의 상태가 동일하냐는 부분이다. 특히 안면 스캐닝의 경우 연조직 자료를 채득하는 것이기에 연조직의 미세한 부종이 있기만 하여도 이는 서로 다른 상황을 이야기하기에 정확한 정합이 불가능하다. 물론 그 정도에 따라 오차는 임상적으로 무의미할 수도 있기는 하다. 바꾸어 이야기하자면 되도록 같은 시점에 채득된 자료를 정합하는 것이 추천된다.

2) cephalometric analysis

3차원 영상 자료가 많은 부분 치과교정학에 도입되었다 하더라도 3차원 두부계측은 발전의 여지가 많은 것으로 생각된다. 아직은 널리 받아들여지는 3차원 두부계측의 정상 값이 존재하지 않기에 3차원 영상으로부터 2차원 영상을 추출하여 전통적인 측모두부계측방사선 사진 영상이나 후전방두부계측방사선 사진 영상을 재구성해 그 상태에서 분석을 시행하는 것을 보았다. 투영 (projection) 방법을 이용하여 재구성을 시행하는데 이 과정에 있어서도 평행광선이 투영되는 상황을 계산한 것인지 발산형 광선이 투영되는 것을 계산하는 것인지에 대해서도 기술을 이용하는 임상가들은 확인해보아야 할 것이다. 2차원 분석법을 그대로 이용하고자 한다면 2차원 영상의 추출 역시 촬영조건에 해당하는 발산형 광선의 투영을 재현하여야 할 것이다. 이는 하악 하연의 이중상 (double border) 보다도 수직 및 수평으로의 확대와도 관련이 되기에 선형 계측치에 더 큰 영향을 줄 것이다.

3) color

안면 스캐닝과 구강 스캐닝에서 얻어지는 자료는 색상 정보를 가지고 있다. 이 색상 정보는 추후 보철물을 만들 때 활용할 수 있을 것이다. 특히 3차원 기술을 생각한다면 3D printer 로 제작을 하는 것을 염두해 둘 수 있다. 그러나 스캐너를 통해 얻어지는 색상 정보는 촬영 조건 (광조사 시 반사 등) 이 들어가 있는 정보이기에 실제 프린팅을 하여 재현을 하는 과정의 색상과는 차이가 있다. 피부과에서 사용하는 피부 색상 디텍터 등을 사용한 보정 과정 (calibration) 이 동반되어야 할 것이다.

4) file type

디지털 치의학에 있어 많은 업체들은 자료의 저장 형태에 고유의 파일 형식을 이용한 폐쇄적인 정책을 펴고 있다. CT 로 부터 얻어지는 dicom 파일은 표준화된 형식이기는 하나, 스캐너에 해당하는 파일들은 많은 부분 하드웨어 회사가 자체 고유의 소프트웨어를 이용하게 하기 위해 범용 파일 형식으로의 저장을 꺼려 하고 있다. 몇몇 그나마 친절한 회사의 경우 범용 3차원 파일 형식 (stl, ply, obj등) 으로의 변환을 제공하기는 하나 그 과정에서 누락되거나 왜곡되는 정보가 있는 것도 사실이다.

이는 특히 추후 3D printing 까지 고려하여 임상을 진행할 때 많은 제약으로 작용을 한다. 하나의 업체에서 CT, facial scanner, intraoral scanner 를 모두 만들어 출시하며 이를 위한 통합 소프트웨어 솔루션을 내놓거나, 착한 마음에 범용 3차원 파일 형식으로의 lossless 변환을 제공하기까지 임상가들은 불편을 감수해야 하는 실정이다.

5) printing and output

훌륭한 3차원의 자료를 갖고 훌륭히 가공을 하여 치료를 진행한다 하더라도 아직까지는 최종 결과물을 제작하거나 출력하는데 있어서는 발전의 여지가 많은 것으로 생각한다. 직접

3D printing 을 이용하여 장치를 제작할 수 있는 물질의 개발, 3D 영화와 같이 입체로 영상을 보며 환자 및 다른 의료진과 소통할 수 있는 상황이 미래에는 도래하리라 예상해본다.

* 사용 빈도가 높은 3차원 치과교정학과 관련된 제품의 개괄을 아래 표에 정리[11-13]

Table I. Intraoral scanner

회사이름	모델명	mean deviation (논문)	scanning time (논문)	장점	단점	Output
Cadent LTD (IL)	iTero	20-50 um	10-15m	no need to apply any coatings to the teeth generates a coloured 3D virtual model captures each prepared tooth in 15 or 20 s opportunity to have output files in STL format	larger scanner head than the other systems no in office milling units	Proprietary or selective STL stl 전환 가능 ; obj, ply 전환여부 검색불가
3M ESPE(US)	Lava C.O.S.	40.3 um	2-15m	allows capturing 3D data in a video sequence and models the data in real time if there are holes in the scan,the dentist scans that specific area and the software patches the hole	needs coatings no in office milling units proprietary format of output files	Proprietary
Sirona Dental System GMBH (DE)	CEREC	8-49 um	2-30m	images are distortion-free automatic shake detection system captures a complete half arch in less than a minute offers image stabilization systems	needs coatings proprietary format of output files	Proprietary
3ShapeA/S(DK)	Trios	20-99.4 um	3-15m	variation of the focal plane without moving the scanner	it is not disclosed if it needs coatings not disclosed what the output files format is no in office milling units	Proprietary or STL stl 전환 가능 ; obj, ply 전환여부 검색불가

Table II. 3D CBCT

회사이름	모델명	Voxel Size (제품spec)	Focal spot (제품spec)	scan time (제품spec)	Output
Prexion, Inc.	PreXion 3D	0.147mm, 0.101 mm	0.2mm	8.6 sec, 16.8 sec, 33.5 sec	DICOM
Gendex dental system	Gendex CB-500	0.125~0.4mm	0.5mm	8.9 sec, 23 sec	DICOM
Henry Schein dental	i-CAT Precise	0.125~0.4mm	0.5mm	4.8 sec, 8.9 sec, 12.6 sec, 23 sec	DICOM

Table III. Facial scan

회사이름	모델명	accuracy (제품 spec)	mean deviation (논문)	scan time (제품 spec)	장점	Output
Morpheus Co	Morpheus 3D® scanner	〈0.1mm	〈0.75mm	0.8 sec	LED 광원을 사용하여 환자에게 무해하며 정확하고 빠른 스캔이 가능	
Konica Minolta	Vivid 910	tele x:0.22mm y:0.16mm z:0.10mm middle x:0.38mm y:0.31mm z:0.20mm wide x=1.40mm y:1.04mm z:0.40mm		0.3~2.5 sec		3D data : Original format Color data : RGB 24-bit raster scan data

Table IV. Model scanner (extraoral scanner)

회사이름	모델명	accuracy (제품 spec)	mean deviation (논문)	output
3 shape	D1000	5um	모델 D250의 경우 10um	open STL
Zimmer Dental	Zfx Scan III Optical scanner	5um		open STL
AmannGirrbach CmbH	Ceramill Map 400 Scanner	20um		open STL

[참고문헌]

1. ZWIRNER E. [Three-dimensional, dynamic-quantitative measurement of tooth movement in animal experiments]. Dtsch Zahn Mund Kieferheilkd Zentralbl Gesamte 1954;20(5-6):217–20.
2. WEBER R. [The three dimensional registration of condylar movements and its consequences]. SSO Schweiz Monatsschr Zahnheilkd 1955;65(6):499–542.
3. Loetz DJ. Three-dimensional roentgenograms for improved oral diagnosis. J Prosthet Dent 1967;18(2):177–80.
4. Setälä K. Preparation of quantitative three-dimensional scannograms. Strahlentherapie 1968;135(4):422–7.
5. Goibel. (2013, June 3). Everything about 3D that we do not know: from history to technology". Retrieved from http://ppss.kr/archives/7763
6. Nemtoi A, Czink C, Haba D, Gahleitner A. Cone beam CT: a current overview of devices. Dentomaxillofacial Radiology 2013;42(8):20120443.
7. Kim S-H, Jung W-Y, Seo Y-J, Kim K-A, Park K-H, Park YG. Accuracy and precision of integumental linear dimensions in a three-dimensional facial imaging system. Korean J Orthod 2015;45(3):105–12.
8. Ting shu S, Jian S. Intraoral Digital Impression Technique: A Review. Journal of Prosthodontics 2015;24(4):313–21.
9. Flügge TV, Schlager S, Nelson K, Nahles S, Metzger MC. Precision of intraoral digital dental impressions with iTero and extraoral digitization with the iTero and a model scanner. Am J Orthod Dentofacial Orthop 2013;144(3):471–8.
10. Baik H-S, Jeon J-M, Lee H-J. Facial soft-tissue analysis of Korean adults with normal occlusion using a 3-dimensional laser scanner. Am J Orthod Dentofacial Orthop 2007;131(6):759–66.
11. Ali AO. Accuracy of Digital Impressions Achieved from Five Different Digital Impression Systems. Dentistry 2015;2015(05).
12. Logozzo S, Zanetti EM, Franceschini G, Kilpelä A, Mäkynen A. Recent advances in dental optics – Part I: 3D intraoral scanners for restorative dentistry. Optics and Lasers in Engineering2014;54:203–21.
13. Choi J-H, Lim Y-J, Lee W-J, Han J-S, Lee S-P. Review of recent developments for intra-oral scanners. J Dent Rehabil Appl Sci 2015;31(2):112–25.

저자약력

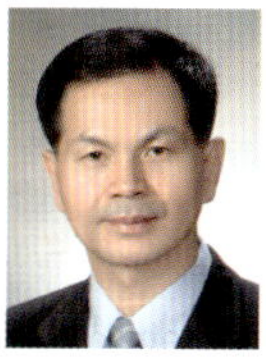

국윤아

원광대학교 치과대학 졸업
원광대학교 치과병원 교정과 수련
미국 University of Southern California 교정과 수련
(현) 가톨릭대학교 서울성모병원 치과교정과 교수
(현) 대한치과교정학회 부회장

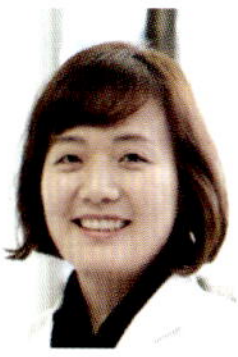

김경아

경희대학교 치의학전문대학원 졸업
경희대학교 치과병원 인턴, 교정과 레지던트
경희대학교 치의학 박사 (치과교정학 전공)
(현) 대한치과교정학회 이사
(현) 경희대학교 치과대학 교정학교실 조교수

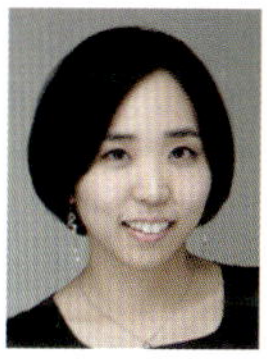

김민지

서울대학교 치과대학 졸업
고려대학교 의료원 치과교정과 수련
고려대학교 대학원 석사 및 박사 (치과교정학 전공)
(현) 이화여자대학교 부속 목동병원 치과교정과 교수

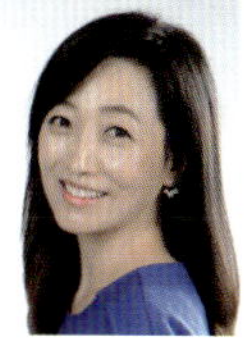

박서정

전남대학교 치과대학 졸업
전남대학교 대학원 치의학 석사 및 박사
미국 ㈜ 오라메트릭스 슈어스마일 연구원
미국 Baylor 치대 교정과 Visiting Fellow
(현) 트리 Baylor 치과 대표원장

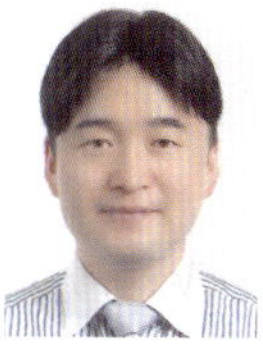

박기호

경희대학교 치과대학 졸업
경희대학교 치과병원 치과교정과 수련
경희대학교 대학원 치의학석사 및 박사 (치과교정학 전공)
대한치과교정학회 이사
(현) 경희대학교 치과대학 치과교정학교실 부교수

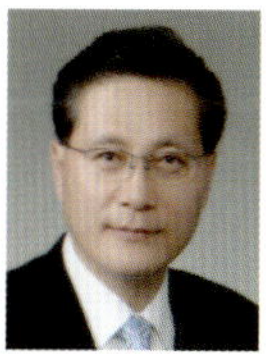

박영국

경희대학교 치과대학 졸업/경희대학교 치과병원 치과교정과 수련
경희대학교 대학원 치의학 석사 및 박사 (치과교정학 전공)
대한치과교정학회장 역임
(현) 경희대학교 치과대학 교정학교실 교수
(현) 경희대학교 치과병원 병원장,
경희대학교 치과대학/치의학전문대학원 학장/대학원장

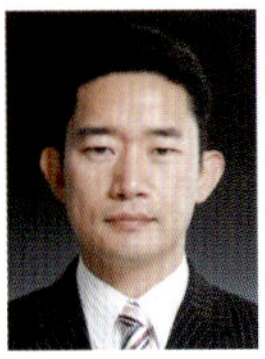

박재우

서울대학교 치과대학 졸업
서울대학교치과병원 치과교정과 수련
서울대학교 대학원 치의학 석사 및 박사 (치과교정학 전공)
(현) 서울대학교 치의학대학원 치과교정학교실 외래교수
(현) 구올담치과 원장

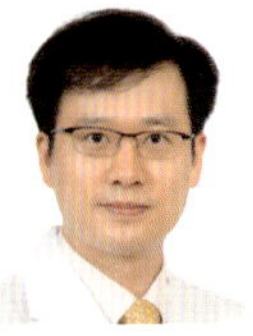

박지만

서울대학교 치과대학 졸업
서울대학교치과병원 치과보철과 수련
서울대학교 대학원 치의학 석사 및 박사 (치과보철학 전공)
이화여자대학교 의과대학, 이대목동병원 치과진료부 조교수
(현) 대한치과보철학회 정보통신이사
(현) 관악서울대학교치과병원 치과보철과 교수

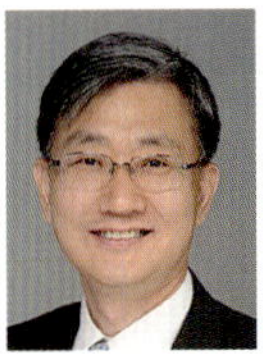

백승학

서울대학교 치과대학 졸업
서울대학교치과병원 치과교정과 수련
서울대학교 대학원 치의학 석사 및 박사 (치과교정학 전공)
(현) 대한치과교정학회 이사
(현) 서울대학교 치의학대학원 치과교정학교실 교수

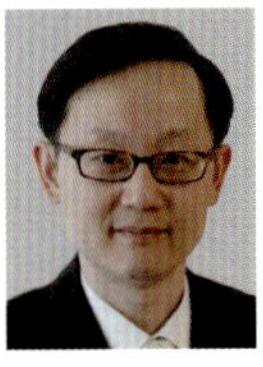

성상진

연세대학교 치과대학 졸업
연세대학교 치과병원 치과교정과 수련
연세대학교 대학원 치의학 석사 및 박사 (치과교정학 전공)
미국 UCLA 치과대학 교정과 방문교수
대한치과교정학회지 편집이사
(현) 울산의대 서울아산병원 교정과 교수

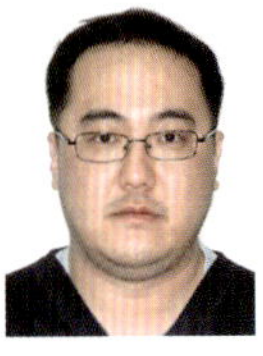

성장원

서울대학교 치과대학 졸업
경북대학교 대학원 치의학 석사 및 박사 (치과교정학 전공)
(현) 범어 성치과의원 원장

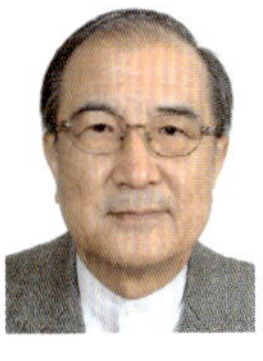

성재현

서울대학교 치과대학 졸업/경희대학교 치과병원 치과교정과 수련
경희대학교 치의학 석사 및 박사 (치과교정학 전공)
경북대학교 치과대학 교정과 교수
대한치과교정학회 회장 역임
(현) 경북대학교 명예교수
(현) 한국치과교정연구회 명예회장

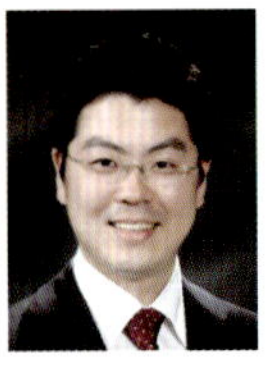

양일형

서울대학교 치과대학 졸업
서울대학교 대학원 치의학 석사 및 박사 (치과교정학 전공)
서울대학교치과병원 치과교정과 수련
대한치과교정학회 이사
(현) 서울대학교 치의학대학원 치과교정학교실 조교수

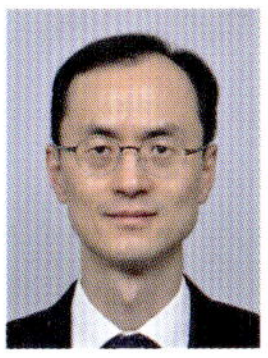

임성훈

조선대학교 치과대학 졸업
조선대학교 치과병원 치과교정과 수련
서울대학교 대학원 치의학 박사 (치과교정학 전공)
대한치과교정학회 교육이사, 기획이사, 수련고시이사
(현) 조선대학교 치과대학 치과교정학교실 교수

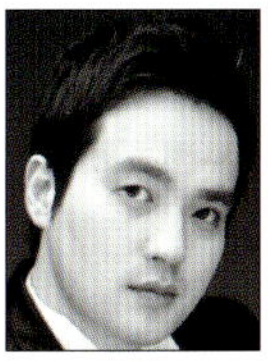

장희성

신구대학교 치기공학과 졸업
연세대학교 치과병원 교정과 수련기공사
신구대학교 시간강사
(현) 혜전대학교 시간강사
(현) 서울특별시 치과기공사협회 교육이사
(현) 대한치과교정기공학회 총무/ (현) ORA 교정치과기공소 소장

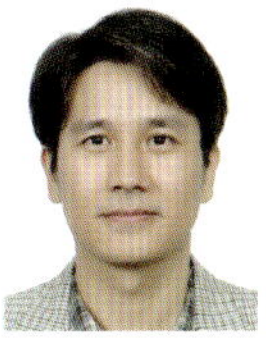

조진형

원광대학교 치과대학 졸업
원광대학교 치과병원 치과교정과 수련
원광대학교 대학원 석사 (치과교정학 전공)
단국대학교 대학원 박사 (치과교정학 전공)
(현) 원광대학교 치과대학 치과교정학교실 교수
(현) 원광대학교 치과대학 산본치과병원 치과교정과 과장

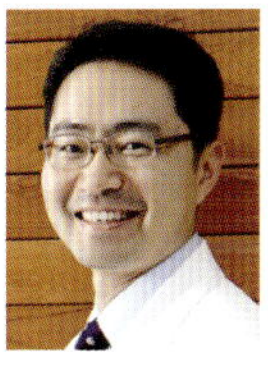

차정열

연세대학교 치과대학 졸업
연세대학교 대학원 치의학 석사 및 박사
연세대학교 치과병원 치과교정과 수련
(현) 대한치과교정학회지 편집이사
(현) 연세대학교 치과대학 부교수

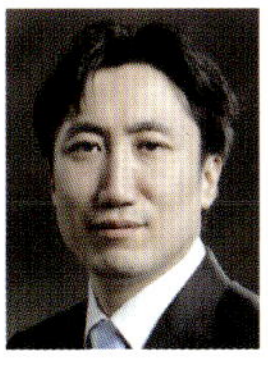

최정호

서울대학교 치과대학 졸업
서울대학교치과병원 치과교정과 수련
서울대학교 대학원 치의학 석사 및 박사 (치과교정학 전공)
미국 University of Southern California 방문교수
(현) 서울대학교 치의학대학원 치과교정학교실 외래교수
(현) 웃는내일치과 원장

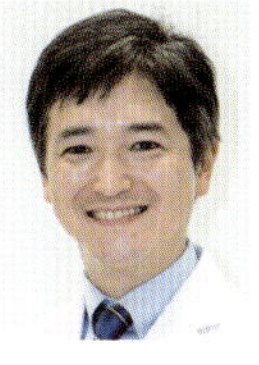

Hayashi Kazuo

Health Sciences University of Hokkaido 치과대학 졸업, 치과병원 교정과 수련
Health Sciences University of Hokkaido 치의학 박사(교정과 전공)
미국 University of North Carolina 대학 교정과 Visiting Professor
Health Sciences University of Hokkaido 치과대학 부교수
(현) 슈어스마일 Instructor in Japan
(현) 일본 도쿄 Hayashi Orhodontics Nihonbashi 원장

3D Digital Orthodontic Clinic

3D 디지털 교정 클리닉

인 쇄 일 2016년 10월 15일
발 행 일 2016년 10월 15일
저 자 3차원 디지털교정연구회
발 행 인 윤 미 용
발 행 처 참윤 퍼블리싱
등록번호 제 302-2005-00002호
ISBN No. 978-89-91668-37-9

서울시 용산구 한강대로 104라길 3, (우)04333
전화 (02)3789-3670 | 팩스(02)3789-3671
홈페이지 http://www.charmyun.com
이 메 일 charmyun@charmyun.com

정 가 90,000원